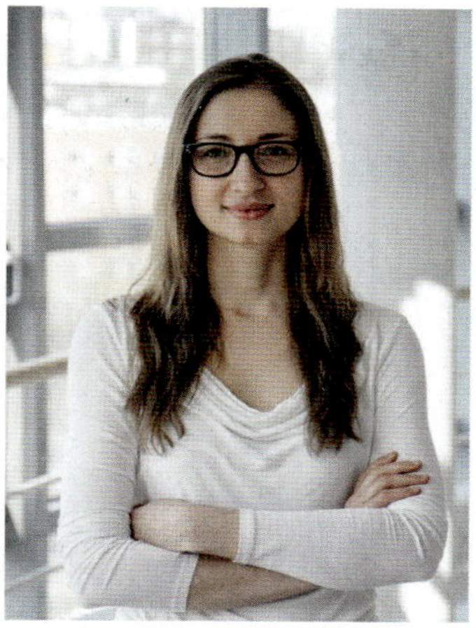

Liebe Leserin, lieber Leser,

„Selber machen“ und erst recht „Selbstversorgung“ berühren etwas, das uns alle betrifft: die Fähigkeit, das Nötige zum Leben selbst herzustellen. Die Pandemie hat gezeigt, wie sehr wir von fragilen globalen Lieferketten abhängen, unter welch zerstörerischen Bedingungen für Menschen und Umwelt unsere Nahrung teilweise produziert wird. Regionalität, Nachhaltigkeit, Fair Trade sind heute gefragter denn je.

Aber warum Gemüse nicht einfach selbst anbauen? Immer mehr Menschen gründen Gemeinschaftsgärten in der Stadt (Seite 30). Oder machen wie Meike Winnemuth (Seite 50) die Erfahrung, dass es unglaublich befriedigend ist, aus einem winzigen Samenkorn eine stattliche Tomatenpflanze wachsen zu lassen. Das geht sogar im eigenen Wohnzimmer: Auf Seite 112 verraten wir, wie man Sprossen, Salat oder Minimöhren zieht.

Gestaunt habe ich, dass laut der erfahrenen Biogärtnerin Andrea Heistinger (Seite 22) 170 Quadratmeter Garten reichen würden, um meinen Obst- und Gemüsebedarf komplett selbst zu decken. Zeitaufwand: zwei Stunden pro Tag. So viel Fläche habe ich in der Stadt zwar nicht zur Verfügung. Aber auch ich liebe es, Erdbeeren, Brombeeren oder Physalis in Blumentöpfen anzupflanzen und bis in den Oktober hinein zu pflücken!

Nach dem Ernten kommt das Haltbarmachen (Seite 86). Manche von Ihnen haben vielleicht noch den Geschmack des Sommers als Tomatensoße in Gläsern konserviert. Ansonsten ist jetzt die Gelegenheit, etwa Sauerkraut oder Kimchi zu fermentieren. Dabei entstehen nicht nur überraschende Aromen, es ist sogar überaus gesund.

Zur Selbstversorgung gehört auch, mühevoll produzierte Lebensmittel wertzuschätzen, vom Blatt bis zur Wurzel alles zu verwerten. So wie die Köchin Sophia Hoffmann (Seite 140), die mit ansteckender Begeisterung davon erzählt, wie sie noch für den kleinsten Rest Verwendung findet – weil sie sich die Zeit gönnt zum kreativen Kochen.

Ich würde das gern genauso machen. Und ich wünsche mir sehr, dass auch Sie durch dieses Heft viele tolle Anregungen bekommen. Also, seien Sie gut versorgt!

Maria Kirady

Redaktion GEO WISSEN

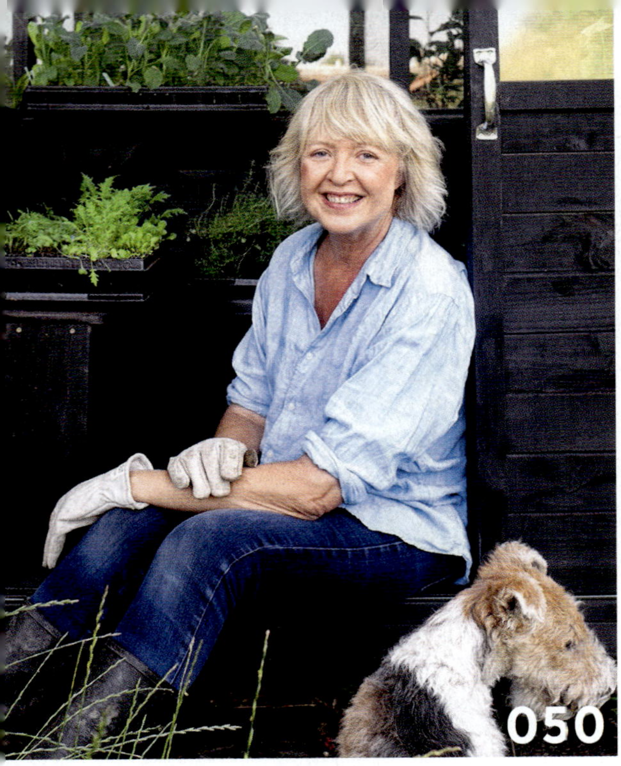

050

Der eigene **Garten** verschafft tiefe Befriedigung, lehrt aber auch Demut, hat Autorin Meike Winnemuth (mit Hund Fiete) gelernt

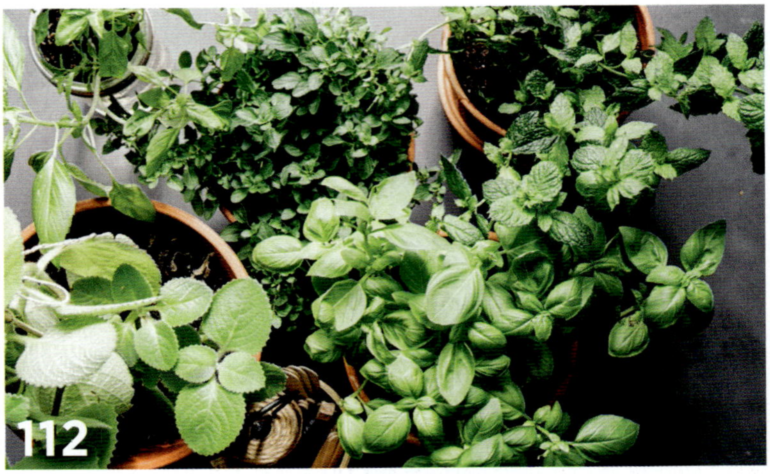

112

Auf jeder Fensterbank und sogar im eigenen **Wohnzimmer** lassen sich vielfältige Kräuter, bunte Salate und knackige Microgreens ziehen: So gelingt der Einstieg in den Innen-Anbau

040

Die **personalisierte Ernährung** liegt im Trend. Aber was bringen etwa teure Gen-Analysen wirklich? Eine kritische Bestandsaufnahme

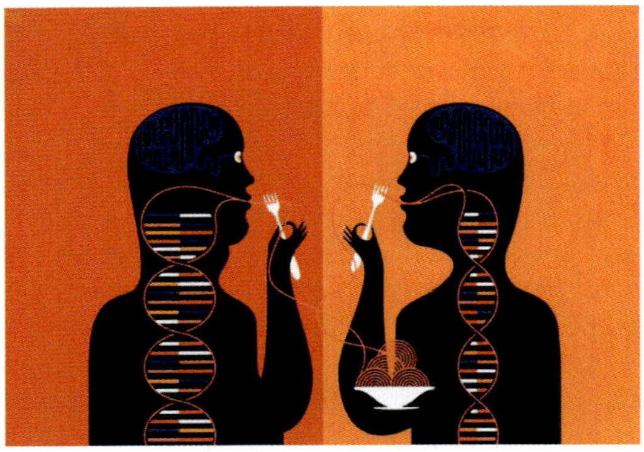

Viele Lebensmittel werden mit Liebe in **Manufakturen** produziert: Siglinde Eder macht aus Kräutern Kreationen

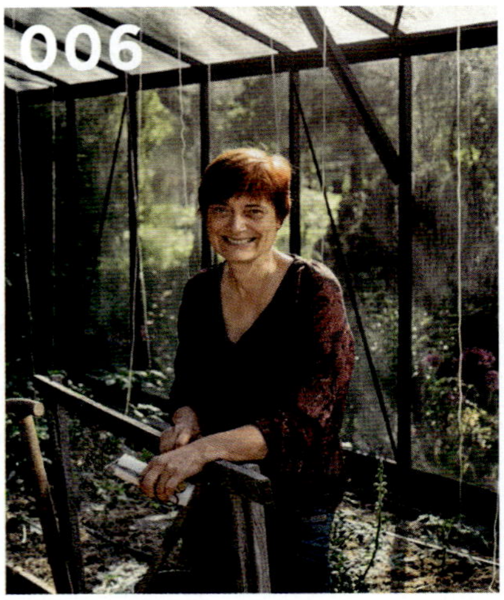

006

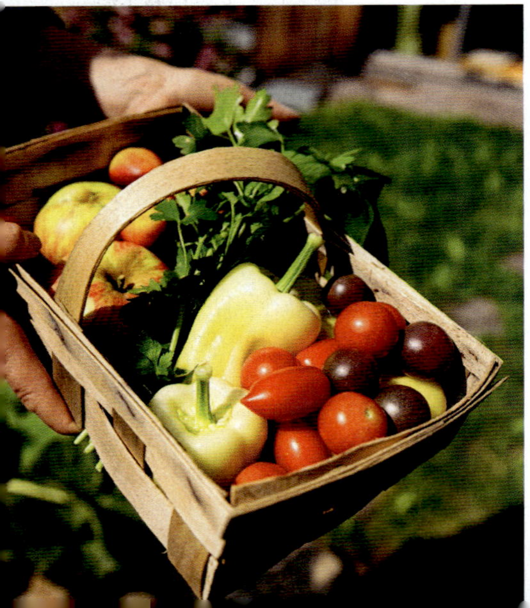

022

Bis zur ersten Ernte braucht es Geduld, doch der Einstieg in die **Selbstversorgung** ist einfacher, als viele meinen. Eine Expertin hilft mit wertvollen Tipps

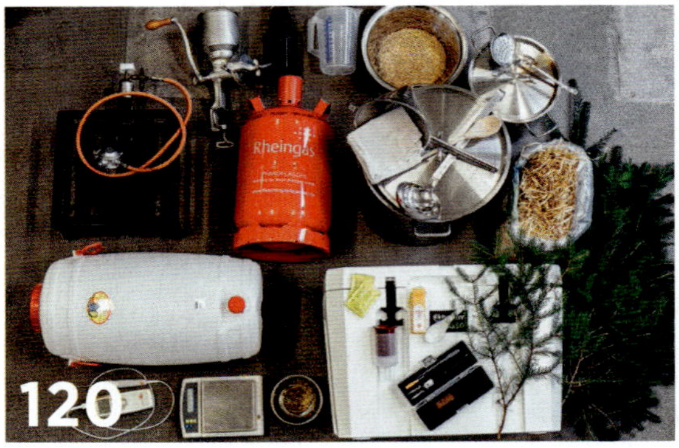

120

Nur wenige wagen sich daran, ihr eigenes **Bier** zu brauen, dabei klappt das spielend leicht mit den richtigen Gerätschaften

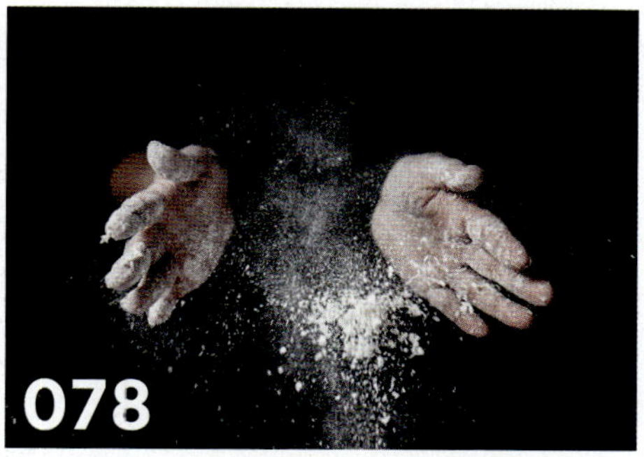

Mehl, Wasser und Wärme: Es braucht nicht viel, einen **Sauerteig** selbst anzusetzen. Und dennoch ist es eine Wissenschaft für sich

030

Zwischen Plattenbauten in Dessau wächst Gemüse: **Urbane Farmen** versorgen Städter mit frischem Grün

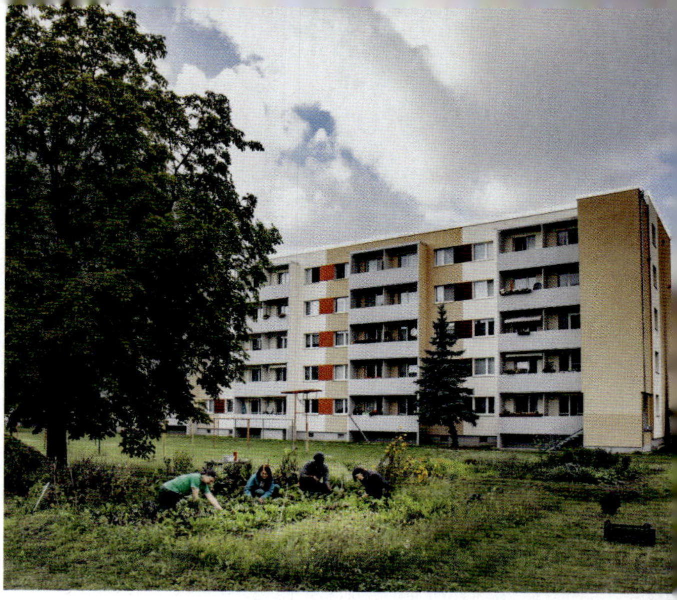

INHALT

Nr. 11

Redaktionsschluss: 01. Oktober 2021

Titelbild: Westend 61/Getty Images

Alle Fakten und Daten in diesem Heft sind vom Verifikations- und Rechercheteam im **Quality Board** auf ihre Präzision, Relevanz und Richtigkeit überprüft worden.

Korrektur: In der letzten Ausgabe ist uns auf Seite 8 ein Fehler unterlaufen. Es müsste heißen »gutes HDL- und böses LDL-Cholesterin«.

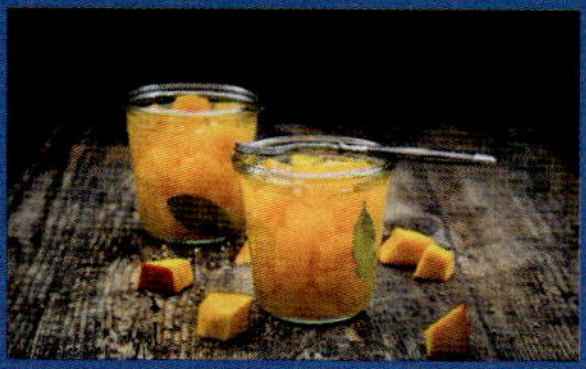

DOSSIER

Die Kunst des Haltbarmachens

Dörren, pökeln, fermentieren: Detaillierte Anleitungen für köstliche Konserven

086

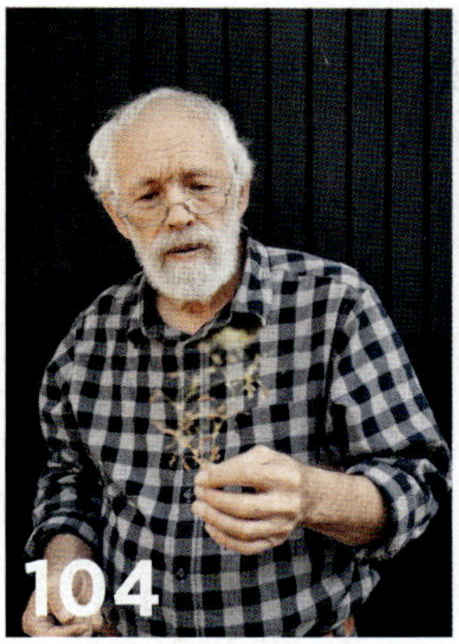

Um eine alte Linsensorte zu finden, reist **Woldemar Mammel** bis nach Russland: Porträt eines Bewahrers

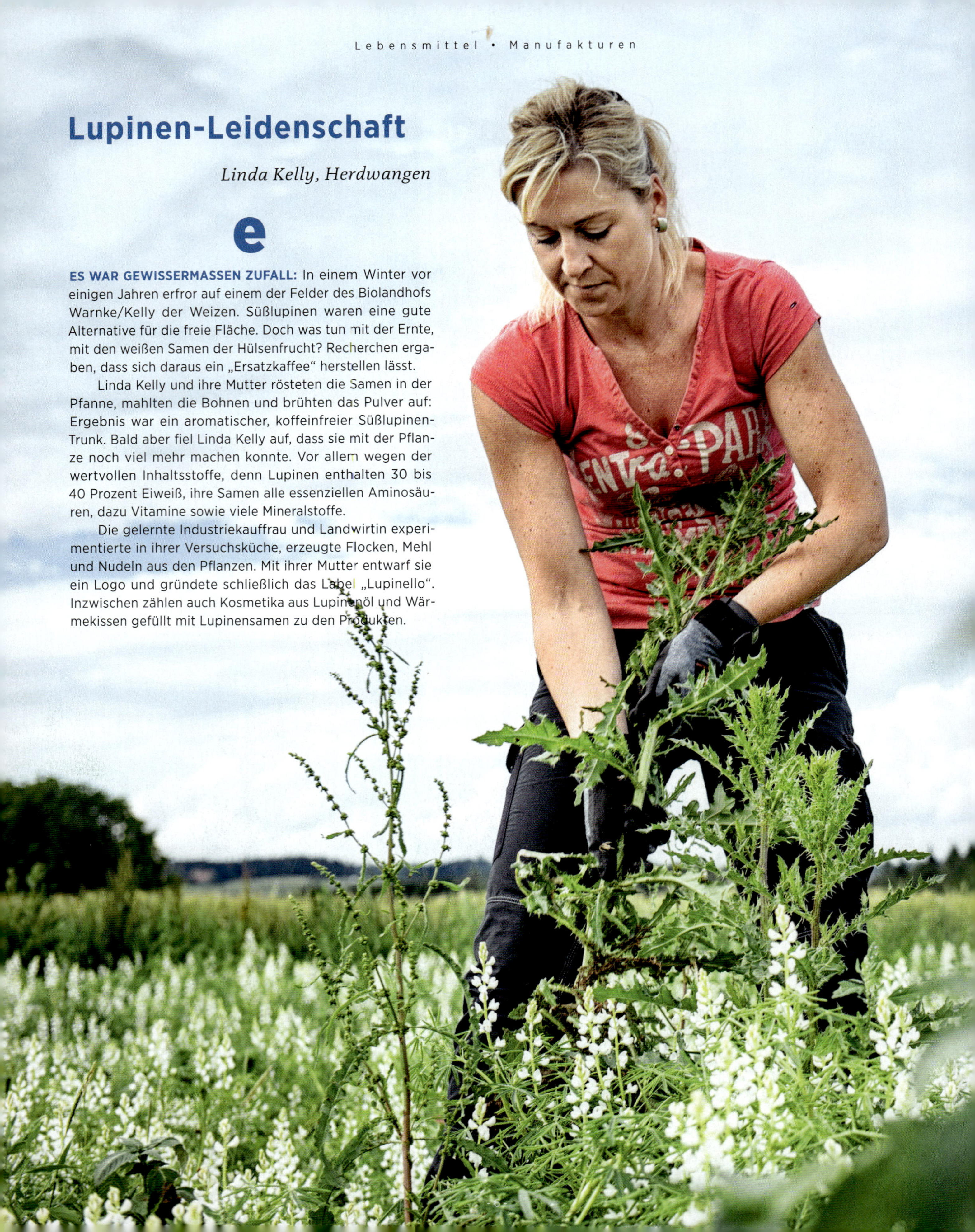

Lupinen-Leidenschaft

Linda Kelly, Herdwangen

e

ES WAR GEWISSERMASSEN ZUFALL: In einem Winter vor einigen Jahren erfror auf einem der Felder des Biolandhofs Warnke/Kelly der Weizen. Süßlupinen waren eine gute Alternative für die freie Fläche. Doch was tun mit der Ernte, mit den weißen Samen der Hülsenfrucht? Recherchen ergaben, dass sich daraus ein „Ersatzkaffee" herstellen lässt.

Linda Kelly und ihre Mutter rösteten die Samen in der Pfanne, mahlten die Bohnen und brühten das Pulver auf: Ergebnis war ein aromatischer, koffeinfreier Süßlupinen-Trunk. Bald aber fiel Linda Kelly auf, dass sie mit der Pflanze noch viel mehr machen konnte. Vor allem wegen der wertvollen Inhaltsstoffe, denn Lupinen enthalten 30 bis 40 Prozent Eiweiß, ihre Samen alle essenziellen Aminosäuren, dazu Vitamine sowie viele Mineralstoffe.

Die gelernte Industriekauffrau und Landwirtin experimentierte in ihrer Versuchsküche, erzeugte Flocken, Mehl und Nudeln aus den Pflanzen. Mit ihrer Mutter entwarf sie ein Logo und gründete schließlich das Label „Lupinello". Inzwischen zählen auch Kosmetika aus Lupinenöl und Wärmekissen gefüllt mit Lupinensamen zu den Produkten.

Mit der Kraft der Hände

Sie veredeln Sauerkraut zu Delikatessen, sie ziehen Pilze auf Kaffeesatz heran oder gewinnen aus Lupinen aromatische Getränke. GEO WISSEN porträtiert Menschen, die **Lebensmittel** selber herstellen – für sich und andere

Texte: Claus Peter Simon

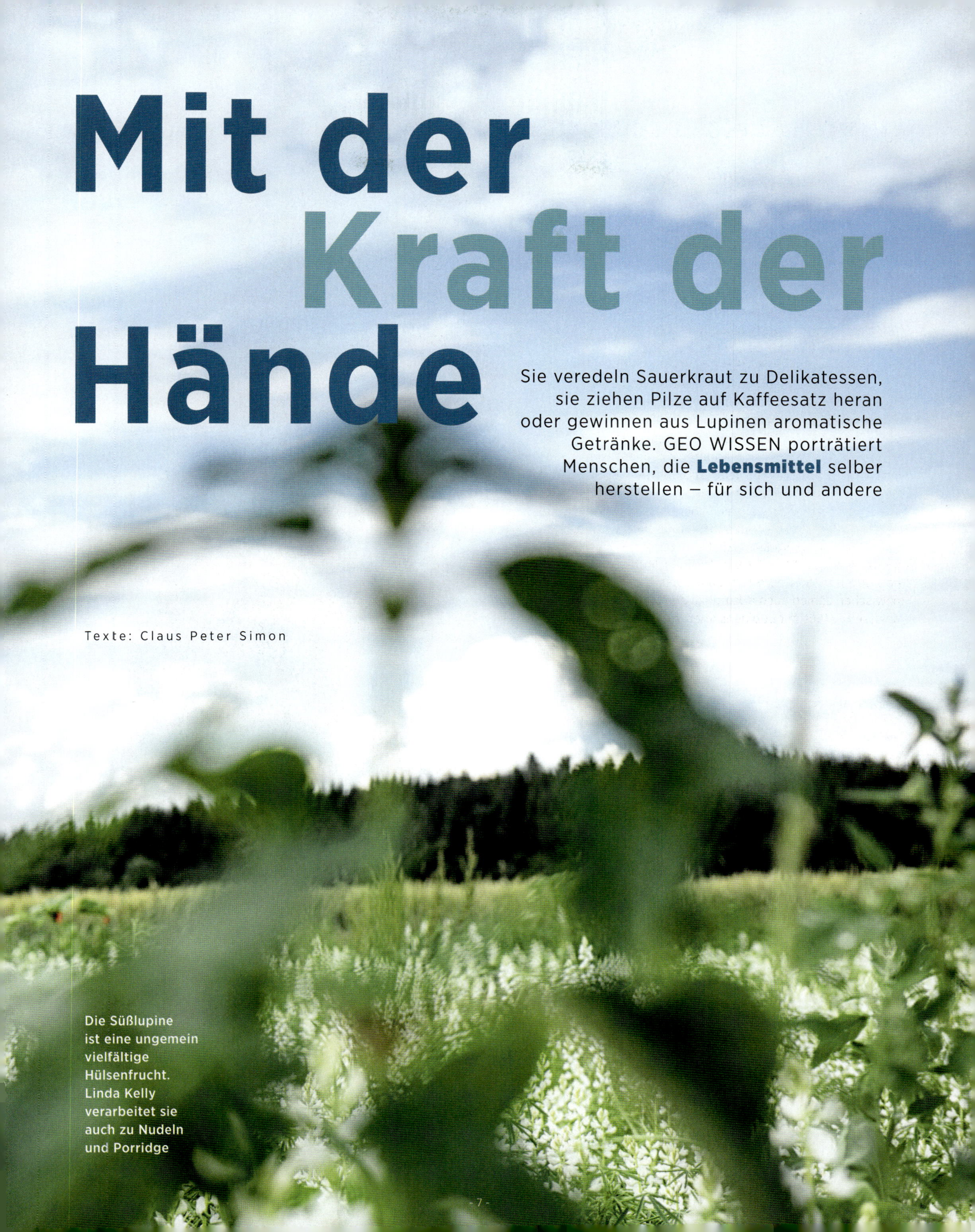

Die Süßlupine ist eine ungemein vielfältige Hülsenfrucht. Linda Kelly verarbeitet sie auch zu Nudeln und Porridge

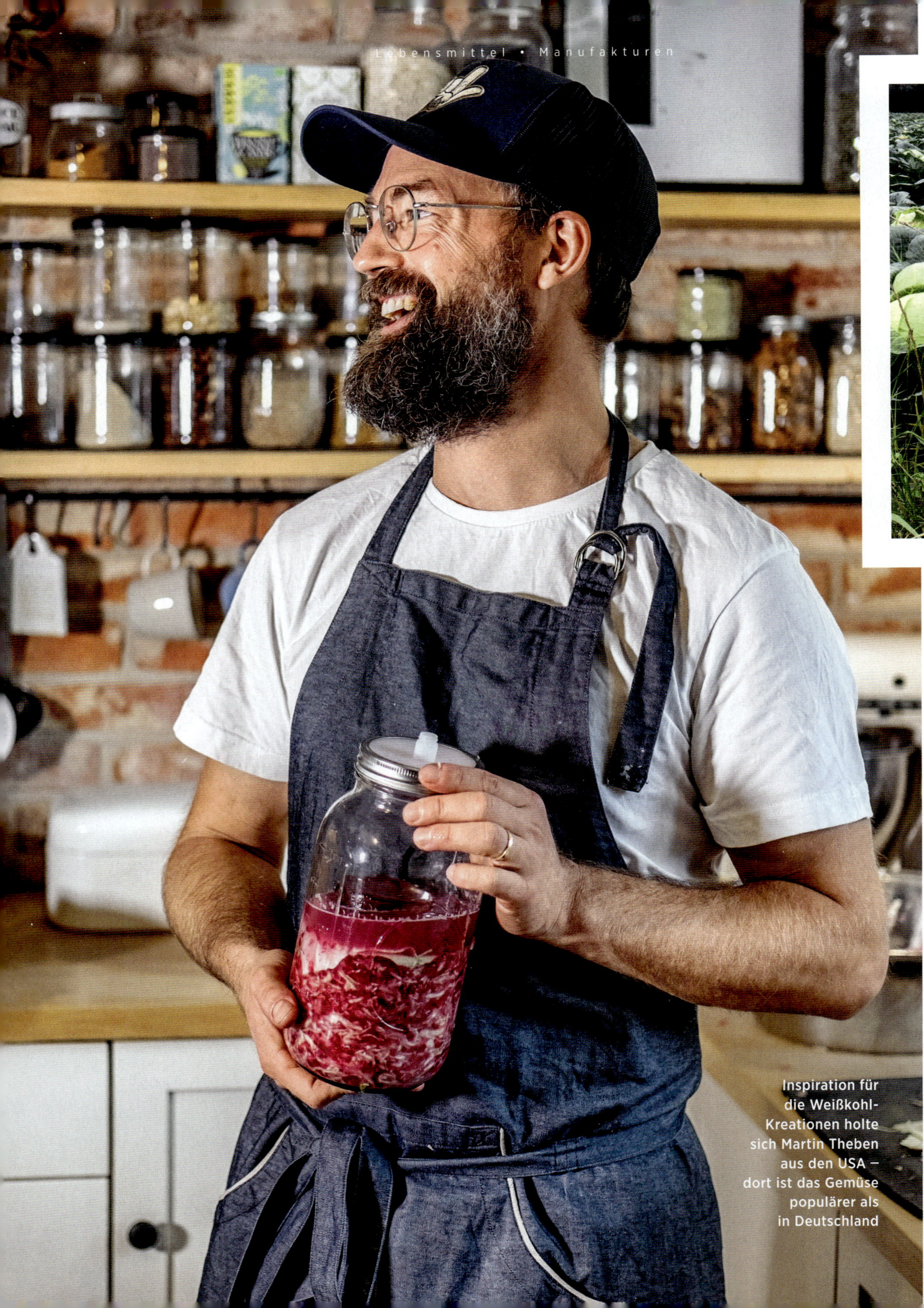

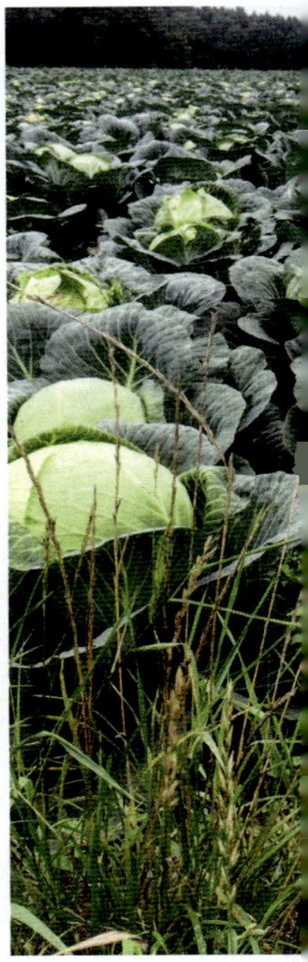

Inspiration für die Weißkohl-Kreationen holte sich Martin Theben aus den USA – dort ist das Gemüse populärer als in Deutschland

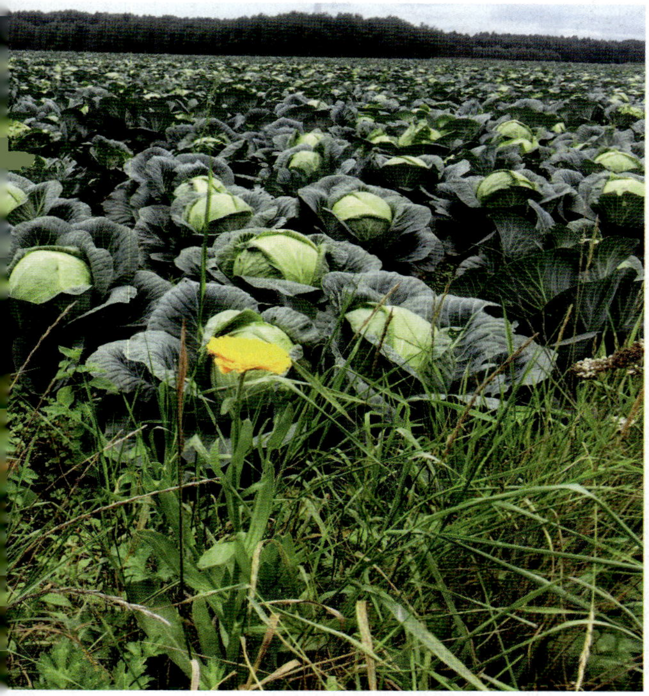

Der Weißkohl für die Weiterverarbeitung kommt größtenteils aus Dithmarschen, aus dem Biolandbau

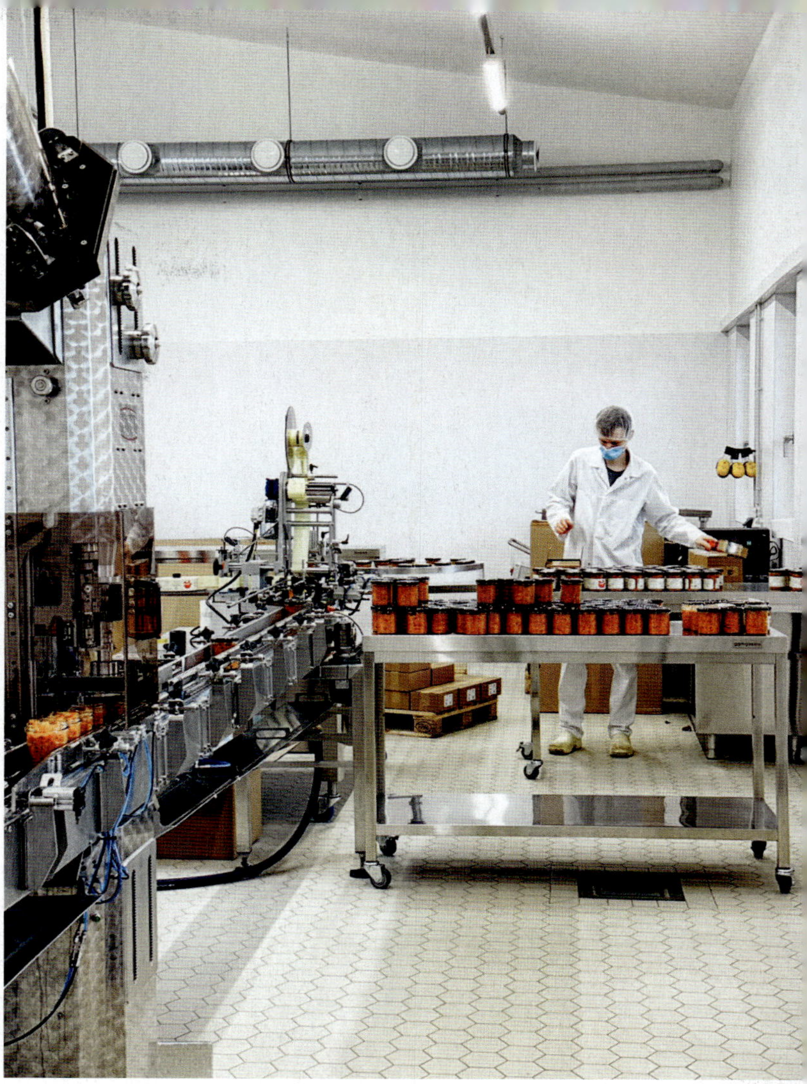

Ein Fließband transportiert die Gläser, die derzeit noch per Hand befüllt werden

Wilde Fermentation

Martin Theben, Hitzacker

S

SIE WOLLTEN NOCH EINMAL EINEN ANDEREN FOKUS in ihrem Leben setzen. Daher verkauften Swantje und Martin Theben vor einigen Jahren ihren Webshop für Outdoorbekleidung und zogen von Süd- nach Norddeutschland, ins Wendland. In Hitzacker restaurierten sie eine Wassermühle, gründeten einen Waldkindergarten – und eine Manufaktur für fermentiertes Gemüse mit dem Namen „Suur", plattdeutsch für „sauer".

Das Verfahren der Fermentation ist seit Jahrtausenden bekannt, es macht Nahrungsmittel nicht nur länger haltbar, sondern vor allem auch besser verträglich und gesünder. Bei Suur setzen sie auf die sogenannte wilde Fermentation ohne Starterkulturen: Milchsäurebakterien, die sich natürlicherweise am Gemüse befinden, vermehren sich unter Luftabschluss, verdauen stärkehaltige Teile des Weißkohls quasi vor und wandeln sie in Säure um.

Durch eine Verfeinerung mit Kurkuma, Chili, Rote Bete und Ingwer verleihen die Gründer dem Weißkohl ganz ungewöhnliche Geschmacksdimensionen. Und so bekommt das vermeintliche Oma-Gemüse bei ihnen ein ganz neues Image.

Eine gute Fermentation benötigt Zeit, zwischen drei Wochen und drei Monaten gären die Gemüse

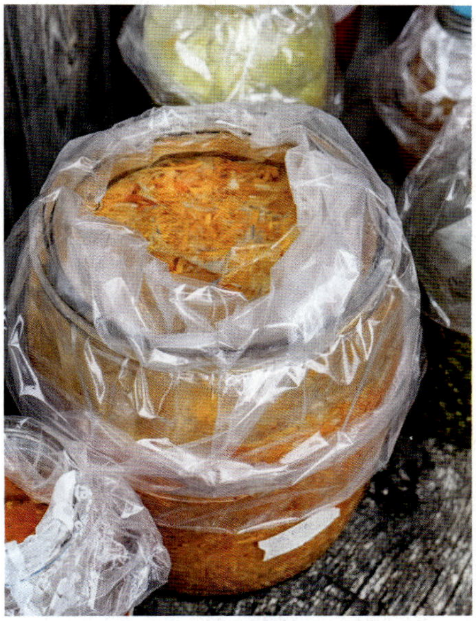

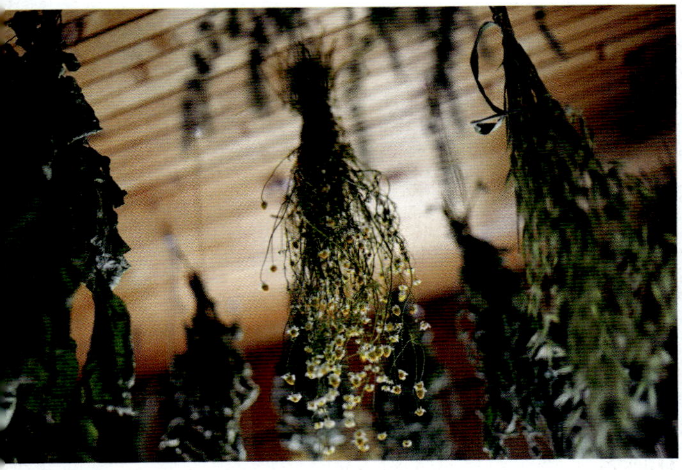

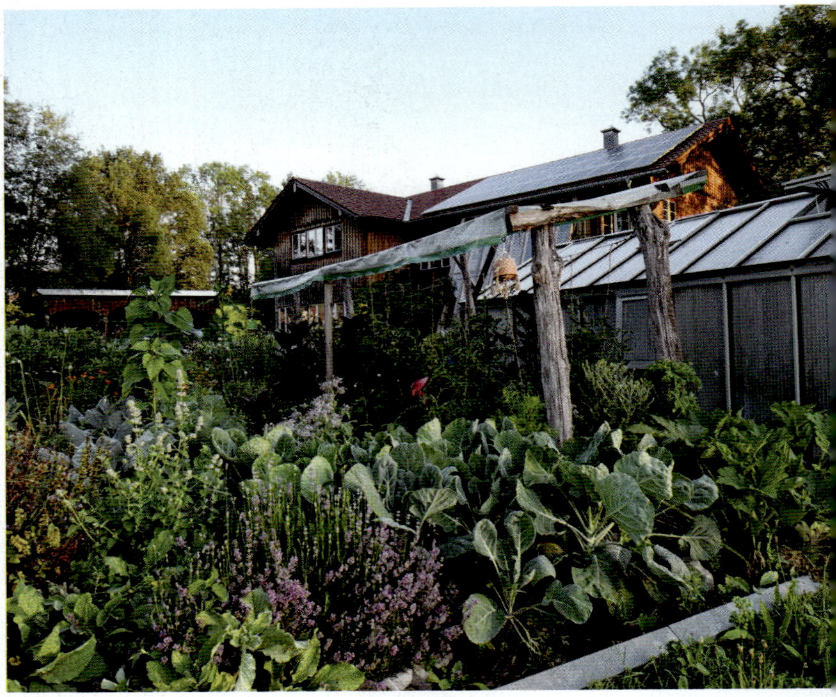

Im Permakulturgarten wachsen zahlreiche alte und robuste Gemüsesorten heran

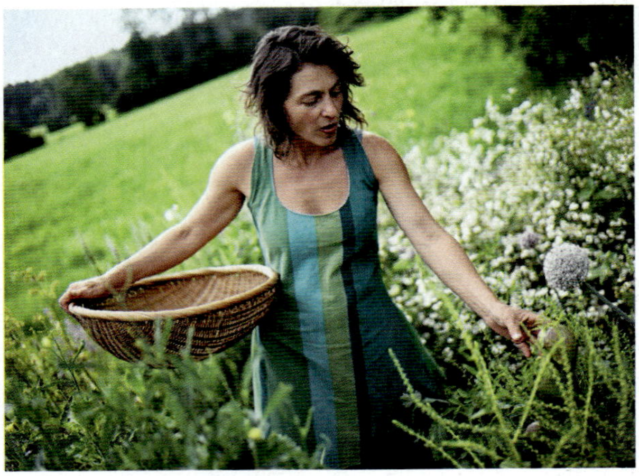

Fast täglich sammelt Lucia Hiemer Blüten und Samen im Garten; viele der Kräuter trocknet sie

Vielfalt in Permanenz

Lucia Hiemer, Waltenhofen

S

SIE GÄRTNERT NICHT EINFACH, vielmehr möchte Lucia Hiemer mit ihrer Arbeit einer ethischen Haltung Ausdruck verleihen: Im Allgäu, in der Nähe von Kempten, bewirtschaftet sie einen 3500 Quadratmeter großen Garten nach den Prinzipien der Permakultur. Was so viel heißt wie ein nutzbares Ökosystem zu erschaffen und zu pflegen, das sich von selbst erhält. Es soll ein Überleben im Einklang mit der Natur ermöglichen. Bei Lucia Hiemer gibt es daher keine Unterscheidung zwischen Nützlingen und Schädlingen, Nutzpflanzen und Unkraut. Jedes Lebewesen, ob Tier oder Pflanze, hat seine Berechtigung und Aufgabe.

Mit der Ernte füllt sich jedes Jahr ihre Speisekammer, darunter Kompott, Sauerkraut, Marmeladen, Tees, Trockenbohnen und Apfelsaft. Einen Discounter hat die gelernte Holzbildhauerin seit Jahrzehnten nicht mehr betreten. Strom und Warmwasser erzeugt sie mittels Solarpaneelen, ihre Kleidung näht sie aus gebrauchten Stoffen selbst.

Es ist kein einfaches Leben, aber ein erfülltes. Auch weil Lucia Hiemer ihr Wissen und ihre Erfahrung weitergibt, als Referentin für die „Permakultur-Akademie im Alpenraum". Bei ihren Wochenendkursen lässt sich lernen, wie regionale Selbstversorgung ohne Naturausbeutung möglich ist.

Die Blätter verschiedener Beerensträucher zerreibt und fermentiert sie für Tees

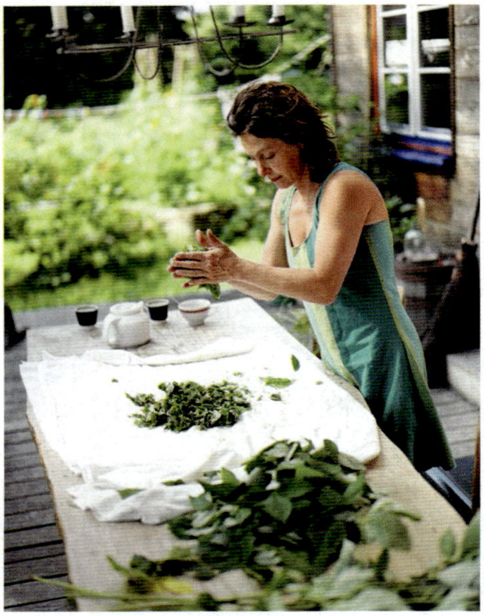

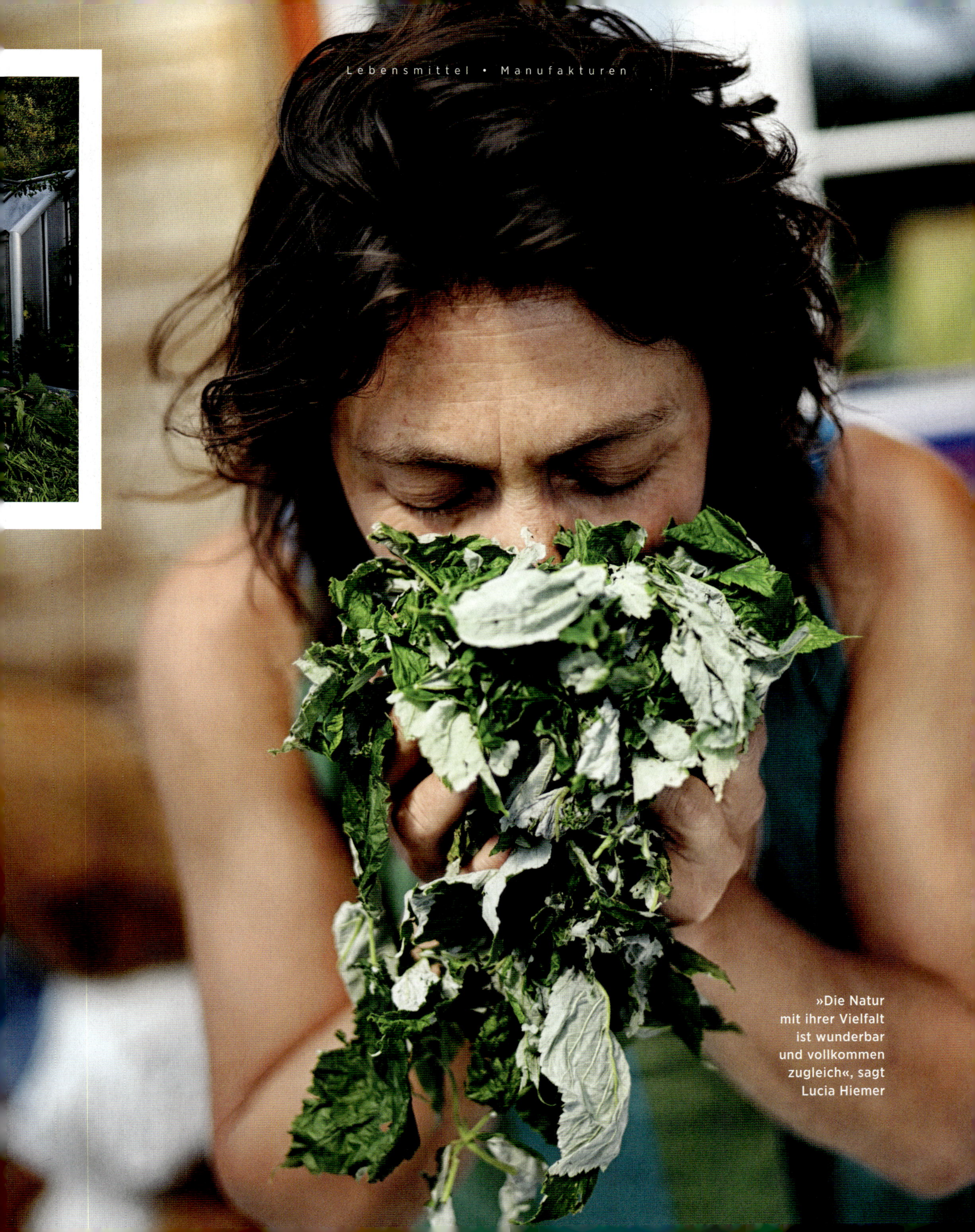

»Die Natur mit ihrer Vielfalt ist wunderbar und vollkommen zugleich«, sagt Lucia Hiemer

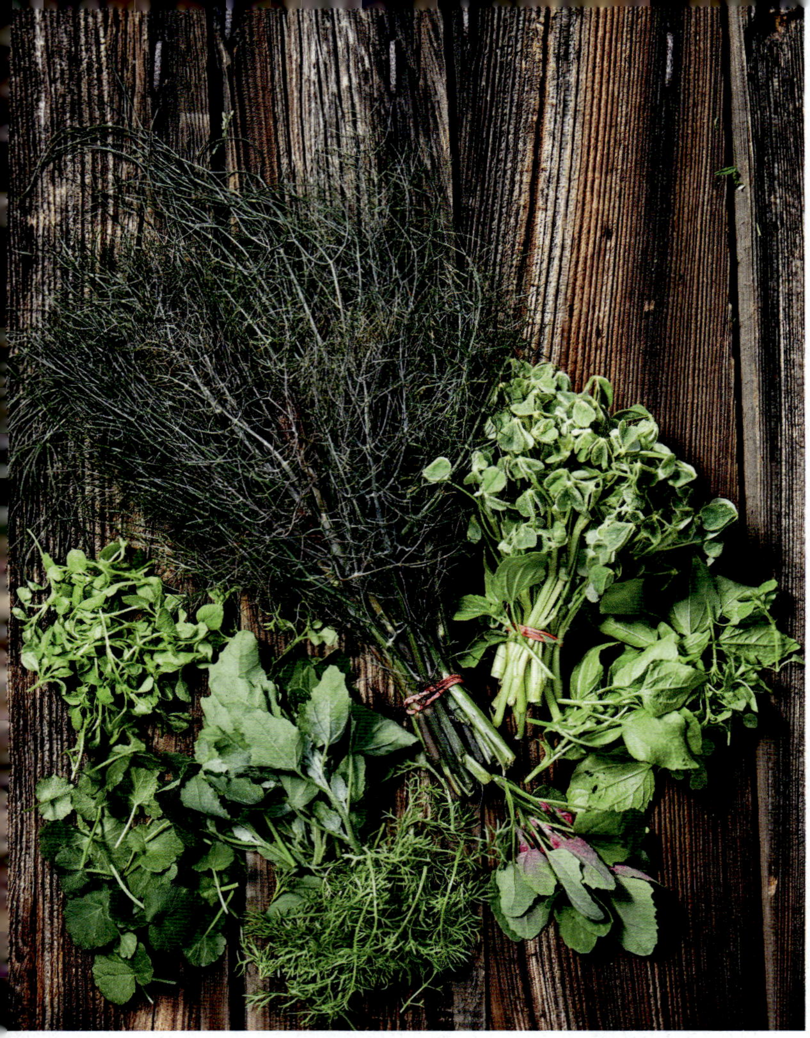

Abfall – ein Fremdwort

Olaf Schnelle, Dorow

JUNGER FENCHEL, SAUERAMPFER, RADIESCHEN, Gelbe Bete, Ringelbete, Physalis, Erbsen, Chilis, Pastinaken, Knollenfenchel, dazu frische Wildkräuter – es lässt sich gar nicht vollständig aufzählen, was an Pflanzen Olaf Schnelle so alles anbaut. Der studierte Gartenbauingenieur steht gewöhnlich jeden Tag draußen in seinen Beeten am Rande des Örtchens Dorow, in den Weiten des Landkreises Vorpommern-Rügen, sät, beobachtet, pflegt und erntet.

Was ihn von vielen anderen unterscheidet: Er düngt seinen Boden nicht, sondern ernährt ihn, wie er sagt. Die Fläche für das Gras, mit dem er seine Beete mulcht, ist viermal so groß wie sein Garten. Was vor einigen Jahren noch erschöpft und ausgelaugt war, ist dank des Aufbaus an Humus heute gesund und ertragreich. Und wenn jahreszeitlich Überschüsse an Gemüse anfallen, fermentiert er sie.

Bei seinem veganen Bioanbau gibt es ohnehin keinen Abfall. Er verwertet alles: von der Wurzel bis zum Samen. Essbare Blüten und zahlreiche seltene Kräuter, die er gewinnt, werden seit Langem von Köchen in ganz Deutschland nachgefragt. Wer hat schon Giersch, Hopfenblüten, Franzosenkraut oder die Vogelmiere im Angebot?

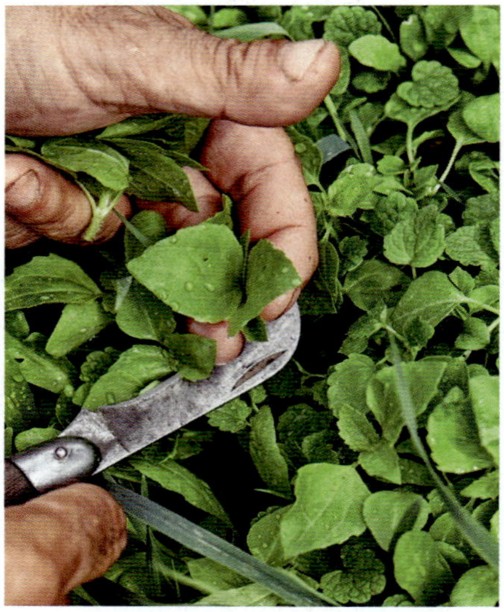

Die frisch geernteten Kräuter finden ihren Weg in die Küchen zahlreicher Spitzengastronomen

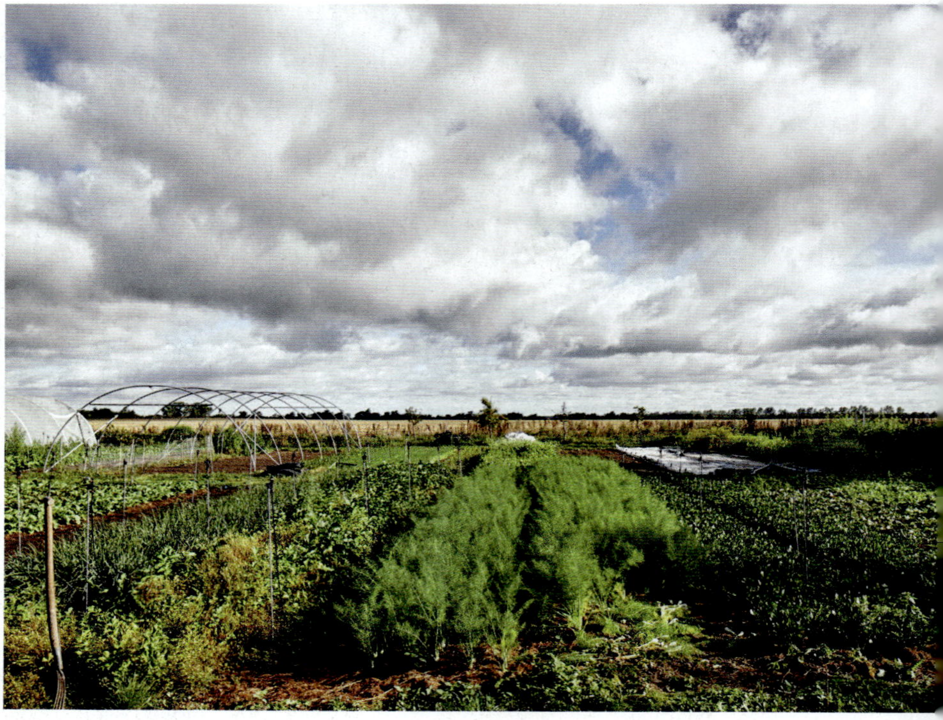

Die Beete düngt Schnelle ohne Chemie, verzichtet aber auf ein Ökosiegel – das sei »Lullifax«

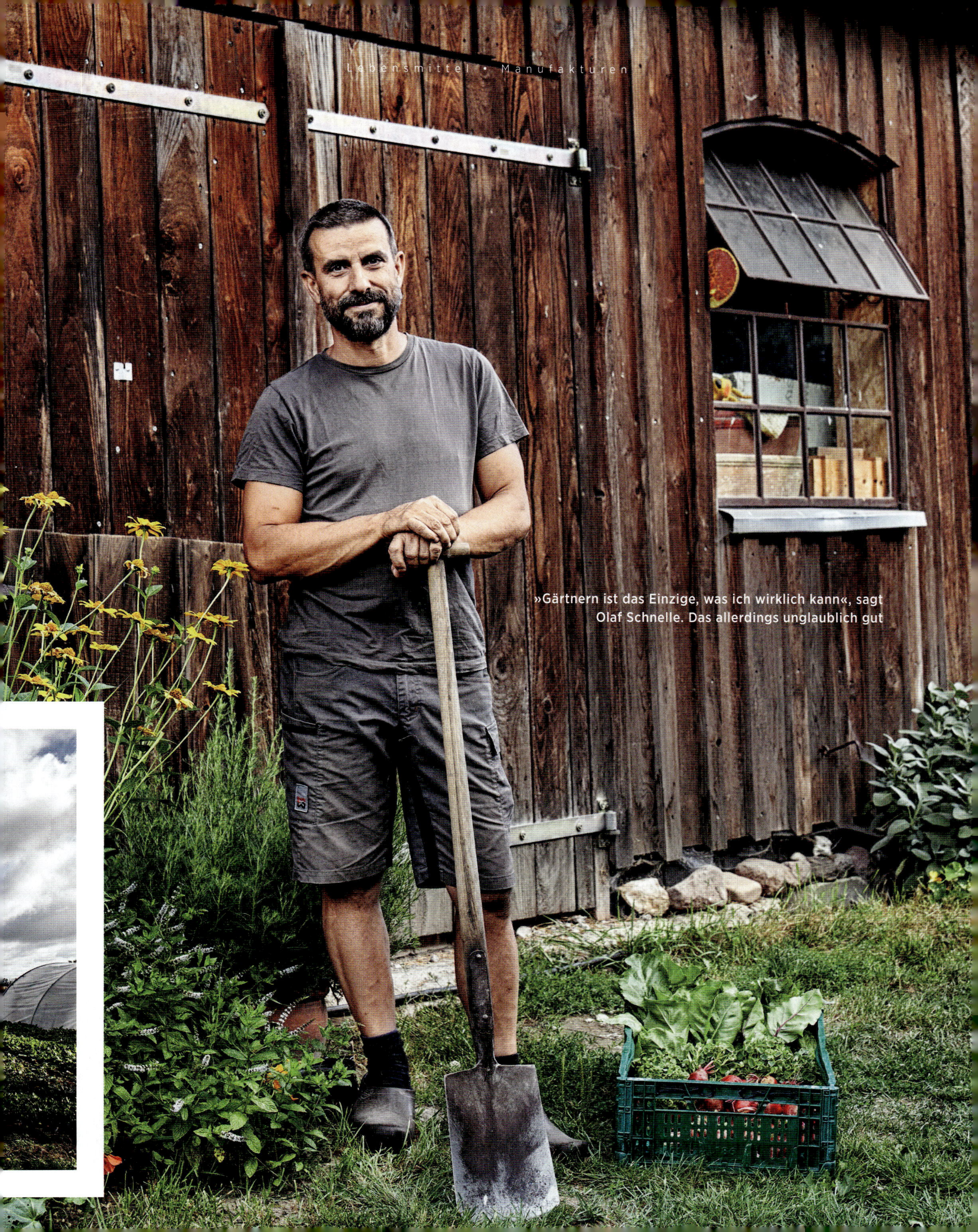

»Gärtnern ist das Einzige, was ich wirklich kann«, sagt Olaf Schnelle. Das allerdings unglaublich gut

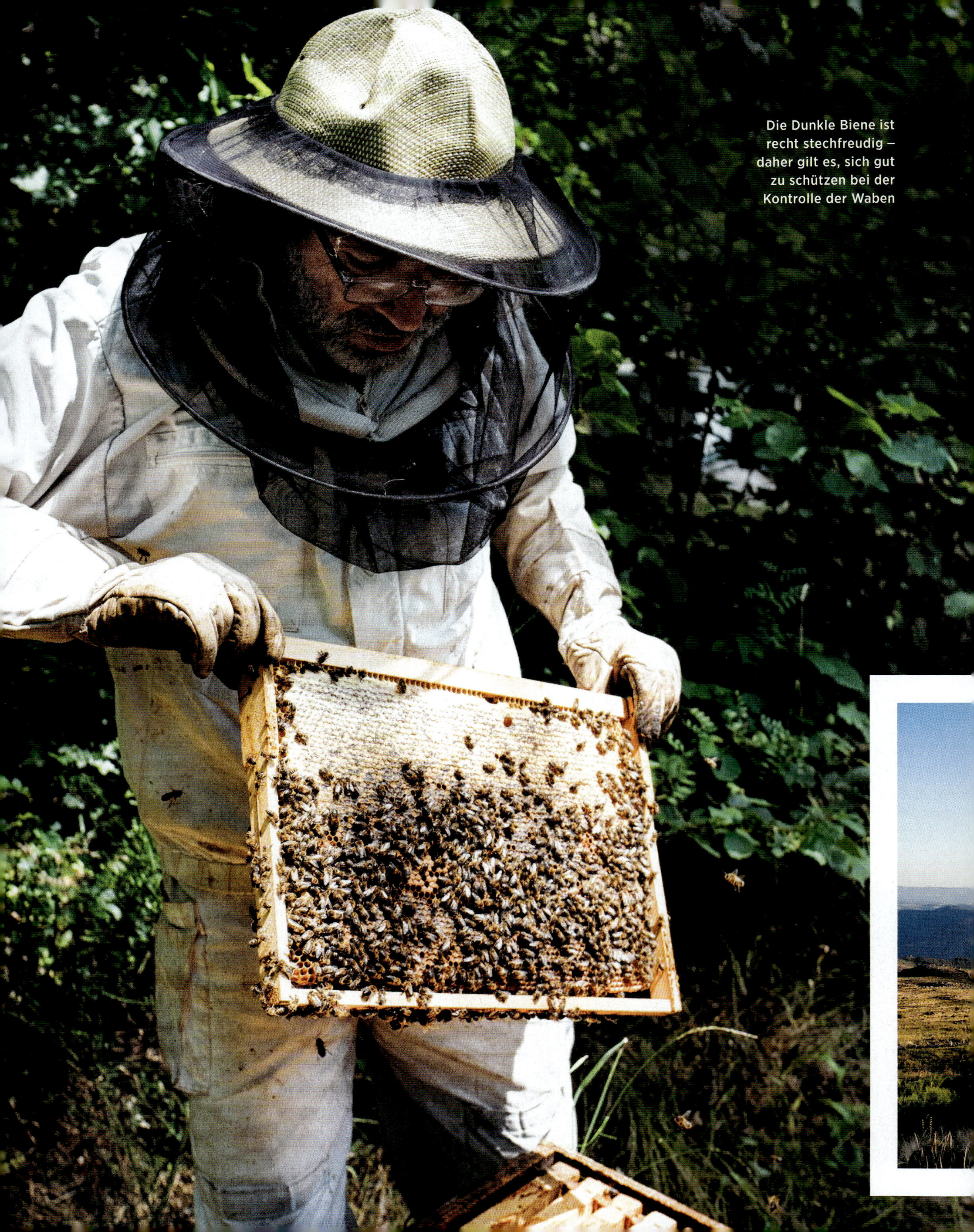

Die Dunkle Biene ist recht stechfreudig – daher gilt es, sich gut zu schützen bei der Kontrolle der Waben

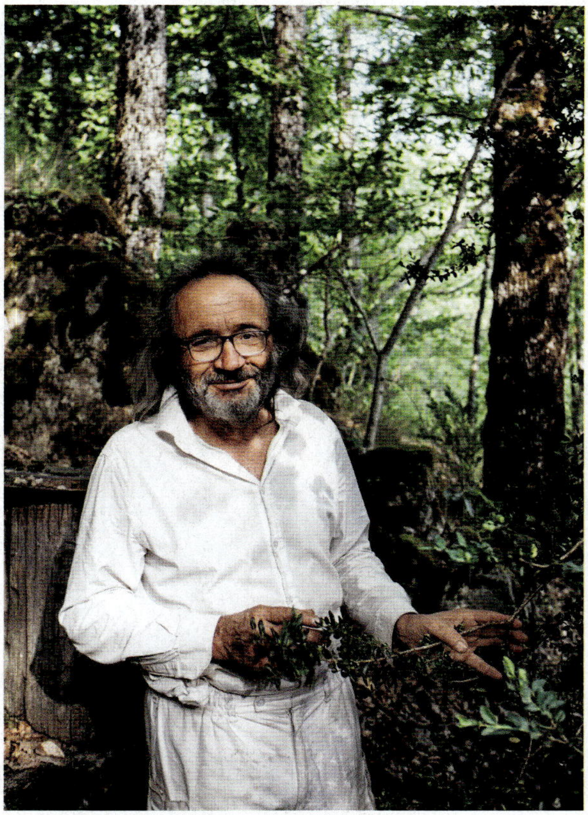

Yves Élie hat mit dafür gesorgt, dass sich in der Region wieder einige Tausend Bienenvölker ansiedeln konnten

Hüter der Bienen

Yves Élie, Le Pont de Montvert

ER HAT IN HAMBURG STUDIERT, dort als Hafenarbeiter, Lehrer und Übersetzer gearbeitet, dann wurde er Filmemacher. Seit vielen Jahren aber lebt Yves Élie im Cevennen-Nationalpark in Südfrankreich, wo er sich für den Erhalt der Dunklen Europäischen Urbiene einsetzt.

Auf 20 Hektar Fläche haben Yves Élie und andere Imker ideale Lebensbedingungen für die Insekten geschaffen: Büsche beschnitten, damit Blütenpflanzen besser wachsen, alte Obstsorten angepflanzt, Kastanien aufgepfropft und Buchweizen gesät, damit die Bienen reichlich Nahrung finden. Außerdem höhlt Yves Élie den Insekten Kastanienholzstämme aus, so wie es jahrhundertelang üblich war. Dort können die Tiere sich ihre Waben selbst bauen – und sind im Sommer vor Hitze und im Winter vor Kälte geschützt.

Aber Yves Élie schützt die alte, wenig ertragreiche Bienenart nicht nur, er nutzt sie auch. In kleinen Mengen kommt ihr fruchtig-süßer Honig in den Handel. Außerdem vertreibt er in Weinstuben Honigwein (Hydromel nature), eine uralte Veredelung des Honigs. „Wenn die Bienen gedeihen, fördert das die Natur insgesamt“, sagt er. „Und es steigert die Lebensfreude des Menschen.“

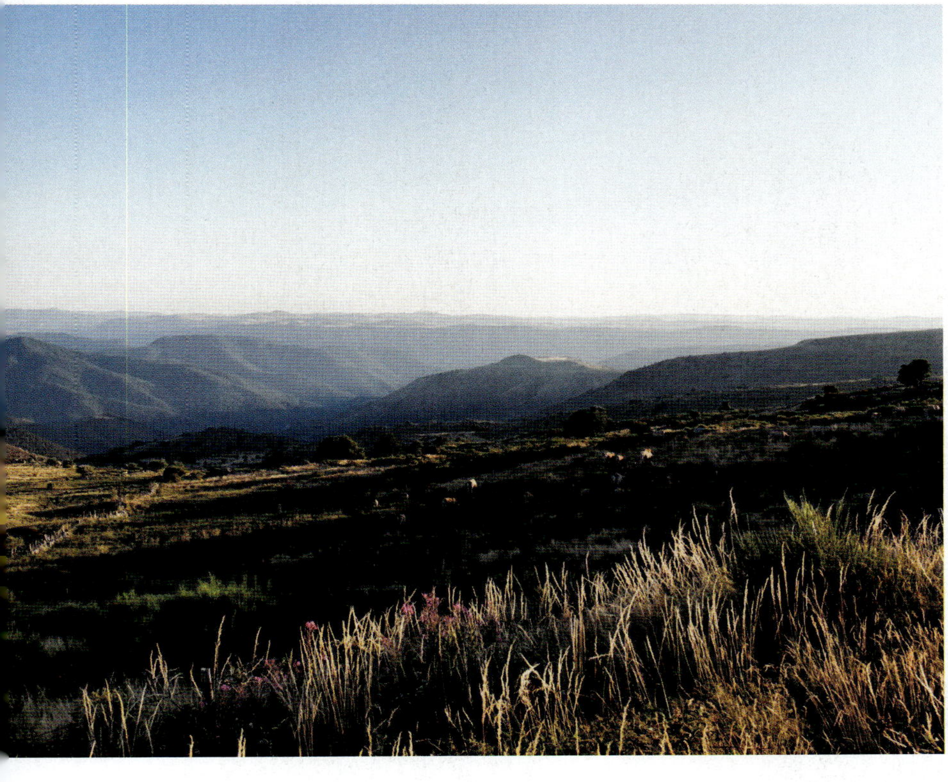

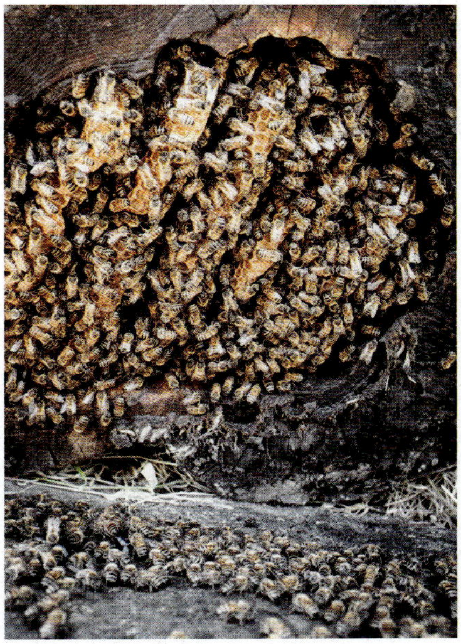

In den südfranzösischen Cevennen hatte die Varroa-Milbe die Bienen dezimiert. In ausgehöhlten Baumstämmen haben Imker neue Völker angesiedelt

Zu gut für die Tonne

Wolfgang Schröder, Havelaue

NACHHALTIGKEIT ist für Wolfgang Schröder kein modisches Etikett, sondern eine Lebenseinstellung. Er stammt aus einer Fischerfamilie in der vierten Generation, sein Revier ist vor allem der Gülper See im Naturpark Westhavelland.

In diesem Jahr hat er den Förderpreis „Zu gut für die Tonne!" bekommen. Denn in seinem Hofladen gibt es neben Zander, Hecht und Aal auch Brasse zu kaufen, einen wenig bekannten und von vielen unterschätzten regionalen Fisch, der oft als Beifang entsorgt wird. Nicht so bei Wolfgang Schröder, bei dem diese Fischart rund 80 Prozent des gesamten Ertrags ausmacht.

Schröder kam auf die Idee, den Süßwasserfisch sauer einzulegen. Das verleiht den Brassen nicht nur einen besonderen Geschmack. Vor allem seine „Saure Bratbrasse" kommt bei den Kundinnen und Kunden des Hofladens ausgesprochen gut an. Aber auch entgrätetes Brassenfilet und selbst kreierte Brassenburger hat er im Angebot.

Seine eigentliche Arbeit auf dem See hat sich hingegen seit Generationen kaum verändert – früher bestanden die Netze aus Baumwolle oder Hanf, heute aus Nylon.

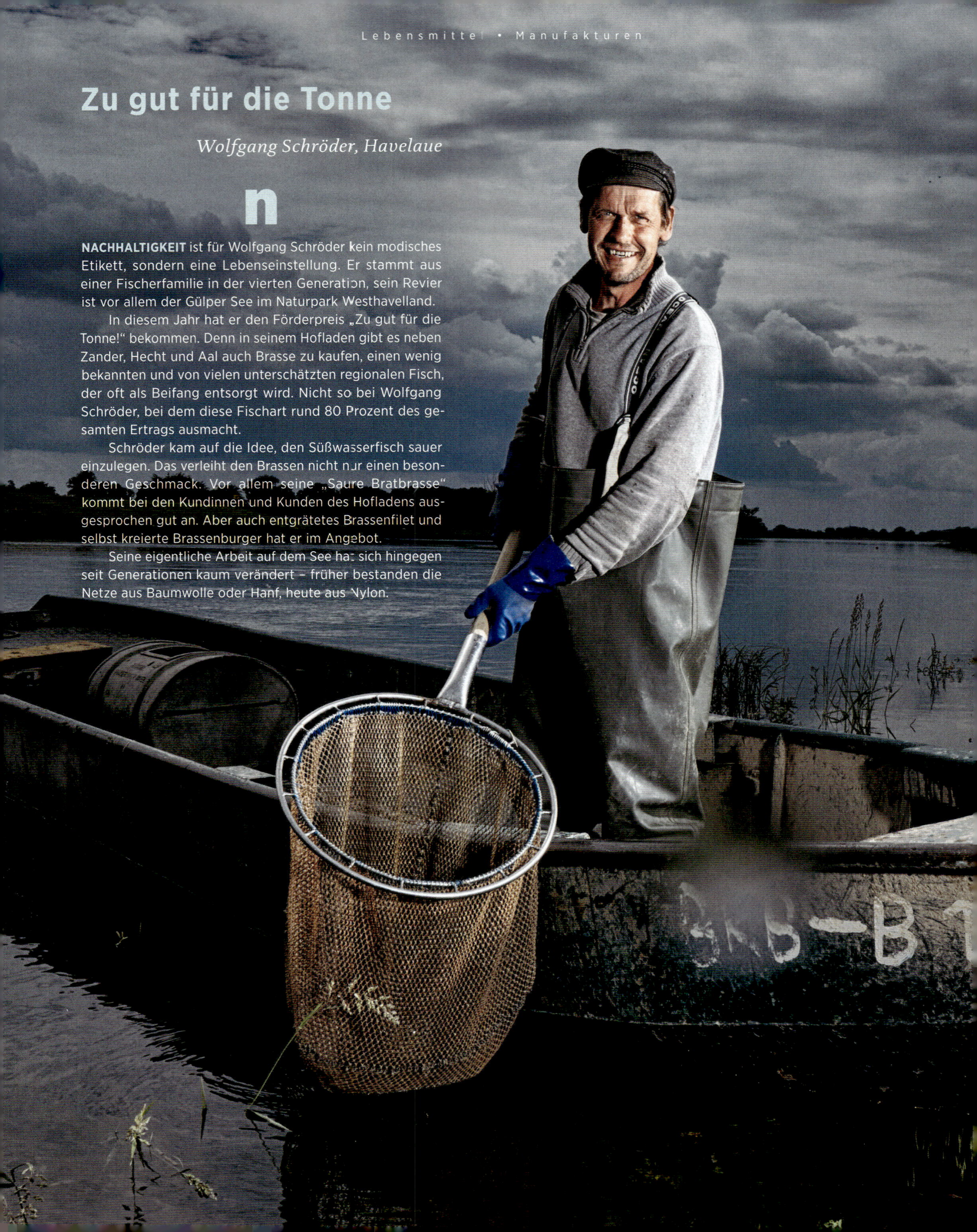

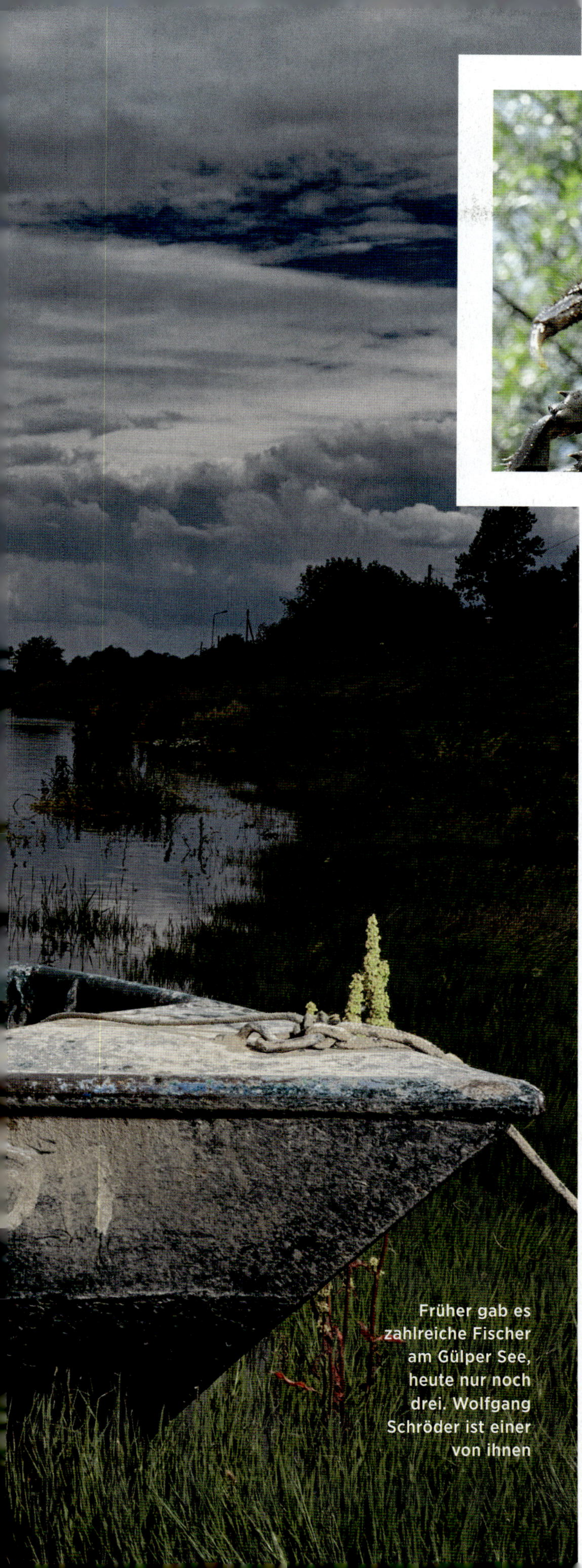

Früher gab es zahlreiche Fischer am Gülper See, heute nur noch drei. Wolfgang Schröder ist einer von ihnen

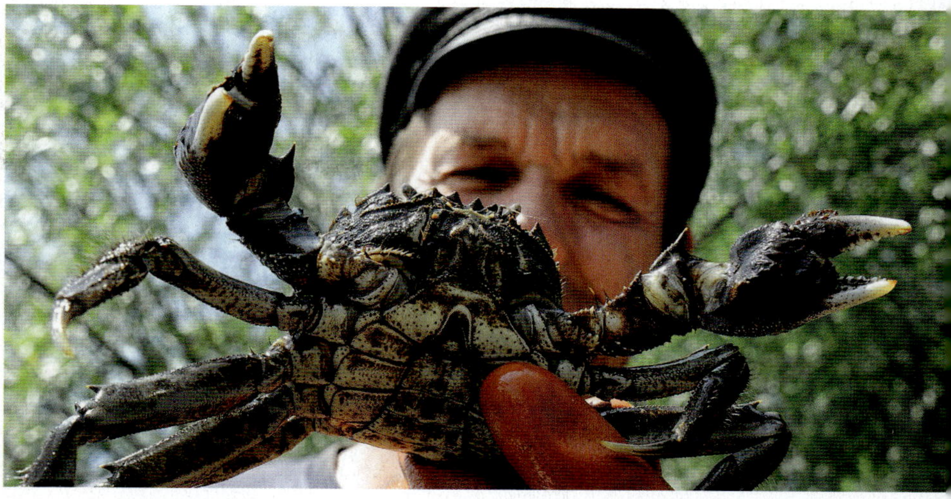

In den im See ausgelegten Reusen verfängt sich immer mal wieder eine Wollhandkrabbe

Wolfgang Schröder bietet auch Erlebnisfischen für Gäste an – mit anschließender Fischmahlzeit

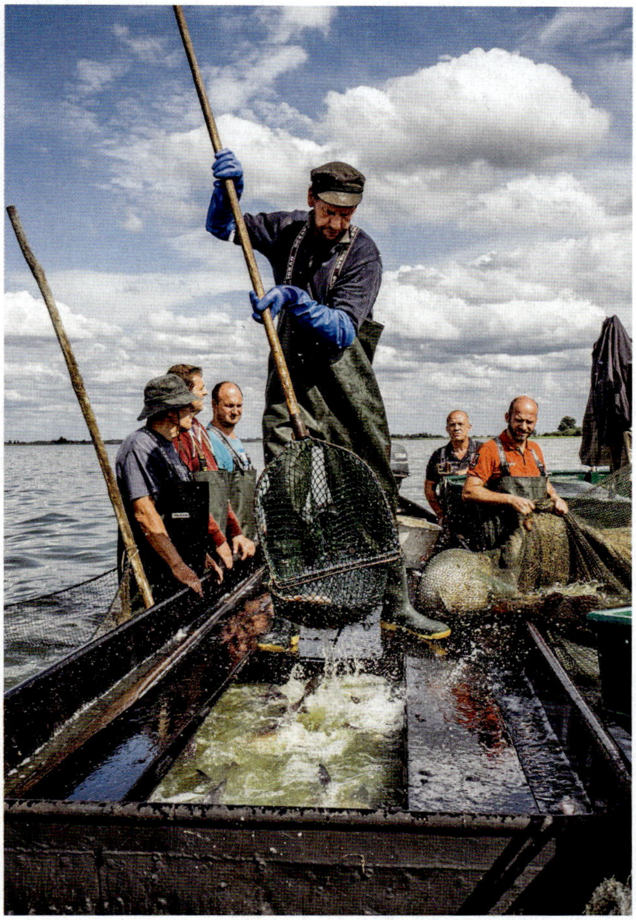

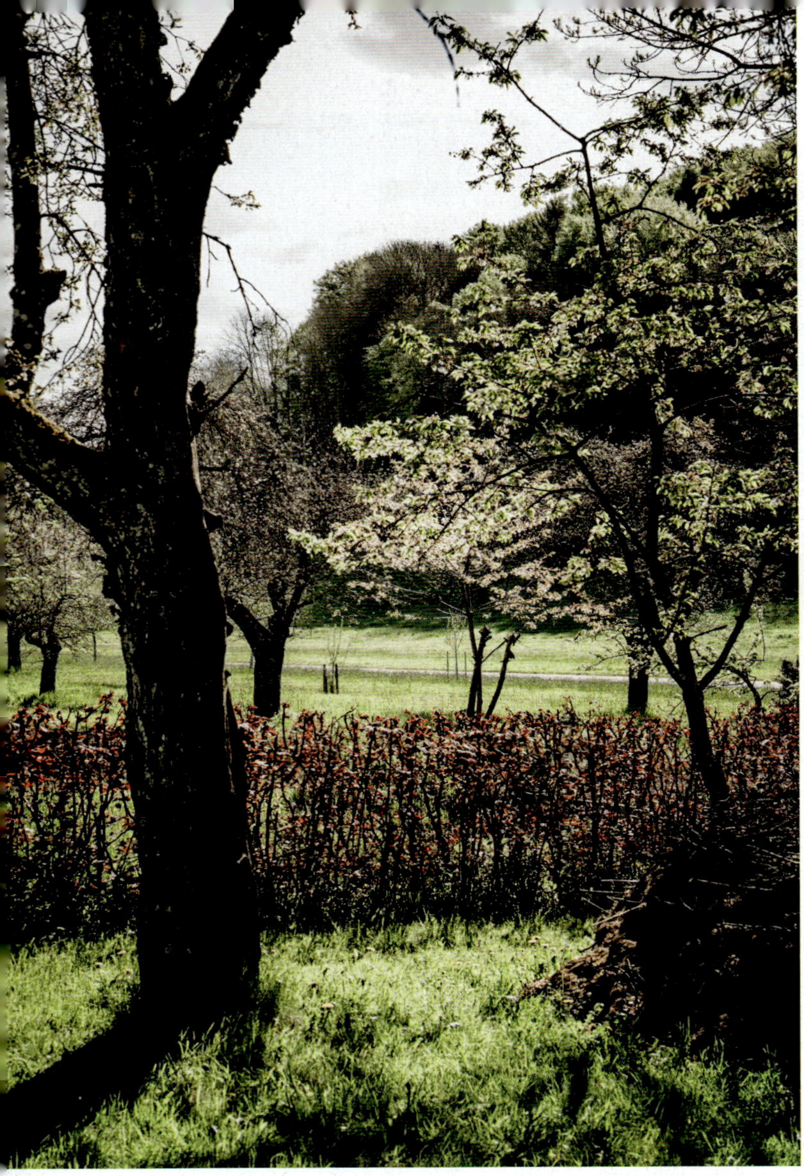

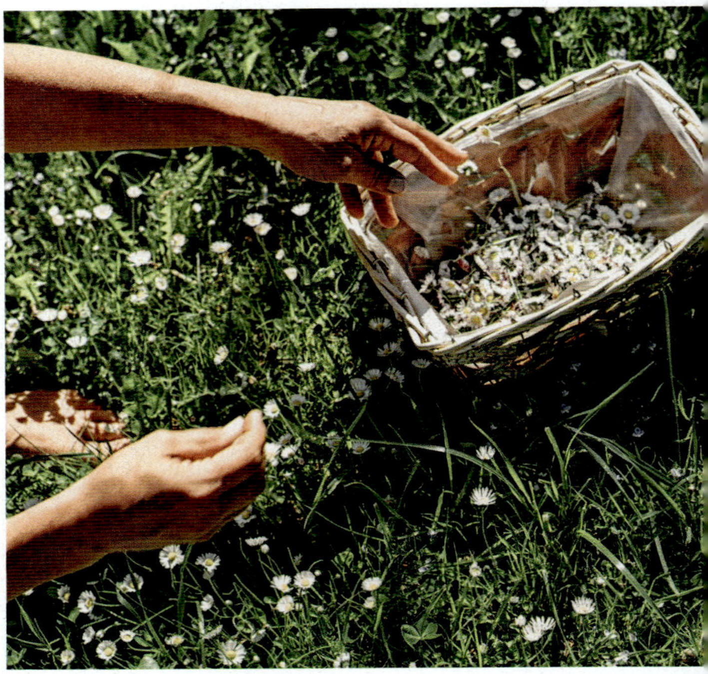

Der Garten der Kräuterpädagogin bietet Platz für eine Streuobstwiese, ein Gemüsebeet und zahlreiche Blumen und Kräuter

Im Kräuter-Paradies

Siglinde Eder, Reut

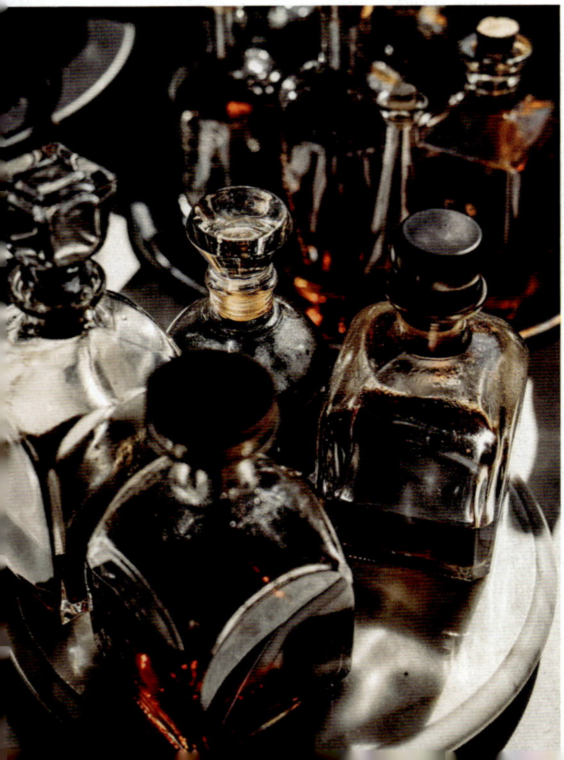

Siglinde Eder stellt Liköre und Sirupe sowie die verschiedensten Essig-Kreationen her

a

AUFGEWACHSEN IN EINER KLEINEN LANDWIRTSCHAFT, verband sie schon als Kind eine Liebe zur Natur. Das tägliche Arbeiten mit Pflanzen ist Siglinde Eders Leidenschaft. Seit vielen Jahren bewirtschaftet die gelernte Zierpflanzengärtnerin den 10 000 Quadratmeter großen Garten ihres Elternhauses. Der beherbergt auch so überraschende Gäste wie Mammutbäume, einen Tulpenbaum und die Pimpernuss.

Seit sie sich zur Kräuterpädagogin weitergebildet hat, bringt Siglinde Eder Interessierten die heimische Flora mit ihren Wildkräutern nahe. Die Teilnehmenden sammeln in Wiese und Garten zahlreiche Kräuter und Blüten. Mit Essig, Öl oder Alkohol werden diese angesetzt und können später in der Küche verwendet werden. Oder sie mixen Smoothies aus Vogelmiere, Löwenzahn, Gänseblümchen und Spitzwegerich. Mit einem Wildkräuterimbiss endet die Führung.

In ihrem „Kräuterstadl" bietet Siglinde Eder zudem eine Auswahl an selbst erzeugten Naturprodukten an. Darunter so Ungewöhnliches wie Winter-Holunder- und Kiefernspitzenaufstrich, Wildfruchtessig und Löwenzahnsirup, Fichtenspitzenlikör und Rosenlikör. Eine geradezu paradiesische Vielfalt.

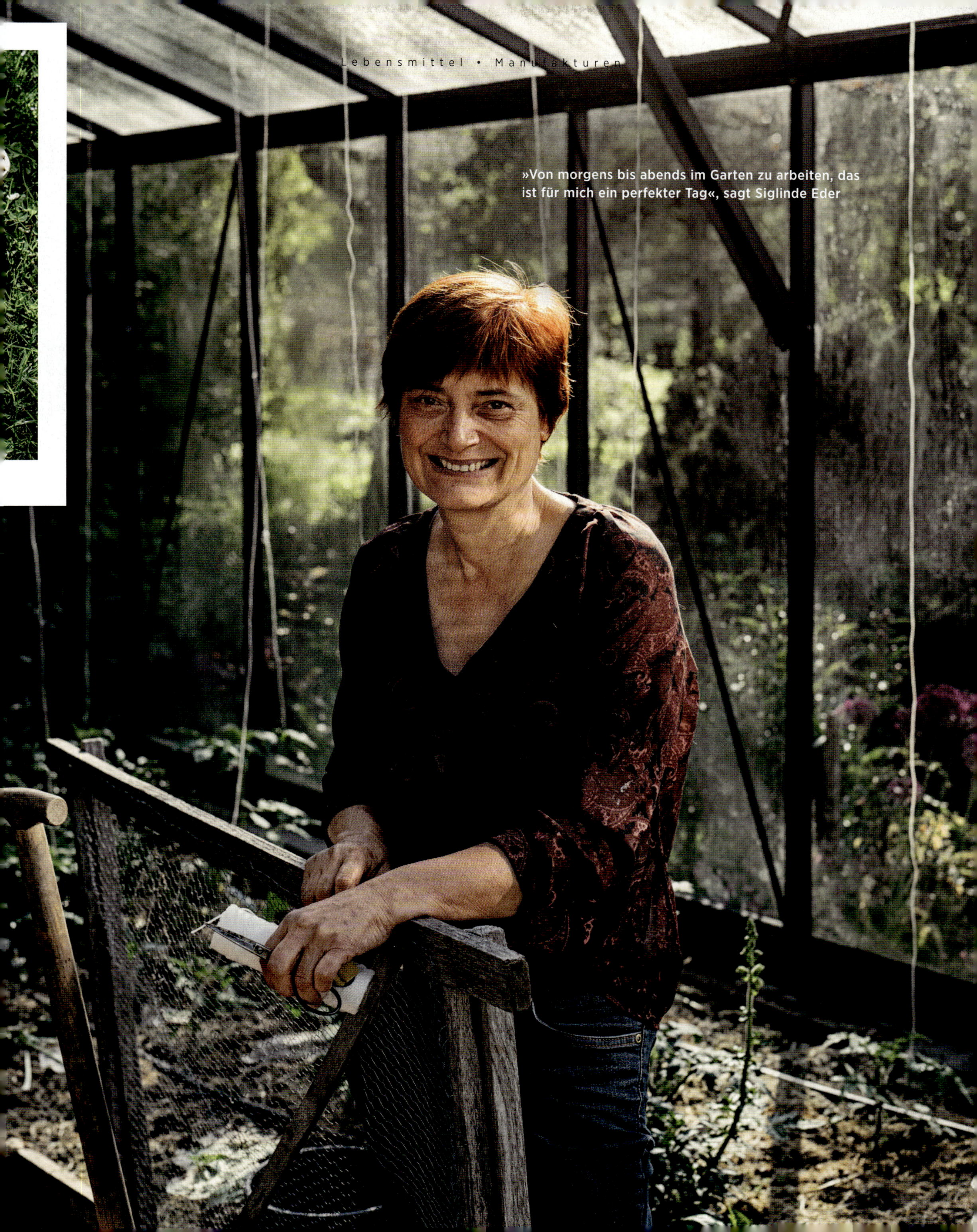

»Von morgens bis abends im Garten zu arbeiten, das ist für mich ein perfekter Tag«, sagt Siglinde Eder

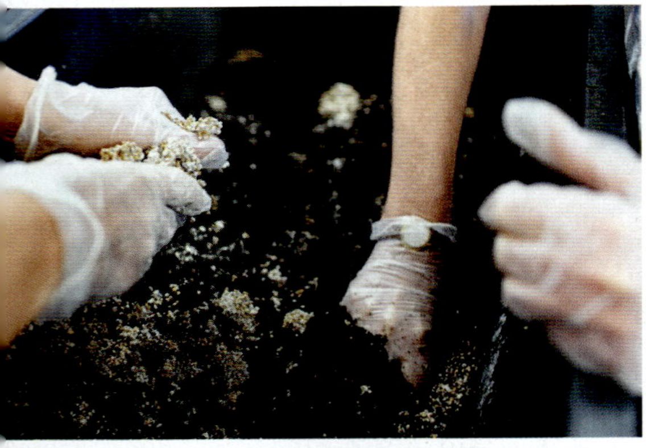

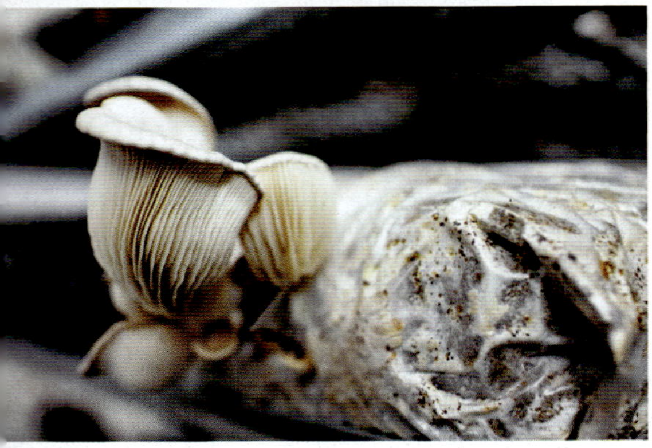

Der dunkle Kaffeesud, vermengt mit Pilzmyzel, bietet beste Wachstumsbedingungen – nach nur wenigen Wochen drängen schmackhafte Austernpilze hervor

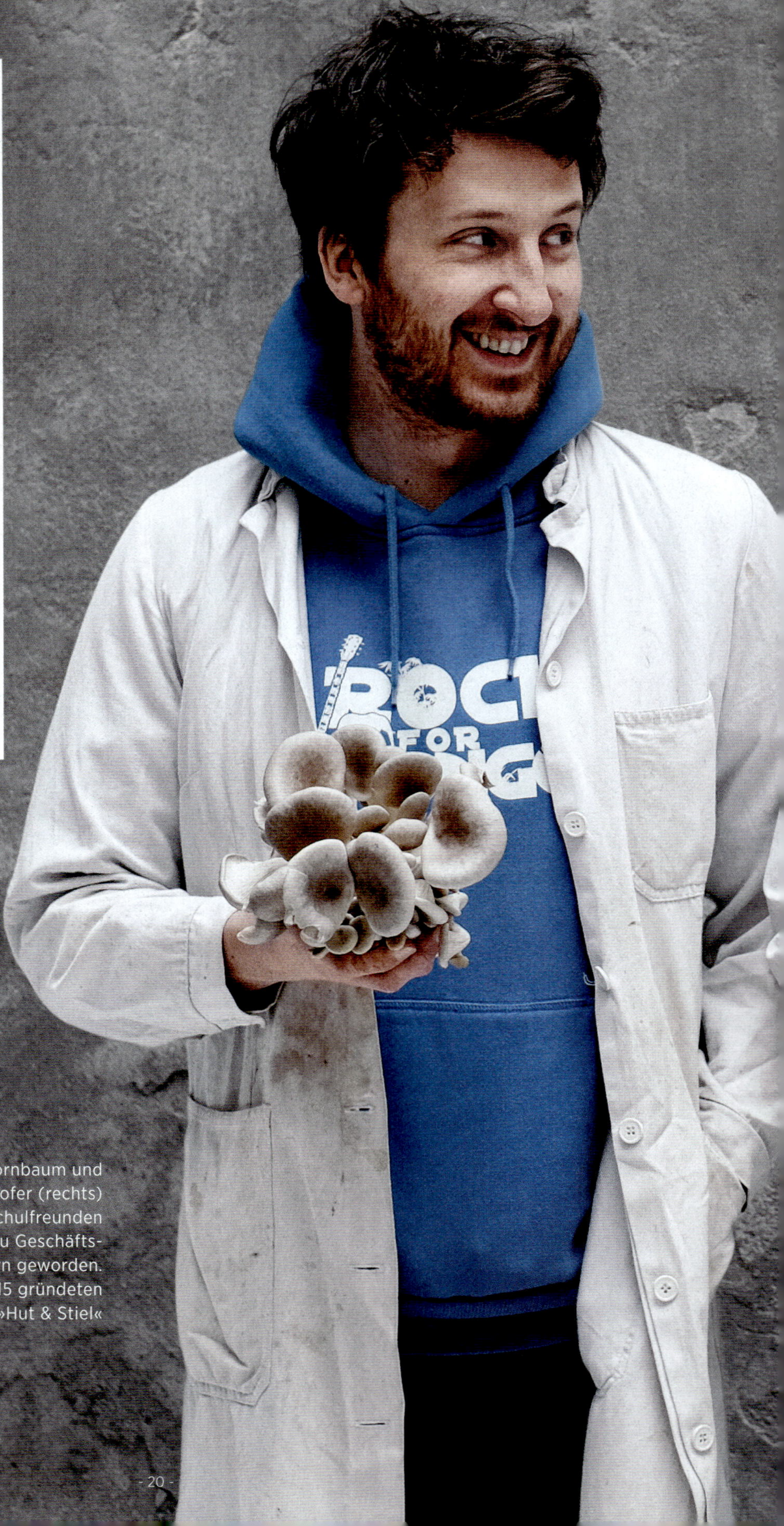

Manuel Bornbaum und Florian Hofer (rechts) sind von Schulfreunden zu Geschäftspartnern geworden. 2015 gründeten sie »Hut & Stiel«

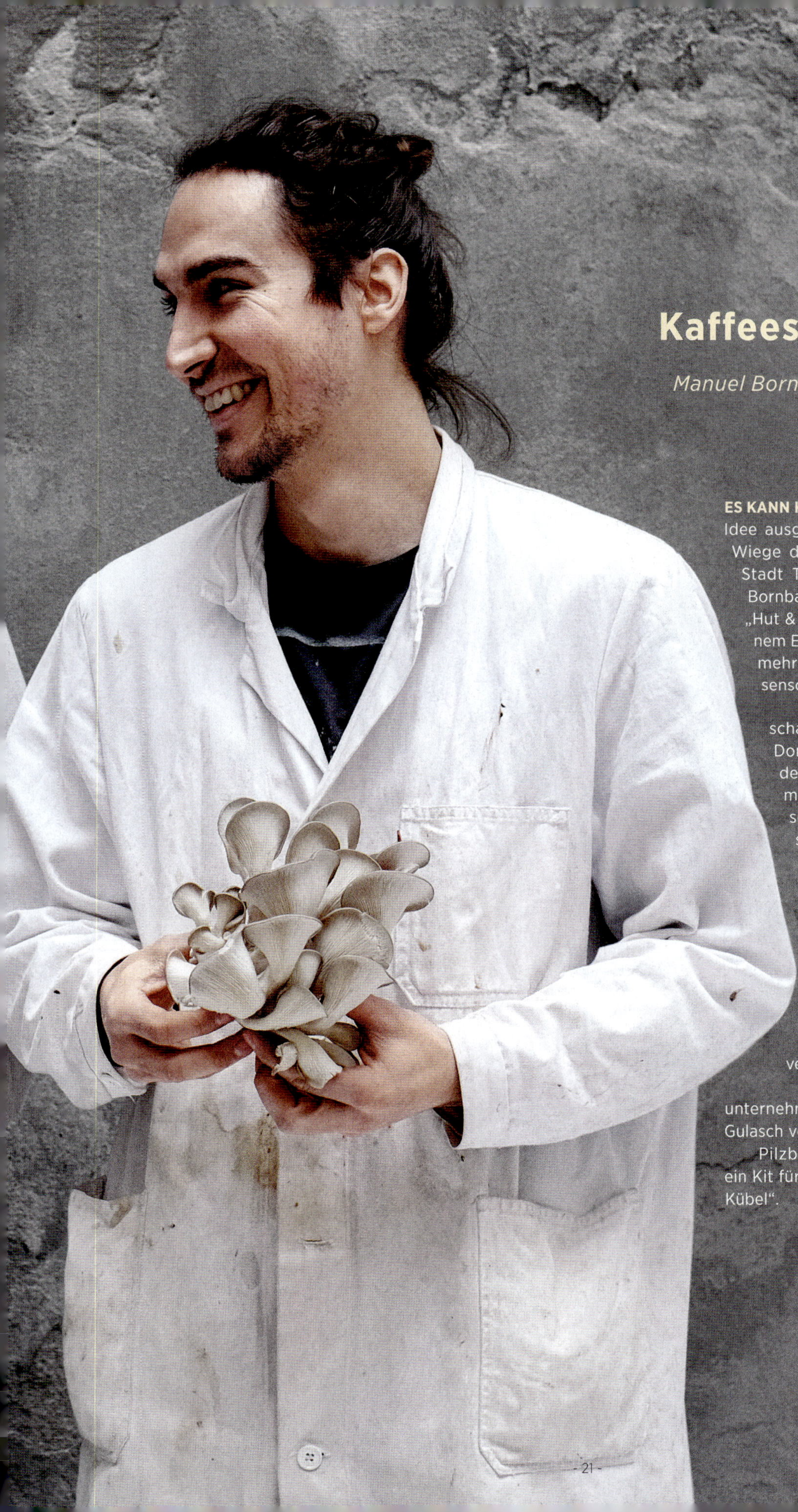

Kaffeesatz veredeln

Manuel Bornbaum und Florian Hofer, Wien

ES KANN KEIN ZUFALL GEWESEN SEIN, dass diese Idee ausgerechnet in Wien entstanden ist, der Wiege der Kaffeehäuser. Täglich fallen in der Stadt Tonnen an Kaffeesatz an. Für Manuel Bornbaum und Florian Hofer, die Gründer von „Hut & Stiel", ist das ein wahrer Schatz. Mit einem E-Auto sammeln die beiden und ihr Team mehrmals die Woche die dunklen Hinterlassenschaften ein.

Das Ziel ihrer Touren ist ein Gemeinschaftshof an einem stillen Nebenarm der Donau. Dort wird in einer Mischmaschine der Kaffeesud mit Kalk und Stroh durchmengt und mit Myzel angereichert, in diesem Fall mit dem des Austernpilzes. Dieses nimmt die reichhaltigen Nährstoffe der Mischung auf. Abgepackt in Säcke mit winzigen Öffnungen, kann das Myzel wachsen – und nach fünf Wochen schießen dichte Trauben Austernpilze aus den Öffnungen hervor.

Noch am Tag der Ernte werden die Pilze ausgeliefert, auf den Markt geradelt, zu Restaurants und zum Einzelhandel gefahren oder direkt ab Hof verkauft.

Einen Teil der Ernte lassen die Jungunternehmer zu Pesto, Sugo oder Schwammerl-Gulasch verarbeiten und damit haltbar machen.

Pilzbegeisterte können inzwischen auch ein Kit für den Eigenanbau ordern: „Pilz aus dem Kübel".

Wie ver

Interview: Maria Kirady
Fotos: Peter Rigaud

Körbeweise Köstlichkeiten sind im Spätsommer der Lohn für die Gartenarbeit. Wer sich vollständig selbst ernähren will, muss jetzt Vorräte für den Winter anlegen

ich mich

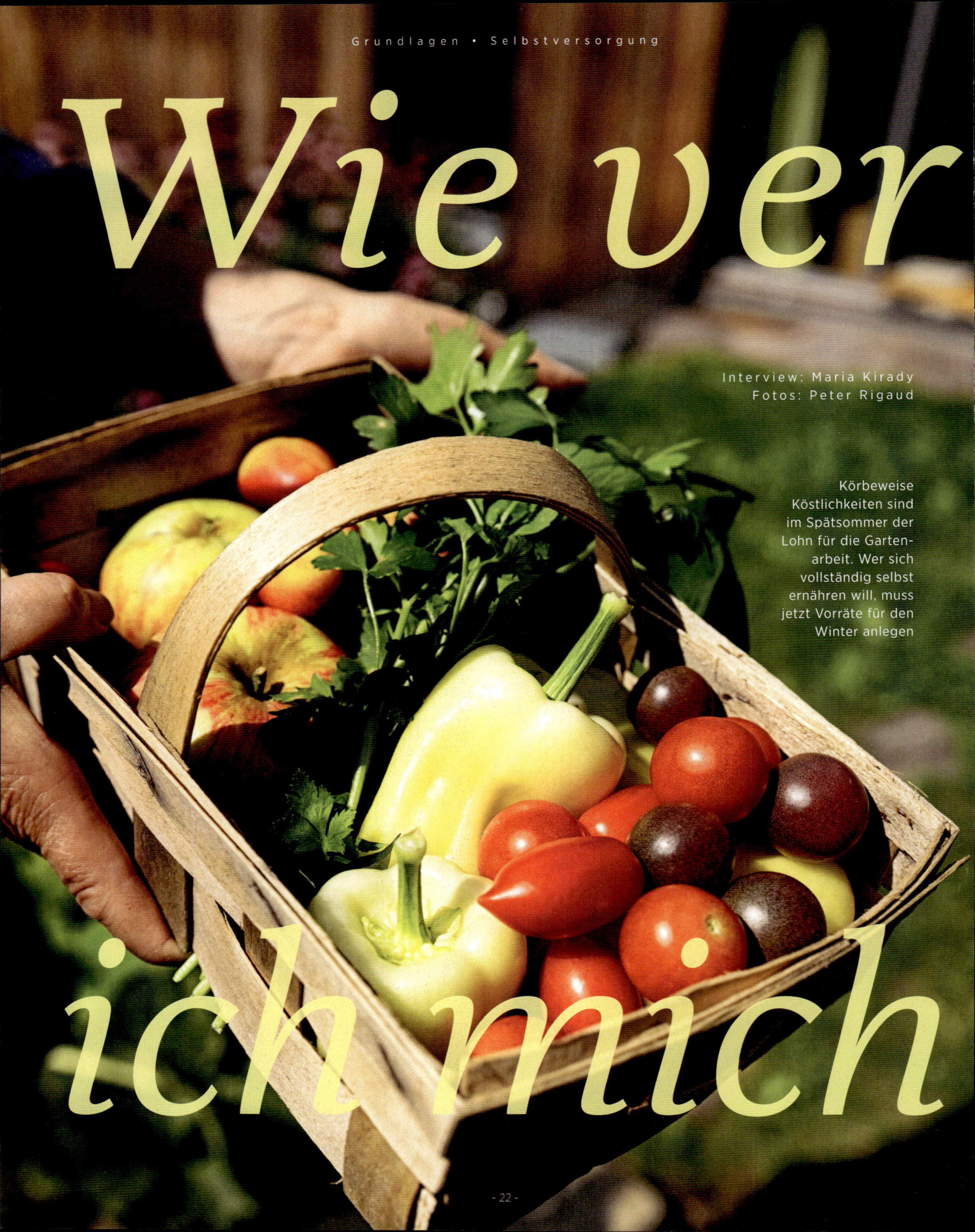

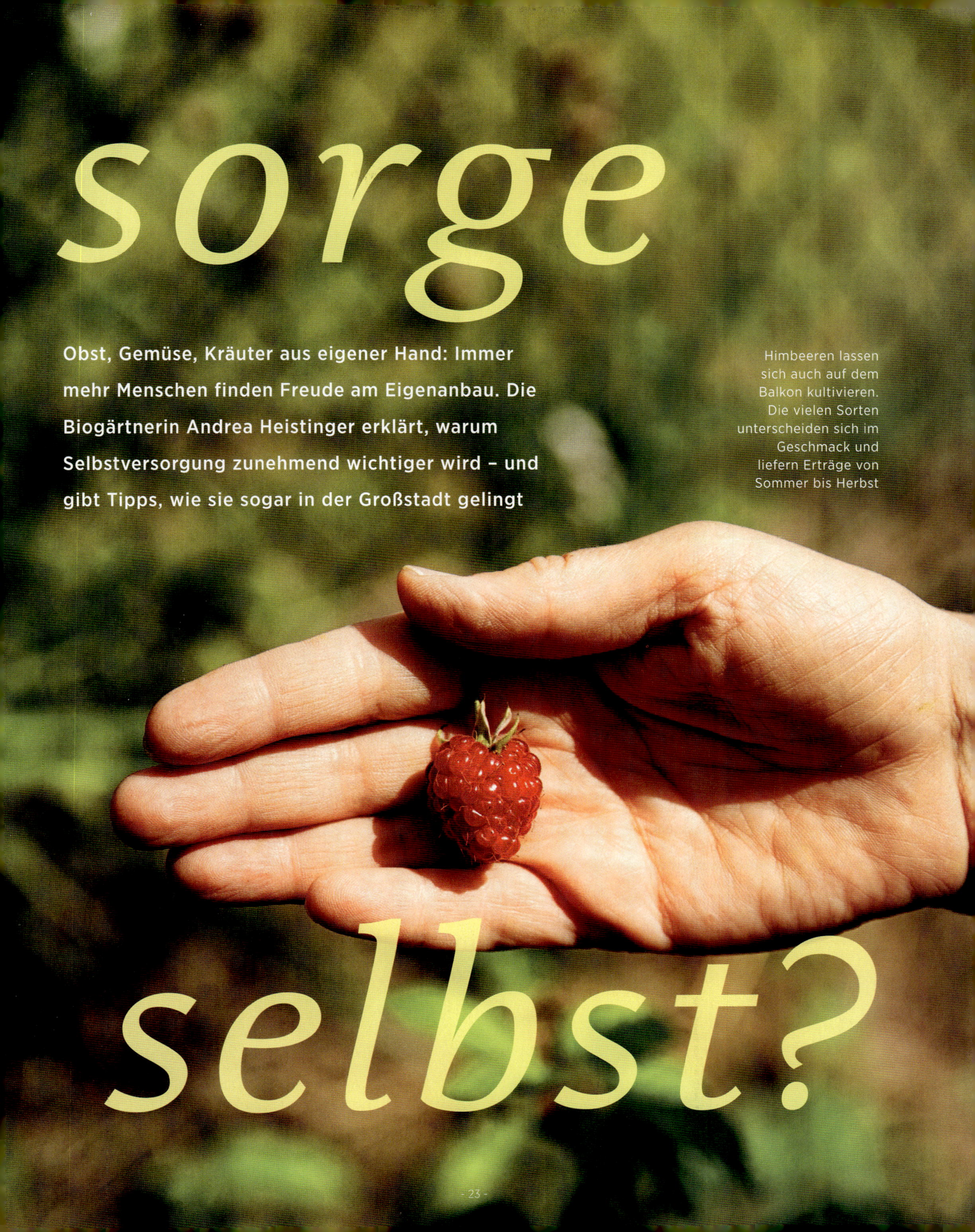

sorge selbst?

Obst, Gemüse, Kräuter aus eigener Hand: Immer mehr Menschen finden Freude am Eigenanbau. Die Biogärtnerin Andrea Heistinger erklärt, warum Selbstversorgung zunehmend wichtiger wird – und gibt Tipps, wie sie sogar in der Großstadt gelingt

Himbeeren lassen sich auch auf dem Balkon kultivieren. Die vielen Sorten unterscheiden sich im Geschmack und liefern Erträge von Sommer bis Herbst

GEO WISSEN: ***Frau Heistinger, es gibt Dutzende Youtube-Videos, Podcasts und Blogs zum Gemüseanbau, eine »Tagesschau«-Sprecherin hat jetzt einen Bestseller über ihren Nutzgarten geschrieben. Warum ist Selbstversorgung wieder in Mode?***

ANDREA HEISTINGER: Ich denke, das hat auch mit der Coronapandemie zu tun. Die Menschen merken plötzlich, wie fragil unser Lebensmittelsystem ist, dass wir von internationalen Strukturen und Warenströmen abhängen, auf die wir keinen Einfluss haben und die zum Teil auf Ausbeutung basieren. Da liegt es nahe, dem durch Selbstanbau etwas entgegenzusetzen, ein Stück weit die Kontrolle über die eigene Versorgung zurückzugewinnen.

Dass wir all unser Gemüse im Supermarkt kaufen, ist ja geschichtlich ein eher neues Phänomen.

Global-historisch betrachtet, leben wir in der industrialisierten Welt in den letzten 50 Jahren in einer absoluten Ausnahmesituation. Nie zuvor mussten Menschen so wenig darüber wissen, wie Kulturpflanzen und Nutztiere heranwachsen. Wir werden satt, ohne uns mit der Frage auseinanderzusetzen, wie das Essen auf unsere Teller kommt. Früher wurden im Herbst noch große Erntedankfeste gefeiert, heute wissen viele Menschen gar nicht mehr, welches Obst und Gemüse zu welcher Jahreszeit wächst.

Aber mal ehrlich: Ein Kohlrabi kostet oft nur 50 Cent. Warum sollte ich den selbst anbauen?

Das kommt darauf an. Ich würde zwischen qualitativer und quantitativer Selbstversorgung unterscheiden: Die qualitative Selbstversorgung dient vor allem dem eigenen Wohlbefinden, ich komme durch den Anbau von Gemüse im Garten beziehungsweise auf dem Balkon wieder in Kontakt mit der Natur und damit auch mit mir selbst. Ich entwickle ein Gespür für gute Lebensmittel, für Sorten und Aromen. Wer es selbst einmal probiert hat, weiß, wie befriedigend es sein kann, wenn aus einem winzigen Samenkorn eine große, kräftige Pflanze wächst, die auch noch intensiv schmeckt! Gerade dieses Unmittelbare, Sinnliche fehlt uns ja oft im hektischen Alltag. Da ist es dann auch egal, was ein Kohlrabi im Supermarkt kosten würde.

Und bei der quantitativen Selbstversorgung?

Da geht es wirklich darum, sich so weit wie möglich aus eigenem Anbau zu ernähren, hochwertige Lebensmittel zu erzeugen – und meist auch Geld zu sparen, indem die verfügbare Fläche optimal genutzt wird. Das ist natürlich zeitintensiv und wird mit steigenden Grundstückspreisen immer schwieriger.

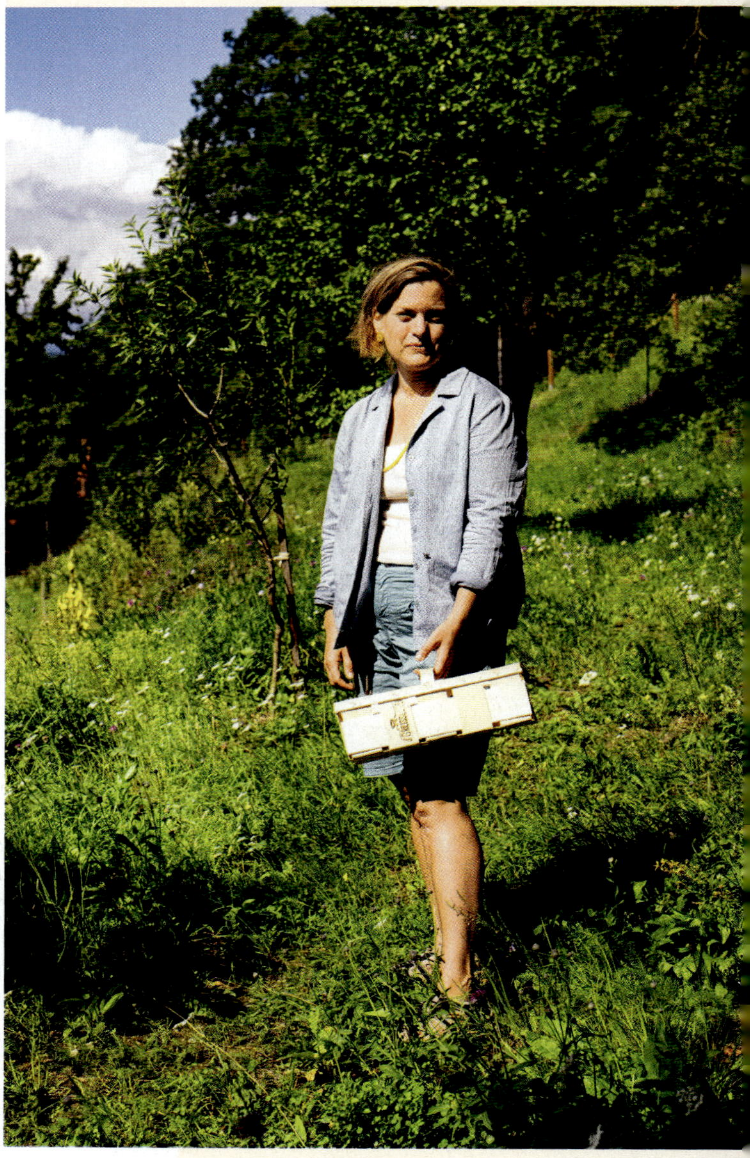

Andrea Heistinger ist Agrarwissenschaftlerin, Gärtnerin und Beraterin in St. Pölten, Österreich. Sie baut seit Jahren selbst Obst und Gemüse an

Dabei wurden Nutzgärten für jedermann noch zu Anfang des 20. Jahrhunderts politisch gefördert.

Damals war es schlicht notwendig, dass gerade die ärmere Bevölkerung selbst anbaute. Ein 20 mal 60 Meter großes Grundstück etwa konnte eine fünfköpfige Familie mit Gemüse, Kartoffeln, Obst und Eiern versorgen – und noch ein Schwein und eine Ziege ernähren. Gedüngt wurde mit Kompost und den Abfällen von Mensch und Tier. Doch mit Einführung der industriellen Massenproduktion und Supermärkte in den 1950er-Jahren wurden Lebensmittel immer günstiger und Selbstversorgung unattraktiv. Wer noch eigenes Gemüse zog, galt bald als rückschrittlich. Und es fehlte auch die Zeit dafür. Immer mehr Frauen gingen einer Lohnarbeit nach, die Kinder verbrachten ihre Freizeit anders, halfen nicht mehr mit.

Wie viel Selbstversorgung ist heutzutage noch realistisch?

Wenn man nur Gemüse und Kräuter betrachtet, sind es bei einer Person, die auf dem Balkon gärtnert, vielleicht zwei Prozent. Bei einer großen Dachterrasse mit Südausrichtung und sehr viel Erfahrung sind sogar bis zu 20 Prozent möglich – und das mitten in der Stadt. Wer das Glück hat, über einen riesigen Garten und ausreichend Zeit zu verfügen, kann theoretisch sogar bis zu 100 Prozent seines Obst- und Gemüsebedarfs selbst decken, sogar bei einer rein vegetarischen, also pflanzenbetonten Ernährungsweise; und dazu noch Hühner, Bienen oder Ziegen halten.

Ernährungsverbände raten, 180 Kilogramm Gemüse, 60 Kilogramm Kartoffeln und 110 Kilogramm Obst und Nüsse pro Jahr zu essen. Wie groß müsste der Garten dafür sein?

Ein Grundstück, das biologisch bewirtschaftet wird, wirft im Schnitt rund drei Kilogramm Gemüse, zwei Kilo Kartoffeln und fast eineinhalb Kilo Obst und Nüsse pro Quadratmeter ab. Das macht pro Person eine Fläche von 170 Quadratmetern. Um 200 bis 300 Quadratmeter zu bewirtschaften, brauchen erfahrene Selbstversorgungs-Gärtnerinnen im Durchschnitt ungefähr zwei Stunden am Tag, inklusive Haltbarmachung und Lagerpflege im Winter. Allerdings sind da Pflanzenöle, Eier, Honig, Milchprodukte, Fleisch, Getreide, Linsen und Soja noch nicht inbegriffen. Das käme bei kompletter Selbstversorgung noch obendrauf.

Bedeutet weitgehende Selbstversorgung, sich irgendwo im Niemandsland einen großen Bauernhof zu kaufen und dort abgeschieden von der Zivilisation zu leben?

Nein, das ist ein romantischer Mythos! Selbstversorgung war stets in kollektive, dörfliche Strukturen eingebunden. Die Menschen haben sich gegenseitig ausgeholfen, Wissen, Geräte, Samen und Erntegut getauscht. Ich kann nur davor warnen, sich ohne soziales Netzwerk und Vorerfahrung in die Subsistenz zu stürzen. Ich habe beispielsweise schon häufig erlebt, dass junge Paare Familiengründung und Selbstversorgung in einem Schritt angingen und sich völlig überforderten. Gerade in der Stadt gibt es aber großartige Möglichkeiten, auch jenseits eines eigenen Grundstücks Gemüseanbau zu betreiben und erst mal Erfahrungen zu sammeln.

Welche zum Beispiel?

Sie können sich um eine günstige Parzelle in einem Kleingarten bewerben. Manche Biohöfe vermieten kleinere Felder am Stadtrand zum Selbstanbau. Vielleicht gibt es in Ihrem Stadtteil sogar einen Gemeinschaftsgarten, der von vielen Menschen zusammen bewirtschaftet wird; oder eine Solidarische Landwirtschaft, bei der sich die Beteiligten Kosten und Ernte eines bäuerlichen Betriebs teilen und nur gelegentlich selbst auf dem Feld aushelfen. Eine solche Gemeinschaft erleichtert den Einstieg in den Anbau ungemein. Die Betreffenden müssen sich dann nicht alles selbst aneignen und profitieren im Idealfall von der Planung und Anleitung einer professionellen Gartenkraft. Und an immer mehr Orten entstehen kleine Marktgärtnereien, die nach genossenschaftsähnlichen Prinzipien funktionieren.

Das Gärtnern in Eigenregie eröffnet oft eine riesige Fülle an Möglichkeiten: Warum nicht Reben anpflanzen und selbst Wein herstellen?

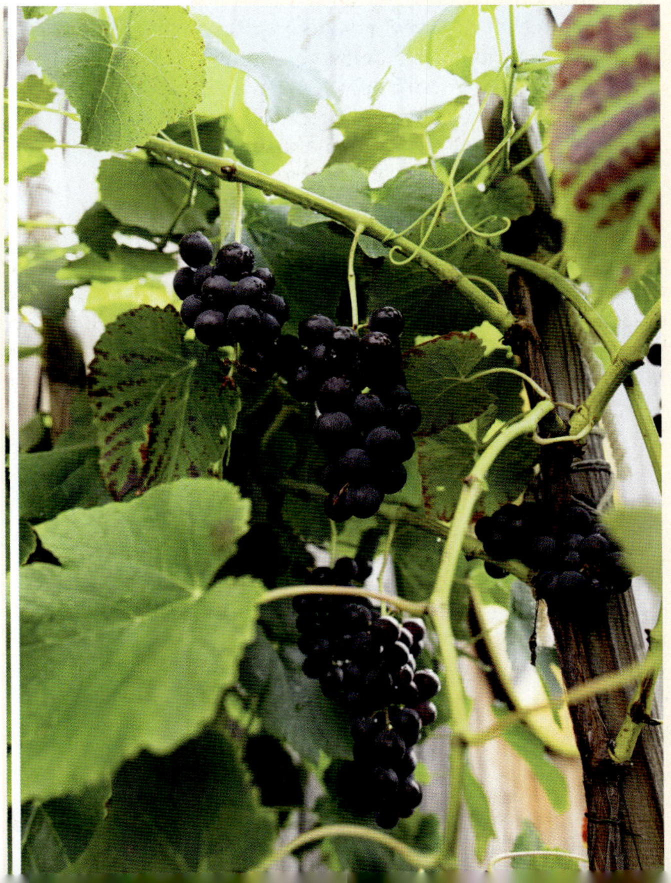

»Noch vor 100 Jahren hat ein Zehntel Hektar eine fünfköpfige Familie ernährt«

Ein Gemeinschaftsprojekt erfordert aber auch eine Menge Abstimmungsbedarf und Mitverantwortung. Das liegt nicht allen.

Je nach Modell gilt es in der Tat, sehr viel sozial zu organisieren. Es gibt Verbindlichkeiten, die Arbeit wird genau aufgeteilt: Jemand muss säen, gießen, Kompost ausbringen und zu einer bestimmten Zeit das Unkraut zwischen den Möhren jäten, sonst leidet die Ernte. Diese Verantwortung für das Gemeinwohl müssen wir in unserer urbanen, fragmentierten Gesellschaft oft erst wieder neu lernen. Aber in den Projekten, die ich bislang betreute, habe ich immer wieder die Erfahrung gemacht: Es macht Spaß und es lohnt sich! Auch Landwirtinnen und Landwirte können davon profitieren.

Inwiefern?

Wenn nur alle paar Tage ein paar Freiwillige an den Stadtrand fahren, um dort auf einem solidarisch bewirtschafteten Feld Unkraut zu jäten, entsteht Kontakt zu den Ansässigen, belebt das die Strukturen vor Ort, werden Produktionsbedingungen sichtbar, wächst Respekt vor der Leistung der Bauersleute. Vereinsamung auf dem Land und fehlende Anerkennung sind neben Optimierungsdruck und Verschuldung ein Riesenproblem.

Es gibt sowieso immer weniger Betriebe. Viele geben ihre Höfe auf oder finden keine Erben.

Deshalb ist es wichtig, gut ausgebildete Jungbäuerinnen und -bauern in der Region zu unterstützen, etwa indem man in eine Bürgeraktiengesellschaft wie eine Regionalwert AG investiert, die ihnen finanziell bei der Gründung hilft. Auch diese Form der Daseinsvorsorge zählt für mich im weitesten Sinne zur Selbstversorgung. Weil sie sicherstellt, dass der Ort, an dem meine Lebensmittel wachsen, eine Zukunft hat.

Sollten wir Empfindliches wie Salat nicht ohnehin selbst anbauen? Schließlich verbraucht die Erzeugung Unmengen Wasser, und er beginnt sofort nach dem Ernten zu welken.

Hat man den Platz, ist das sinnvoll, weil man wirklich frisch ernten kann. Das reduziert meiner Erfahrung nach auch die Verschwendung von Salat, der im Supermarkt oder Kühlschrank verwelkt. Mehr noch als Salat würde ich Kräuter empfehlen. Neben den klassischen Gewürzkräutern Rosmarin, Salbei, Basilikum, Thymian sind das die mehrjährigen Teekräuter Minze, Monarde, Zitronenverbene oder Anis-Ysop. Sie gedeihen auch im Balkonkasten, und ich kann sie laufend beernten.

> *»Karotten, Zucchini und vor allem* Bohnen *liefern den höchsten Ertrag«*

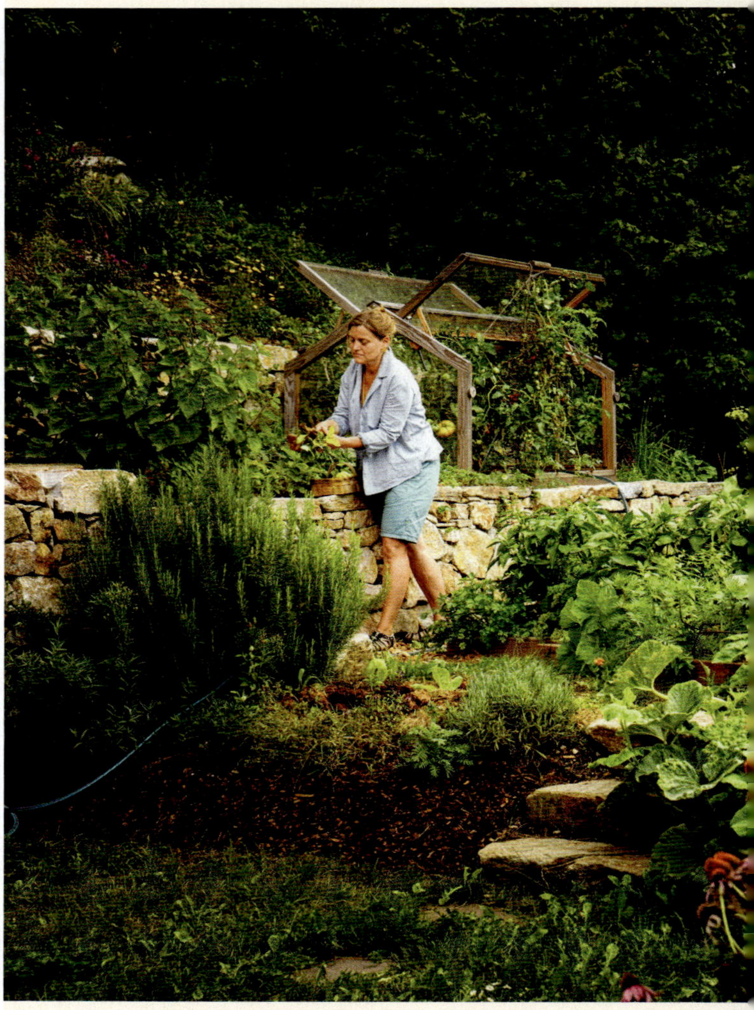

Welches Gemüse eignet sich besonders gut für den Eigenanbau?

Generell rate ich, zu Anfang nicht mehr als acht bis zehn unterschiedliche Gemüsearten auszuprobieren und maximal zehn Quadratmeter zu bewirtschaften. Das lässt sich dann von Jahr zu Jahr steigern. Tolle Anfängergemüse, die sich sowohl für Garten als auch Balkon eignen, sind Schnittsalate, Rucola, Asia-Salate, Spinat, Bohnen, Erbsen, Radieschen oder Mangold. Bis vor ein paar Jahren auch Tomaten, inzwischen werden sie aber immer öfter von der Kraut- und Braunfäule befallen – damit endet im August die Ernte oft ganz abrupt.

Und was ist am ertragreichsten?

Karotten, Zucchini und Stangenbohnen liefern den höchsten Ertrag. Aber das sollte nicht die Hauptfrage

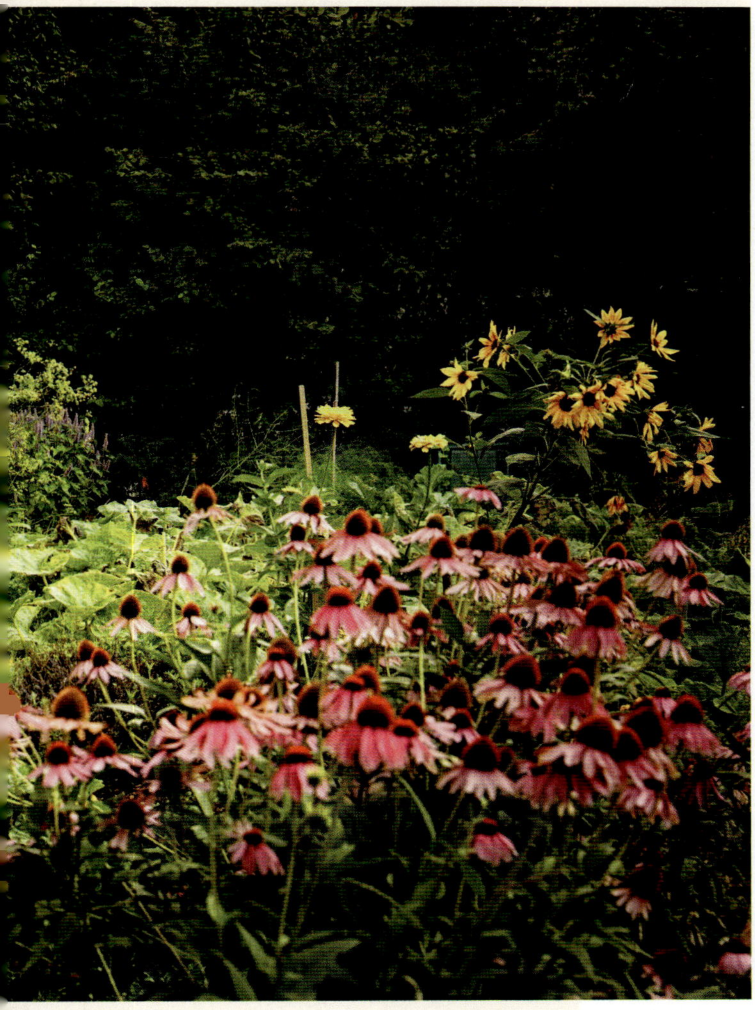

Ein großer Garten, sagt Heistinger, kann eine Person komplett mit Obst und Gemüse versorgen. Aufwand: etwa zwei Stunden pro Tag

sein. Schließlich möchte niemand wochenlang nur Zucchini essen. Wichtiger ist, wie man es schafft, auf demselben Stück Boden mehrmals zu ernten. Etwa indem ich im Frühling Spinat, im Sommer, wenn der Spinat abgeerntet ist, vorgezogene Tomaten und nach der letzten Tomatenernte im Herbst Wintersalat anbaue. Mit einem Gewächshaus oder einem kleinen Folientunnel lässt sich die Erntezeit sogar noch strecken. Wer sich ein bisschen mit Mischkultur und Fruchtfolgen beschäftigt, kann aus dem Boden viel mehr rausholen und ihn gleichzeitig vital erhalten. Profis säen zeitlich versetzt – um zu verhindern, dass alles auf einmal reift. Und natürlich ist für den Erfolg entscheidend, welches Saatgut ich verwende.

Ist samenfestes Saatgut besser als hybrides? Und was ist überhaupt der Unterschied?

Hybridsaatgut, F1-Saatgut genannt, wird hauptsächlich von internationalen Saatgutkonzernen für den professionellen Anbau produziert – ist aber auch in vielen Portionstüten für Hausgärten enthalten. Es entsteht aus der Kreuzung verschiedener Inzuchtlinien. Durch deren kombinierte Eigenschaften sehen die Nachkommen der ersten Generation alle sehr ähnlich aus. Ein hybrider Brokkoli bildet zum Beispiel eine feste, große Rosette, die sich gut verpacken und transportieren lässt. Außerdem reifen alle Köpfe zuverlässig zur selben Zeit.

Für den Privatgebrauch kann jedoch der butterweiche Strunk mancher samenfesten Sorte viel reizvoller sein, und eine gleichzeitige Reifung aller Pflanzen wäre alles andere als vorteilhaft. Außerdem bleiben die Eigenschaften samenfester Pflanzen über Generationen stabil, ich kann also eigenes Saatgut gewinnen, was für die Selbstversorgung unerlässlich ist. Von Hybridpflanzen lassen sich zwar auch Samen sammeln, aber die Gewächse, die daraus entstehen, sozusagen die Enkel der Inzuchtlinien, sind oft unbrauchbar, viele sind sogar steril. Hybridsorten sind also Einmalsorten. Sie bergen kein Potenzial für die Weiterentwicklung der Kulturpflanzenvielfalt. Das ist jedoch die Basis einer nachhaltigen, weil langfristigen Ernährungssicherheit.

In Deutschland kultivieren Organisationen wie Bingenheimer oder Dreschflegel samenfeste Obst- und Gemüsesorten weiter und bieten sie für den Hobbygartenbau an. Warum ist das so wichtig?

Alte Sorten bergen oft Eigenschaften, die uns gerade in Zeiten des Klimawandels helfen können. Manche sind etwa toleranter gegenüber Trockenheit oder resistent gegen Krankheiten. Wildtomaten zum Beispiel, die murmelgroße Früchte bilden, sind deutlich robuster, ich muss sie weder ausgeizen, also Seitentriebe herausschneiden, noch hochbinden oder intensiv düngen. Und natürlich ist da noch die riesige Farb-, Formen- und Geschmacksvielfalt alter Sorten, die sich in keinem Supermarkt findet. Es gibt etwa süßliche, herzhafte, mehlige, saftige, getigerte, gelbe oder birnenförmige Tomaten. Und indem wir samenfestes Saatgut kaufen, sichern wir Biobetrieben, die diese alten Sorten weiterzüchten, die Existenz.

Sie selbst sind 1998 durch Gespräche mit über 70-jährigen Südtiroler Bäuerinnen auf die Bedeutung alter Sorten aufmerksam geworden. Was hat Sie daran beeindruckt?

Da ist mir zum ersten Mal klar geworden, dass es viele Sorten nur deshalb noch gibt, weil einzelne Menschen, meist Selbstversorger, diese im Alleingang über Jahrzehnte kultivierten, wie es eben diese Bäuerinnen taten. Die haben mir beispielsweise erzählt, warum ihnen „ihre" Bohne so wichtig ist, dass sie sie jedes Jahr wieder sorgfältig ernten, auf einem großen Teller in der Stube trocken und aufbewahren. Etwa weil sie auch im

Berggebiet noch sicher abreift und daher einen Ertrag bilden kann. Die Nachbarschaft lästerte dann oft: Die ist sogar zu geizig, sich neues Saatgut zu kaufen.

Heute beklagen wir die Abhängigkeit von großen Saatgutkonzernen und sind froh, dass es Menschen gab, die die alten Sorten bewahrten.

Und wie gewinne ich mein eigenes Saatgut?

Bei Rucola zum Beispiel ist das ganz einfach: Ich lasse ihn blühen und warte, bis sich reife Samenschoten gebildet haben. Die kann ich in einen Stoffsack stecken, aufhängen, trocknen lassen und dann so lange draufklopfen, bis sich die kugelförmigen Samen herauslösen. Anschließend die Samen durch ein Sieb von den Schoten trennen und neu aussäen. Auch von Spinat, Tomaten und Paprika lässt sich hervorragend Saatgut gewinnen. Die Samen kann ich sogar mit anderen tauschen, in vielen Städten und im Internet gibt es selbst organisierte Tauschbörsen.

Neben der Saatgutqualität ist die Erde entscheidend. Was ist von Messungen für die Bodenqualität zu halten?

Ist der Garten neu, würde ich tatsächlich empfehlen, eine Bodenanalyse zu machen. Nur dann weiß ich, wie der Boden beschaffen ist. Ist zum Beispiel der pH-Wert niedrig, muss ich kalken. Zudem sind viele Gartenböden bereits mit Stickstoff, Phosphor oder Kalium überversorgt. Auch lässt sich nur so feststellen, ob die Erde womöglich durch Straßennähe oder frühere Industrieanlagen mit Schwermetallen belastet ist. In dem Fall bleibt leider nur, alles in Töpfen anzubauen.

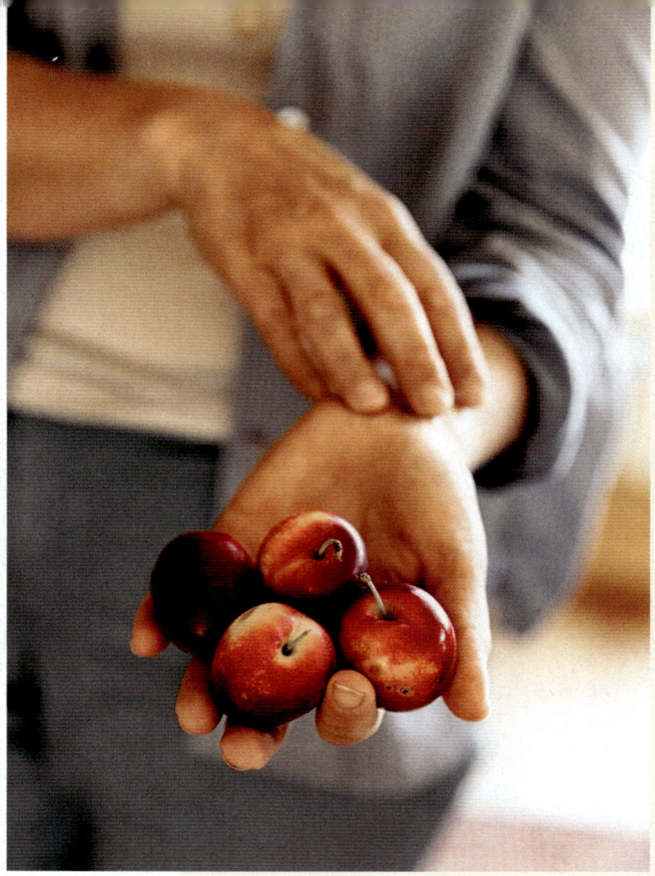

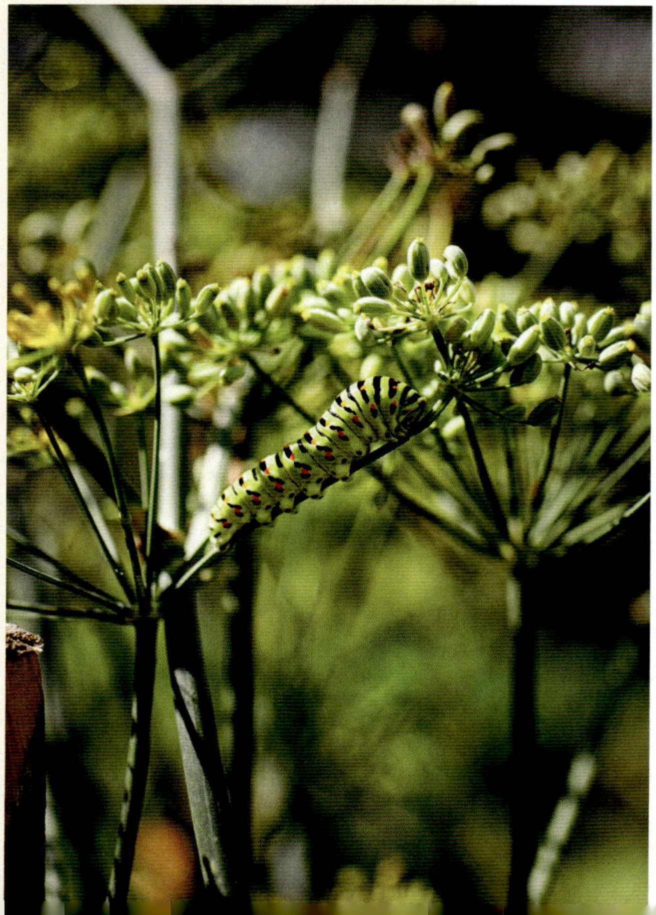

Pflaumen und Nektarinen (o.) wachsen auch bei uns. Ökologisches Gärtnern trägt zum Insektenschutz bei (hier eine Schwalbenschwanz-Raupe)

Welche Erde eignet sich dafür am besten?

Für den Anbau in Gefäßen sollte es hochwertige Kübelerde sein, die für ökologischen Anbau zertifiziert ist und einen großen Anteil Bims, Ziegel- oder Lavasplit aufweist. Das ist wichtig, damit die Erde gut durchlüftet wird und stabil bleibt. Billige Erde schrumpft nach zwei Monaten zusammen, weil der organische Anteil sich zersetzt. Dadurch können sich die Wurzeln nicht optimal entwickeln, und ohne gute Drainage, etwa durch Blähton im Topfboden, bildet sich schnell Fäulnis. Bestenfalls sollte die Erde frei von Torf sein, für den oft ökologisch wertvolle Hochmoore zerstört werden.

Viele scheitern am Düngen. Was gilt es zu beachten?

Handelsübliche Erden sind normalerweise perfekt auf den Bedarf von Nutzpflanzen abgestimmt, sodass im ersten Jahr alles wunderbar wächst. Hier müssen nur Starkzehrer wie Kürbis oder Tomate im Juli erneut gedüngt werden. Auch ein guter Gartenboden braucht eine jährliche Düngergabe. Das erfordert etwas Knowhow, und hier sollten wir nicht im Kleinen die Fehler der konventionellen Landwirtschaft wiederholen.

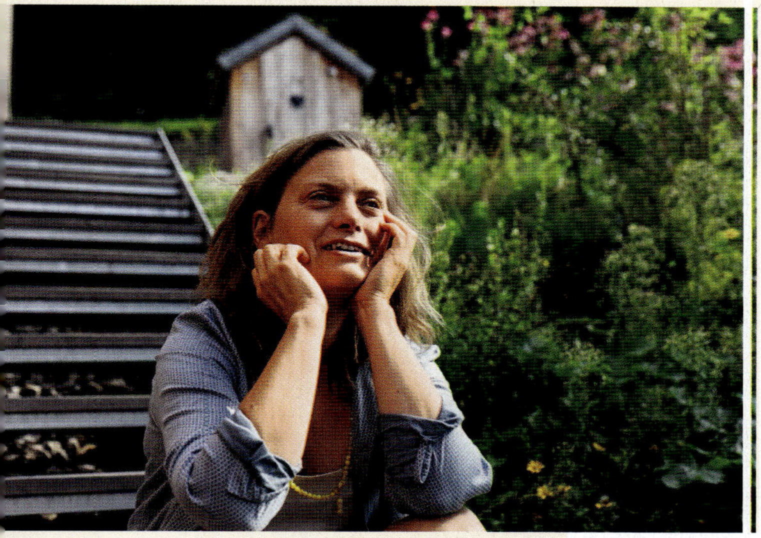

»Mineralischer Dünger wie Blaukorn verätzt den Boden. Das ist nicht nachhaltig«

Das Schöne sei, so Heistinger, dass auch bei Anfängern fast immer etwas gedeiht. Mit der Erfahrung steigt dann die Erntemenge von Jahr zu Jahr

Welche zum Beispiel?

Im konventionellen Anbau kommen oft mineralische Dünger wie Blaukorn zum Einsatz. Das wird unter hohem Energieaufwand hergestellt und die darin enthaltenen Düngesalze verätzen das Bodenleben. Anschließend fahren schwere Maschinen über den Acker und pressen den lebenswichtigen Sauerstoff heraus. Die Folge: Die Vielfalt der Mikroorganismen, Würmer und Insekten nimmt ab, der Boden verdichtet, versalzt und verarmt. Ein lebendiges Bodenleben ist aber essenziell, weil es das Erdreich durchlüftet, das dadurch Wasser – zum Beispiel nach einem Starkregen – viel besser speichern kann, abgestorbene Pflanzenteile abbaut und Mineralien löst und an die Pflanzen weitergibt. In einer Handvoll Erde befinden sich normalerweise mehr Mikroorganismen als Menschen auf dem Planeten. Um sie zu schützen, sind im Biolandbau mineralische Dünger verboten.

Was nimmt man stattdessen? Hühnermist?

Hühnermist ist eine Möglichkeit, aber nur im Garten praktikabel – und auch nur, wenn dieser gemeinsam mit den anderen Gartenabfällen kompostiert wird. Andere organische Dünger wie Kompost, getrocknete Pferdemistpellets, Schafwolle oder Humus aus einer platzsparenden Wurmkiste eignen sich genauso gut. Von Hornspänen und Guano rate ich dagegen ab, weil sie oft unter fragwürdigen Bedingungen gewonnen werden.

Ein guter biologischer Dünger sorgt zudem dafür, dass die Humusschicht Jahr für Jahr wächst, und auf diese Weise das Treibhausgas CO_2 im Boden gebunden wird – wir beginnen gerade erst, das gigantische Potenzial dieses Speichereffekts im Hinblick auf den Klimawandel zu verstehen.

Oft heißt es: Ernähre nicht die Pflanze, sondern den Boden.

Das ist tatsächlich ein wichtiger Grundsatz des ökologischen Landbaus. Denn: Geht es dem Boden gut, gedeihen die Pflanzen. Mulch, etwa getrockneter Rasenschnitt, auf den Beeten erfüllt gleich zwei Funktionen: Er nährt das Bodenleben und schützt zugleich vor Hitze, Austrocknung und Erosion. Dadurch muss ich auch viel weniger gießen. Die Erde sollte nie nackt daliegen, außer im zeitigen Frühjahr, damit die Sonne sie erwärmen kann. Wenn ich doch mal eine Brachfläche habe, kann ich auch eine Gründüngung wie Phazelie pflanzen und anschließend in den Boden einarbeiten.

Saatgut, Dünger, Bodenpflege: Manchmal scheint es, als könnte man mehr falsch machen als richtig.

Man kann zwar sehr viel falsch machen, aber das Schöne ist, dass trotzdem fast immer etwas wächst. Die Unterschiede zeigen sich vor allem im Ertrag. Während Neulinge vielleicht nur ein Kilo Tomaten ernten, sind es bei Fortgeschrittenen zehn. Es lohnt sich also, einfach anzufangen. Und genau zu beobachten, sich auch Notizen in einem Gartentagebuch zu machen, um direkt von den Pflanzen zu lernen.

Wie lange dauert es, bis ich in der Lage bin, mich selbst zu versorgen?

Nach etwa fünf Jahren weiß man, was man tut. Nach 30 Jahren ist man Selbstversorgerprofi und holt das Maximum aus der Fläche heraus. Durch zunehmende Routine steigen die Erträge von Jahr zu Jahr, und der Aufwand sinkt im Laufe der Zeit auf etwa ein Drittel. Übrigens: Auch der Boden braucht an die 30 Jahre und viel Kompost, bis er richtig gut wird. Der wächst sozusagen mit uns mit. •

ANDREA HEISTINGER, Jg. 1974, hat mehrere Ratgeber zum Bioanbau (Löwenzahn-Verlag) geschrieben, demnächst erscheint ihr kostenloses E-Book »Sorgsame Landwirtschaft« (transcript-Verlag). Sie war zudem viele Jahre im Vorstand des Vereins Arche Noah, der sich für den Erhalt der Kulturpflanzenvielfalt einsetzt.

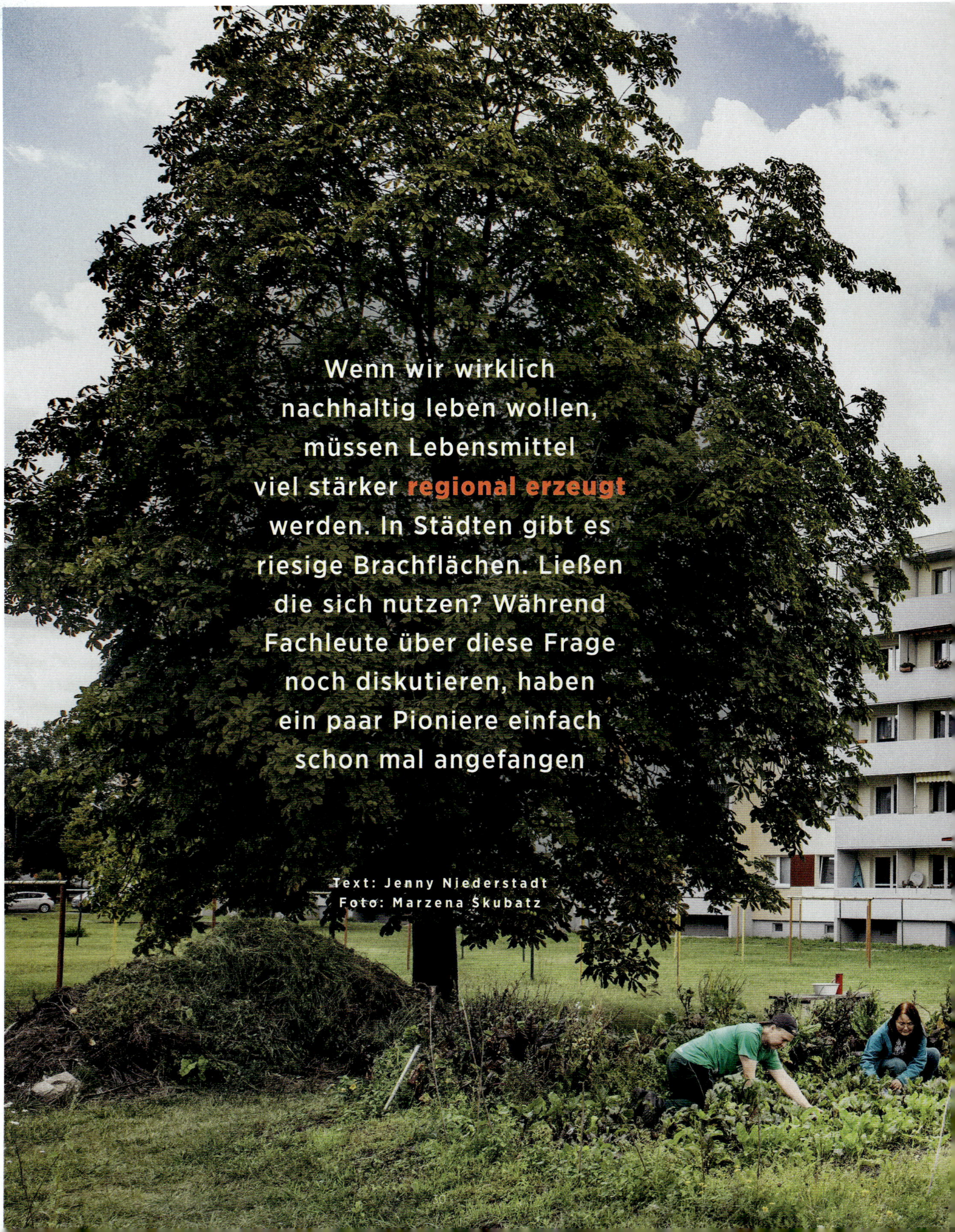

Wenn wir wirklich nachhaltig leben wollen, müssen Lebensmittel viel stärker **regional erzeugt** werden. In Städten gibt es riesige Brachflächen. Ließen die sich nutzen? Während Fachleute über diese Frage noch diskutieren, haben ein paar Pioniere einfach schon mal angefangen

Text: Jenny Niederstadt
Foto: Marzena Skubatz

Holt die Äcker in die Städte!

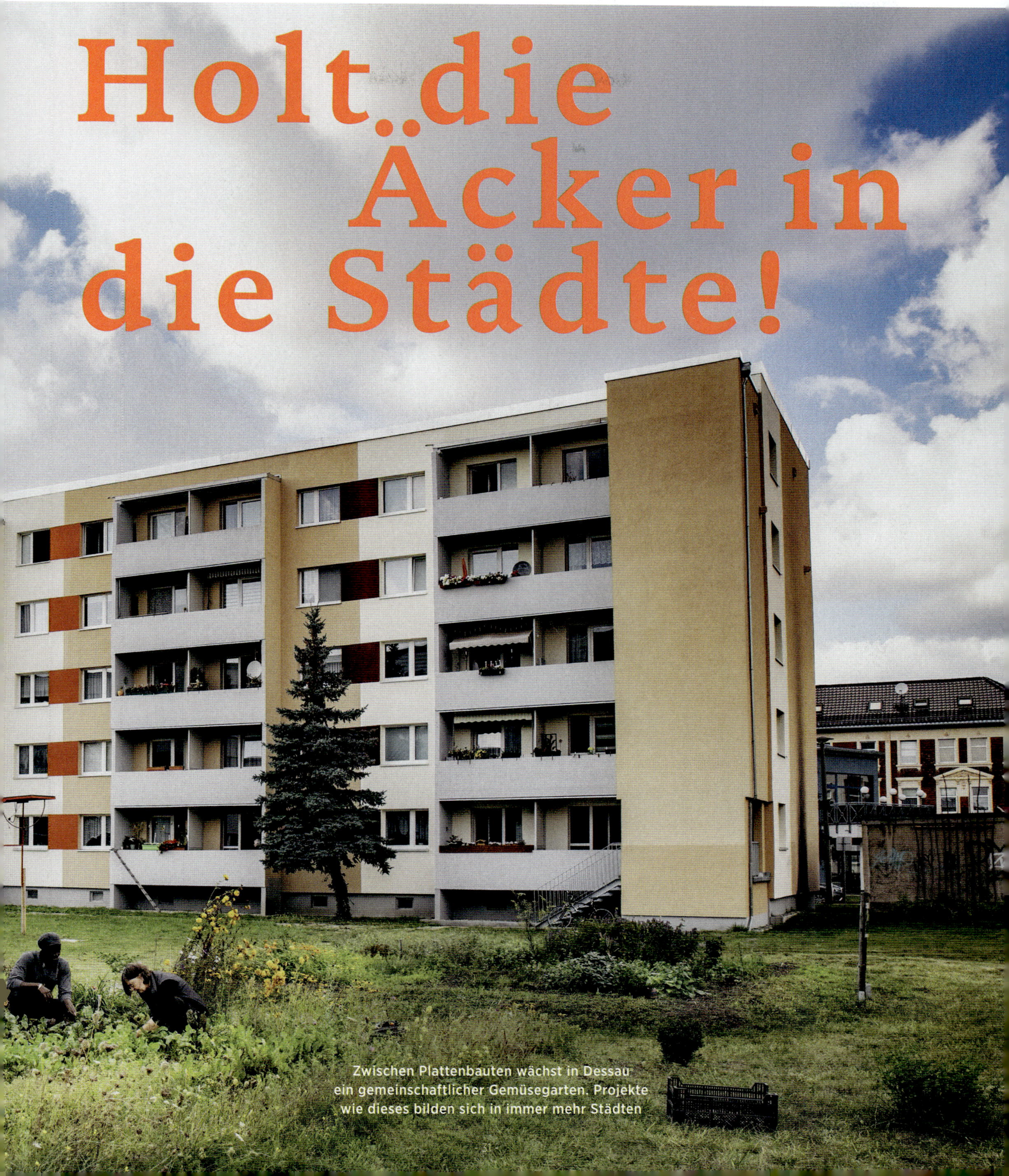

Zwischen Plattenbauten wächst in Dessau ein gemeinschaftlicher Gemüsegarten. Projekte wie dieses bilden sich in immer mehr Städten

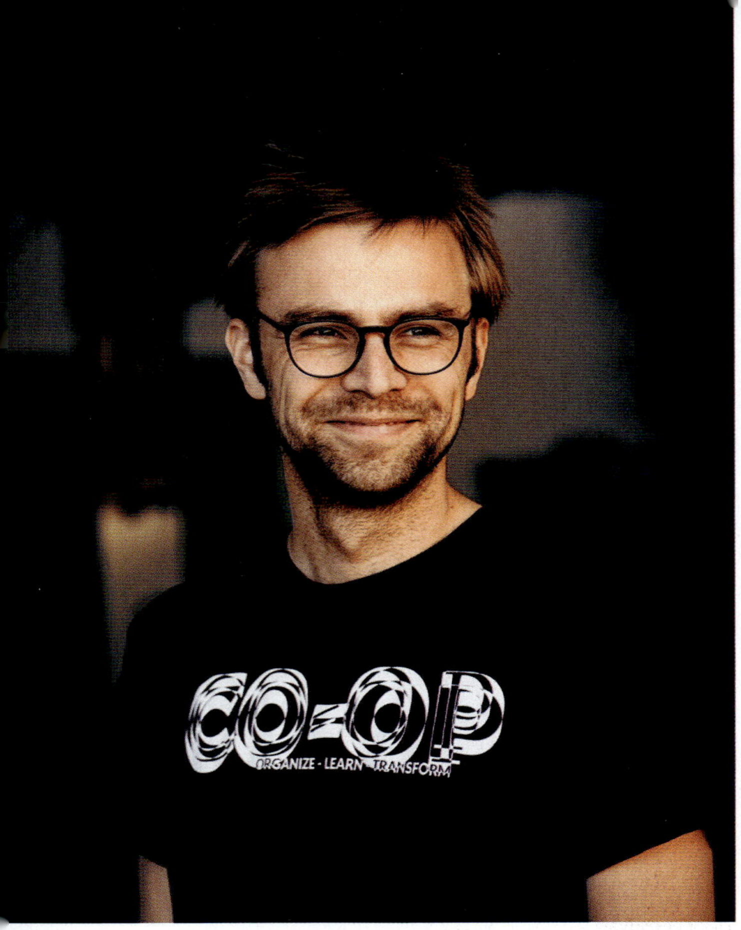

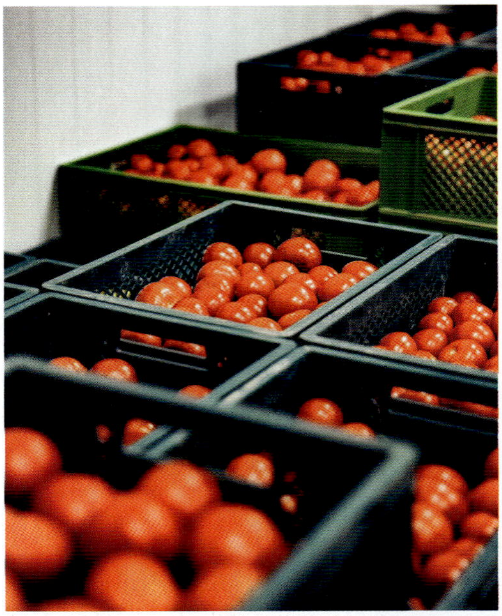

Projekt:
KoLa Leipzig

Etwa 370 »Solawis« (kurz für: Solidarische Landwirtschaft) gibt es in Deutschland. Die Genossenschaft in der Nähe von Leipzig ist mit 15 Festangestellten und 35 Hektar eines der größten Projekte. Knapp 1500 Haushalte teilen sich die monatlichen Kosten für den Betrieb und werden dafür jede Woche frisch mit regional erzeugten Lebensmitteln versorgt – ohne Umweg über den Supermarkt.

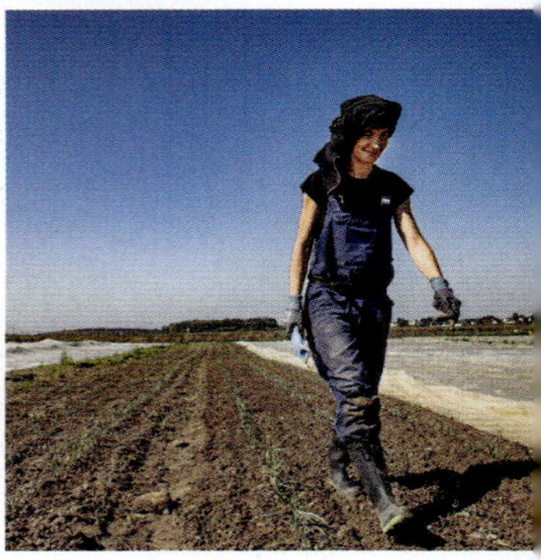

Hanno Böhle (o.) ist einer der Leiter der Initiative. Die Ernte wird genau dokumentiert (r.) und gerecht auf alle Haushalte verteilt

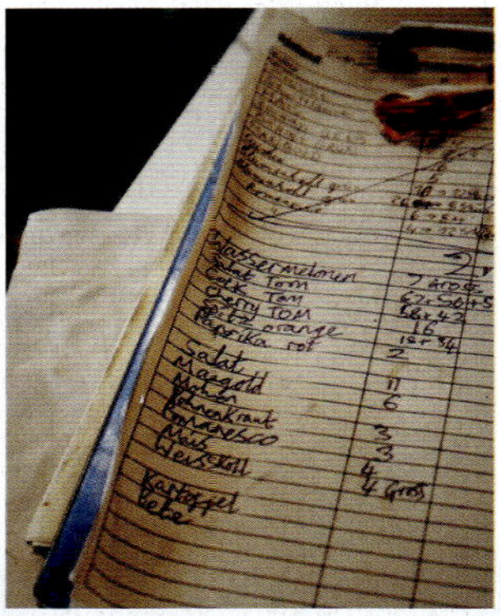

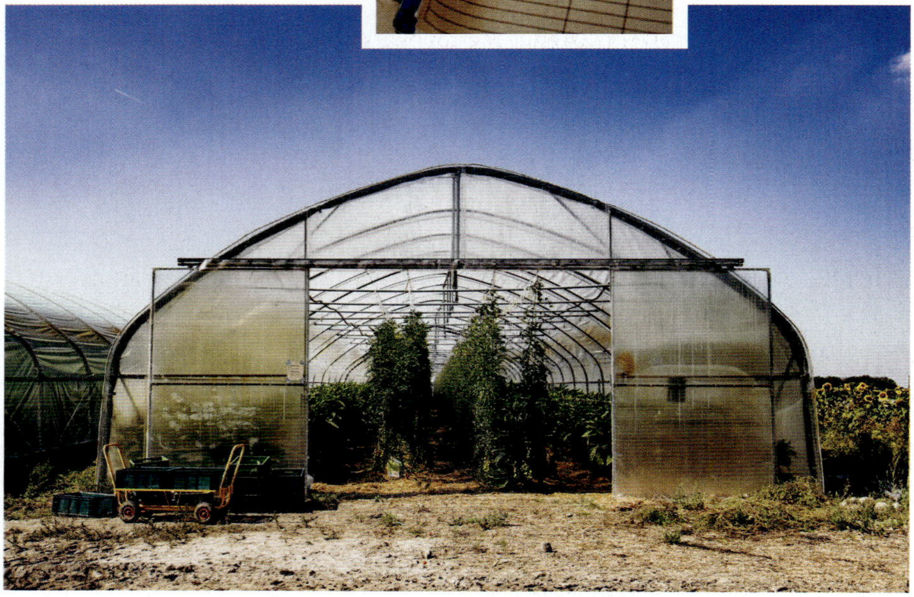

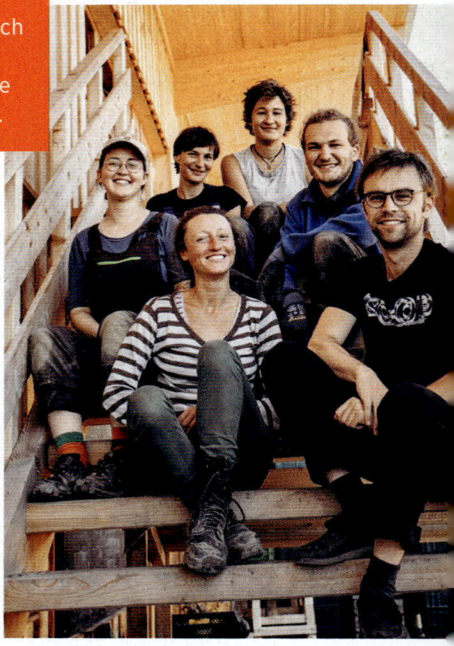

Dank des Genossenschaftsprinzips kann das Team ohne eigenes wirtschaftliches Risiko arbeiten. Außerdem baut es nur so viel an, wie tatsächlich gebraucht wird

S

Schmatzend versinkt der Gummistiefel in der aufgeweichten Erde. „Haben wir noch eine Regenjacke übrig?", ruft ein Erntehelfer über den Hof. Ohne wetterfeste Kleidung geht schon seit Tagen nichts mehr in Taucha, einem kleinen Ort vor den Toren von Leipzig. Heftige Schauer setzen die Felder dort immer wieder unter Wasser. Aber der Romanesco ist erntereif. Also springen die Gärtnerinnen und Gärtner der Initiative KoLa Leipzig auch an diesem Augusttag auf die Pritsche des Ernteanhängers, der sie zu den Pflanzreihen bringt.

Am nächsten Morgen verteilen sie den Kohl auf 1000 Kisten und liefern diese an Haushalte in und um Leipzig. Denn KoLa bestellt Ackerflächen als „Solawi", als Solidarische Landwirtschaft: Knapp 1500 Personen finanzieren die Feldarbeit gemeinsam mit Genossenschaftsanteilen von mindestens je 300 Euro und einem selbstbestimmten Beitrag pro Lieferung. Dafür erhalten sie jede Woche einen Anteil der Ernte – frisches Gemüse aus ihrer Region. Das wiederum verschafft der Initiative Planungssicherheit: 15 Festangestellte beschäftigt KoLa mittlerweile und zahlt ihnen 14 Euro pro Stunde, in der Branche ein guter Lohn. KoLa ist jüngstes Mitglied in der Solawi-Szene rund um Leipzig: Etliche Gruppen engagieren sich dort für einen Wandel in der stadtnahen Landwirtschaft.

Auch bundesweit ist der Trend unübersehbar: Etwa 370 Solawis gibt es in Deutschland, rund 80 weitere entstehen. Doch kaum eine Gruppe denkt in so großen Dimensionen wie KoLa. 35 Hektar pachtete die Initiative zu Anfang. Wird die ganze Fläche bestellt, sollen davon bald schon 2500 Haushalte versorgt werden. „Wir wollen raus aus der Nische und Menschen erreichen, die mit der alternativen Szene, aus der wir stammen, vielleicht fremdeln", sagt Hanno Böhle, Vorstandsmitglied von KoLa. „Deshalb bekommt man unsere Gemüsekisten nicht nur in Wohnprojekten oder bei Nachbarschaftsinitiativen, sondern auch bei einer genossenschaftlichen Supermarktkette in Leipzig."

Und so stoßen die Solawi-Angebote viele Verbraucherinnen und Verbraucher beim Einkaufen unvermittelt auf die Frage: Kommt mein Gemüse, mein Obst, eigentlich von weit her – oder aus der Region?

Tatsächlich fragen sich immer mehr Menschen hierzulande, warum sie im Supermarkt eher Gurken aus Israel, Beeren aus Spanien und Bohnen aus Ägypten bekommen als frische Früchte von den Feldern rund um ihren Wohnort; weshalb das alte Modell, nach dem die Landwirtschaft der Region die Menschen in der Stadt versorgt, nicht mehr funktioniert.

Im aktuellen Ernährungsreport der Bundesregierung gaben 86 Prozent der Befragten an, ihnen sei gerade bei Obst und Gemüse die regionale Herkunft wichtig. Doch noch wird rund zwei Drittel des in Deutschland angebotenen Gemüses importiert, beim Obst sind es sogar 80 Prozent. Als „regional" gilt ein Produkt im Einzelhandel deshalb nicht selten schon, wenn es immerhin aus Deutschland stammt.

Diesen Trend wollen Initiativen wie KoLa ins Gegenteil verkehren: 60 Kisten bleiben direkt in Taucha, die übrigen Boxen, gefüllt mit Paprika und Aubergine, Mangold und Melone, reisen nicht weiter als 16 Kilometer. So erhalten die Menschen nicht nur frischere und damit vitaminreichere Ware, sie sorgen auch dafür, dass für den Transport der Ernte weniger CO_2 ausgestoßen wird.

Nicht nur Solawis wie KoLa arbeiten daran, dass Regionen sich wieder besser selbst versorgen können und weite Transportwege vermieden werden: Höfe vom Stadtrand beliefern Cafés und Kitas etwa per Abo mit Milch, bäuerliche Betriebe öffnen ihre Felder zur Selbsternte oder helfen Familien dabei, die Äcker eigenhändig zu bestellen.

Dabei eint Landwirtschaft und Verbrauchende ein gemeinsames Ziel: Sie wollen füreinander sorgen, Produktion und Konsum von Nahrung sollen auch räumlich wieder enger zusammenrücken. Doch wie weit lässt sich diese Idee treiben?

Kann eine Region den Hunger einer Stadt tatsächlich stillen, gar einer Metropole? Wo stößt die Idee der lokalen Selbstversorgung an ihre Grenzen? Und warum ist die „Ernährungssouveränität" von Siedlungen, wie es neuerdings oft heißt, überhaupt erstrebenswert?

Erste Studien dazu machen dem engagierten Menschen Mut: Viele deutsche Städte könnten sich viel stärker aus dem Umland ernähren, einige sogar vollständig. Berlin zum Beispiel, so fand ein Team der Agrarforschung an der Martin-Luther-Universität Halle-Wittenberg heraus.

Dazu müssten die Höfe allerdings radikal ihren Anbau umstellen: Statt vorrangig Mais, Weizen und Raps müssten sie deutlich mehr Obst, Nüsse, Gemüse und Hülsenfrüchte anpflanzen. Doch wenn das

> Zwei Drittel des in **Deutschland** angebotenen **Gemüses** werden importiert

möglich wäre, könnte der Schritt zur Selbstversorgung der Hauptstadt sogar recht leicht gelingen. Denn das Berliner Umland ist nur dünn besiedelt, es mangelt nicht an Ackerflächen.

Andere Metropolen dürften sich da deutlich schwerer tun, fanden Forschende des Leibniz-Zentrums für Agrarlandschaftsforschung in Brandenburg heraus: Die Region rund um London beispielsweise ist mittlerweile viel zu dicht besiedelt, um weitreichende Selbstversorgung zu betreiben. Und Mailands Umland ist derart bergig, dass die Stadt auf eine Versorgung von weiter entfernten Gebieten angewiesen ist.

Solche Analysen sind in der Wissenschaft natürlich ein reines Gedankenspiel: Die Forschenden erschaffen dafür am Computer eine Welt, in der sich Ackerflächen einfach abräumen und genauso umgestalten lassen, dass sie den Ernährungsvorlieben der Stadtmenschen entsprechen. In der Realität ließen sich solche Simulationen nicht 1 : 1 umsetzen. Und auf Waren wie Orangen, Kaffee oder Schokolade, die auch weiterhin aus der Ferne importiert werden müssten, werden die meisten Konsumierenden auch künftig nicht verzichten.

„Trotzdem sind solche Studien wichtig", betont Sarah Joseph, Expertin für Ressourcenmanagement und Stadtplanung an der Kühne Logistics University in Hamburg. „Denn sie zeigen, wo eine stärkere regionale Versorgung überhaupt möglich ist und weiterverfolgt werden sollte." Joseph legte in einer Studie am Beispiel von Hamburg dar, wie stark unterschiedliche Ernährungsweisen darüber entscheiden, ob sich Städte künftig kulinarisch autonom versorgen könnten: Ändern die Hamburgerinnen und Hamburger ihr Essverhalten nicht, wäre immerhin eine Selbstversorgung von 60 Prozent möglich. Setzten sie künftig verstärkt auf Bioprodukte, sinkt dieser Wert auf knapp 50 Prozent. Denn der Ökolandbau verbraucht mehr Fläche.

> In Hamburg wären theoretisch **60 Prozent** Selbstversorgung möglich

Wer dieses Manko ausgleichen will, kann auf Fleisch verzichten: Schon zwei fleischfreie Tage pro Woche sorgen in Josephs Rechenmodell dafür, dass sich Verbrauchende in Hamburg zu 90 Prozent aus einem Umkreis von 100 Kilometern mit Obst, Gemüse, Fleisch und Milchprodukten in Bioqualität ernähren könnten. Bei drei bis vier vegetarischen Tagen wäre sogar eine regionale Vollversorgung möglich, fand Joseph heraus.

Ihre Berechnungen würden sich auch auf viele andere Städte in Deutschland übertragen lassen, betont Joseph, etwa auf Bremen und Hannover: „Im Schnitt könnte sich Deutschland zu 75 Prozent regional versorgen und dabei ausgewogen essen, etwa nach den Regeln der Deutschen Gesellschaft für Ernährung". Allerdings: Jede Siedlung müsste dafür ihr eigenes Modell finden. Je nach Wasserversorgung und Bodenqualität im Umland, je nach Infrastruktur und Gestalt der Stadt.

Nicht überall, aber vielerorts könnte deshalb auch die Siedlungsfläche selbst stärker zur Versorgung beitragen. Genau das erproben zum Beispiel Menschen in Sachsen-Anhalt.

In Dessau, zwischen zwei renovierten Plattenbauten, zupft Heike Brückner Unkraut von einem Feld. Zusammen mit 15 anderen Begeisterten betreibt die Stadtplanerin die „Urbane Farm Dessau". Im Süden der Stadt, die rund 80 000 Menschen bewohnen, pflanzt die Gruppe Salbei und Salat, Möhren und Sauerampfer, Rote Bete und blaue Kartoffeln.

Das Gemüse und die Kräuter wachsen nahe einer Straße inmitten der Stadt, dort wo früher einmal Wohnblocks standen. Doch seit der Wende hat Dessau ein Drittel seiner Bevölkerung verloren, zahlreiche Häuser wurden abgerissen. Zurück blieben Brachen, die schnell verwilderten.

Die Stadtverwaltung bot den Menschen deshalb Parzellen zur kostenlosen Nutzung an. Fünf dieser Flächen bebaut die Urbane Farm heute im Quartier Leipziger Tor: Der Ertrag ist nicht üppig, denn der Bauschutt im Untergrund macht die Böden mager. Doch die Ernte genügt den Ehrenamtlichen zur Selbstversorgung, außerdem beliefert die Gruppe zwei Restaurants und verkauft ihre Ware auf einem Regional- und Biomarkt. „Anfangs hielten uns hier viele für Ökospinner", erinnert sich Brückner an den Projektstart vor sieben Jahren. Mittlerweile aber findet die Urbane Farm sogar Nachahmung: Das benachbarte Frauenzentrum etwa hat Hochbeete angelegt, das Seniorenheim gegenüber eine Streuobstwiese.

Jetzt, im Herbst, hängen die Zweige dort voll mit Äpfeln und Pflaumen, an einer Wand rankt Wein. Und in den Beeten leuchten Zucchini, Kürbisse und Tomaten. Die Ergotherapeutinnen des Seniorenheims nutzen die Hochbeete für kleine Arbeiten mit den Pflegebedürftigen, weiß Brückner, auch die Küche bediene sich.

Mittlerweile bestellt die Urbane Farm auch den historischen Acker des Parks von Schloss Luisium. Dort wachsen jetzt Bohnen und Topinambur. Und am Stadtrand baut das Team eine Solawi auf. Ein grünes Band aus kleinen Anbauflächen, könnte sich künftig durch ganz Dessau ziehen, so Brückners Vision.

So wie die Menschen in Dessau nutzen immer mehr Initiativen die Stadt als Experimentierfeld, um alte Ideen wieder zu beleben, ganz neue Konzepte zu erfinden.

In London, Paris und Seoul zum Beispiel ziehen Städterinnen und Städter Essbares in stillgelegten U-Bahntunneln, Parkhäusern oder Luftschutzbunkern heran. Im Hafen von Rotterdam erprobt eine Farm, ob sich Kühe auch auf einem Ponton halten lassen. Und

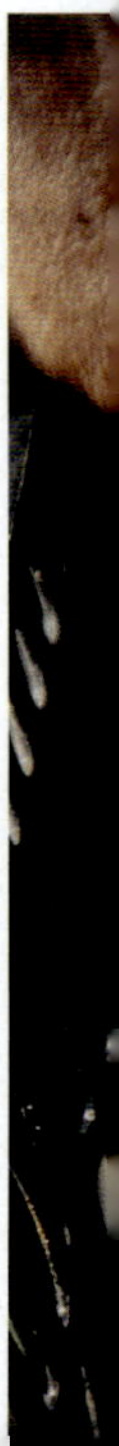

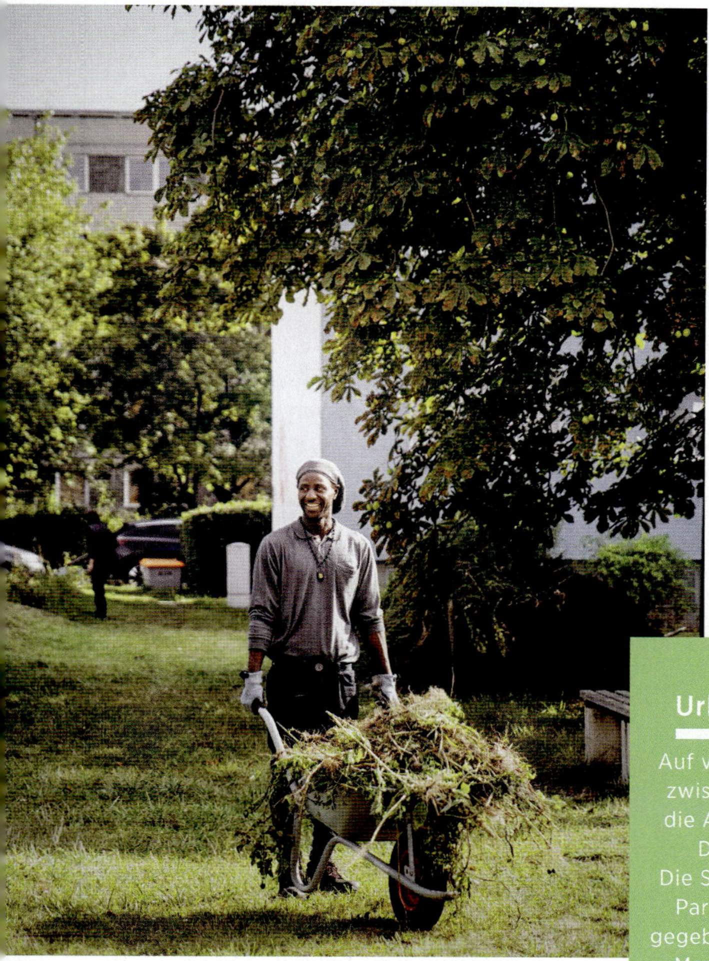

Landwirtschaft in der Stadt bedeutet vor allem viel Handarbeit: Beikräuter müssen aus dem Weg geschafft und Kartoffeln einzeln ausgegraben werden

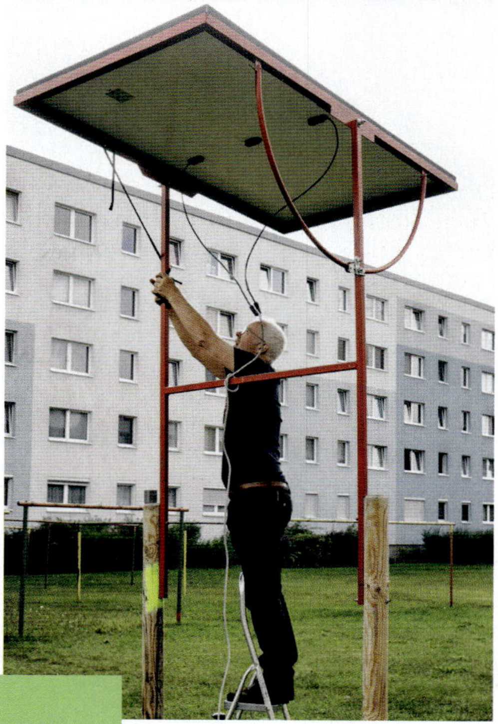

Projekt:
Urbane Farm Dessau

Auf verwilderten Brachflächen zwischen Wohnblocks bauen die Ansässigen im Süden von Dessau ihr Gemüse an. Die Stadtverwaltung hatte die Parzellen zur Nutzung freigegeben, nachdem immer mehr Menschen aus den Häusern ausgezogen waren. Die Gruppe versorgt sich nicht nur selbst, sondern verkauft auch Waren an zwei Restaurants und auf einem Biomarkt.

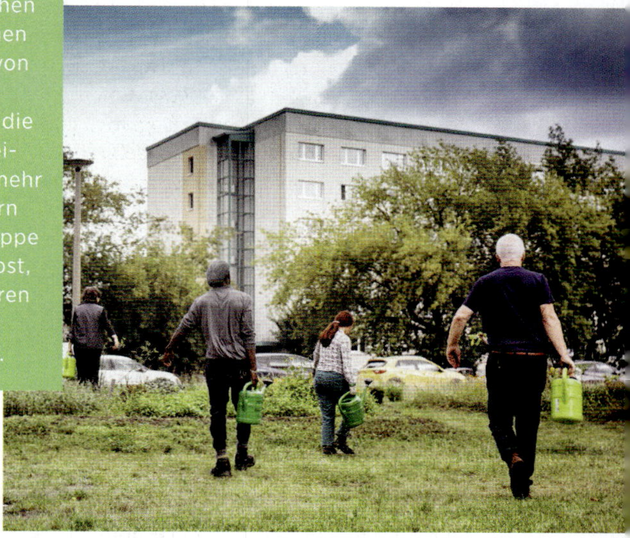

Ein Solarpaneel liefert Energie für die Wasserpumpe. Das Gießen per Kanne ist dennoch mühsam. Jan Zimmermann (u. l.) und Heike Brückner (u. r.) haben die Initiative mit gegründet

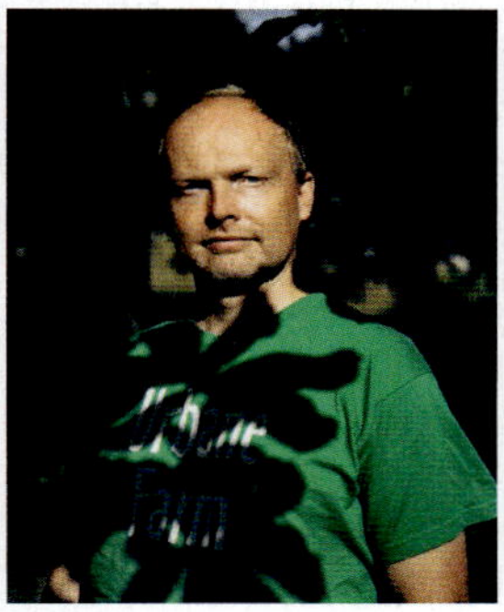

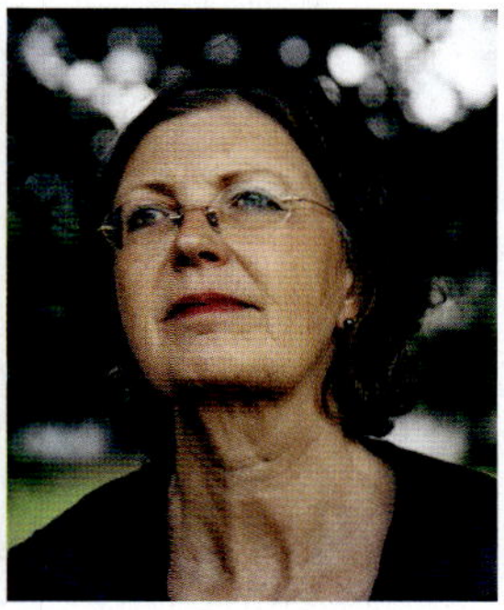

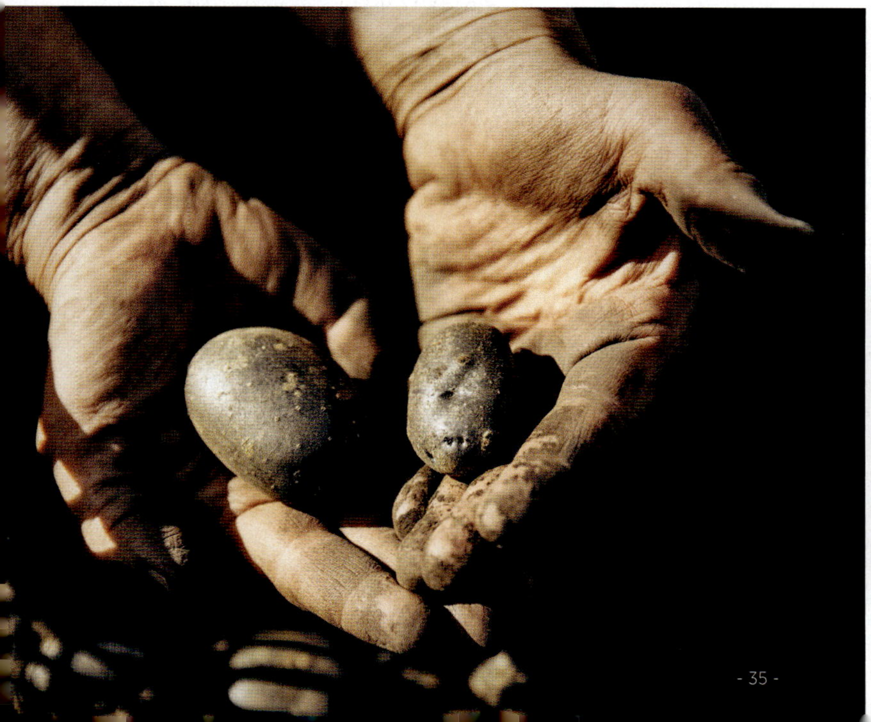

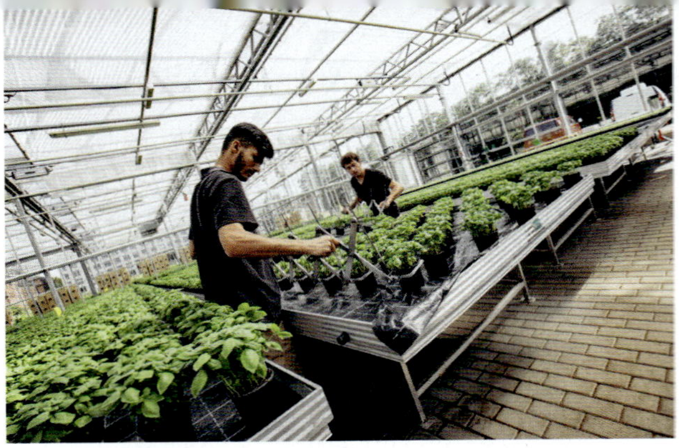

Das Basilikum erfreut sich in den Supermärkten großer Beliebtheit. Am Ende wird es in einer Hülle aus Recyclingpapier ausgeliefert. Das spart Plastik

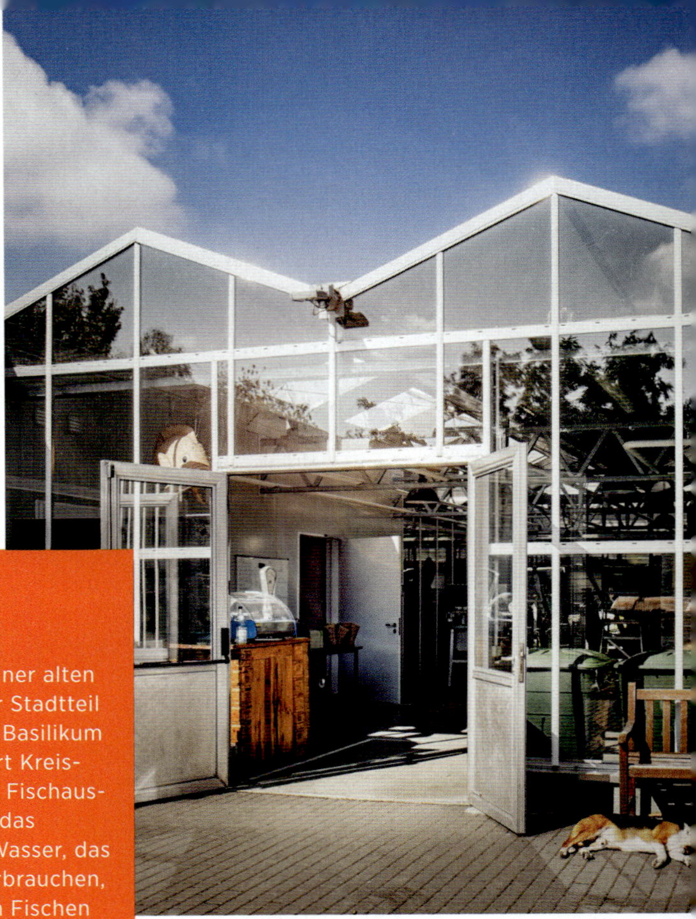

Projekt:

ECF Farm Berlin

Im Hinterhof neben einer alten Malzfabrik im Berliner Stadtteil Schöneberg wachsen Basilikum und Fische in einer Art Kreislaufsystem heran: Die Fischausscheidungen düngen das Basilikum; sauberes Wasser, das die Pflanzen nicht verbrauchen, kommt wiederum den Fischen zugute. Fünf Tonnen Fisch liefert die Anlage jedes Jahr. Die gesamte Produktion wird an Geschäfte in Berlin verkauft.

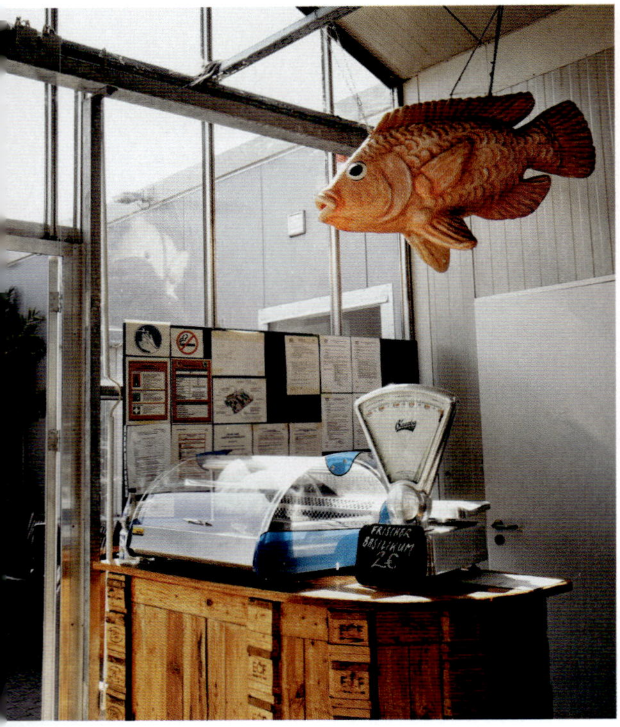

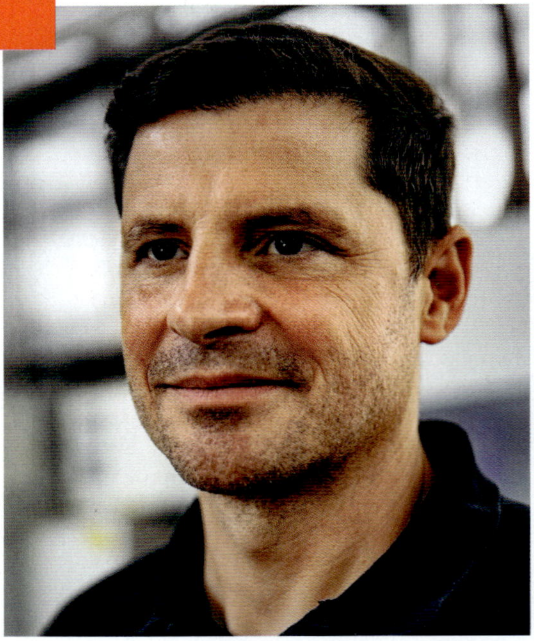

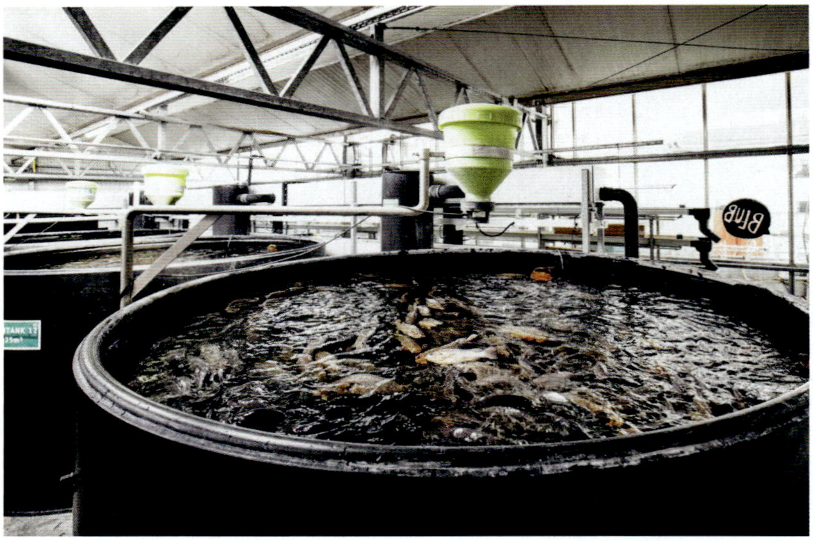

Nicolas Leschke ist Geschäftsführer der ECF-Aquaponikfarm. Er sagt, der Fisch sei etwas teurer, aber mit dem Argument, dass er aus der Region stammt, verkaufe er sich gut

in den USA wachsen Salate oder Kräuter mancherorts in Football- und Baseballstadien.

Die urbane Landwirtschaft sei längst kein Spleen mehr von einigen besonders engagierten Menschen, sondern werde weltweit erforscht, erprobt und vorangetrieben, sagt Volkmar Keuter vom Fraunhofer-Institut UMSICHT in Oberhausen, das zu Fragen der Umwelt-, Sicherheits- und Energietechnik forscht. „Denn die Idee macht einfach Sinn: In Zukunft wird der Großteil der Menschheit in Städten wohnen, deshalb müssen wir schon jetzt überlegen, wie wir sie versorgen".

Sinnvoll seien urbane Farmen aber auch, weil Ortschaften den Pflanzen wichtige Ressourcen bieten, so der Agrarexperte: „Die Abwärme von Gebäuden zum Beispiel kann Gewächshäuser heizen, das in Städten produzierte CO_2 brauchen Pflanzen zum Wachsen und aus den Abwässern können wir wertvolle Nährstoffe gewinnen."

Eine solche Anlage hat Keuter selbst entworfen: Auf dem Dach des Jobcenters von Oberhausen betreibt das Fraunhofer-Institut das Gewächshaus „Altmarktgarten". Noch experimentiert Keuters Team dort mit unterschiedlichen Anbaumethoden. Bei Vollauslastung aber könnte es künftig 40 Tonnen Gemüse pro Jahr liefern – hierzulande beträgt der jährliche Pro-Kopf-Verbrauch 100 Kilogramm.

> In den USA wachsen Salate und Kräuter mancherorts in Footballstadien

Das Potenzial

von Dächern als Anbauflächen sei in Deutschland noch viel zu wenig genutzt, so Keuter: Bundesweit gebe es etwa 360 Millionen Quadratmeter freie Dachfläche, die sich dafür eigne. Gerade in Innenstädten, wo Grundstückspreise hoch sind, könnten sich solche Nutzgärten in luftiger Höhe rechnen – und einen wichtigen Beitrag leisten zur Selbstversorgung einer Region.

Bislang werden in derartigen Stadtfarmen vor allem pflegeleichte Kräuter und Blattgemüse angebaut, zum Beispiel Mangold und Salate. Auch für schnell wachsende Pflanzen wie Gurken, Tomaten und Paprika bietet sich das System an. Sattmacher aber wie Weizen, Reis und Mais fehlen: Sie brauchen deutlich größere Flächen, als die meisten Ortschaften aufbieten können.

„Mit urbanen Anbaukonzepten allein werden wir die wachsende Weltbevölkerung nicht ernähren können", sagt Volkmar Keuter. „Aber sie liefern eine wertvolle Ergänzung: Wenn wir künftig mehr Obst, Gemüse und Kräuter direkt aus der Stadt beziehen, bleibt auf dem Acker mehr Platz für Stärkelieferanten wie Mais oder Weizen."

Sogar kulinarisch können die Stadtpflanzen ein Gewinn sein: Weil sie nur kurze Wege überstehen müssen, eignen sich auch empfindliche Sorten für den urbanen Anbau, etwa aromatische Erdbeeren oder alte Tomatensorten. Außerdem: Viele Früchte für den Supermarkt werden üblicherweise kurz vor der Reife geerntet, damit sie beim Transport noch fest sind. Arbeiten Gärtnerinnen und Gärtner aber in der direkten Nachbarschaft, können sie vollreife Früchte pflücken.

Erste Supermärkte setzen deshalb schon heute auf die extreme Nahversorgung: Sie stellen Gewächshäuser im Miniaturformat neben ihre Gemüsetheke. Diese Minifarmen liefern den Kundinnen und Kunden täglich Kräuter und Salat, ohne Transportwege.

Doch die Preise für derart frische Ware sind hoch: Durch den immensen Einsatz von Technik, von Sensoren und Wasserpumpen, Beleuchtung und Klimaanlagen, wird Obst und Gemüse aus städtischen Gewächshäusern anfangs etwa 10 bis 20 Prozent mehr kosten, schätzen Experten. Langfristig aber könnten sich die Preise auf ähnlichem Niveau wie heute einpendeln.

Wer konsequent lokal denkt,

muss also auch bereit sein, mehr Geld für sein Essen auszugeben. Doch nicht nur das kann abschrecken. Viele Menschen fremdeln auch aus anderen Gründen mit Stadtgemüse: Eine Studie der Universität Göttingen zeigte, dass nur jede zweite Person zugreifen würde. Denn Gemüse aus der Stadt entspricht nicht dem vielfach gehegten Bild eines Ackerbaus in einer idyllischen Landschaft.

Dabei bringt der städtische Anbau sogar für die Natur manch einen Vorteil: In Keuters Anlage in Oberhausen stecken Setzlinge zum Beispiel in Styroporplatten, die auf Wasserbecken schwimmen. Nicht genutztes Wasser fängt das System wieder auf. Solche Aufzuchtverfahren ohne Erde können den Verbrauch um bis zu 90 Prozent gegenüber herkömmlichen Pflanzungen senken. Keine andere Form des Gemüsebaus geht so sparsam mit Wasser um.

Vor allem aber liefern die Hightech-Kreislaufsysteme eine deutlich größere Ernte: Werden die Setzlinge übereinander gepflanzt, etwa in Zuchtschränken, liefern sie deutlich höhere Erträge als im konventionellen Gemüseanbau, so das Ergebnis einer Studie der Universität von Twente in den Niederlanden.

Bei einigen schnell wachsenden Sorten lässt sich der Ertrag durch mehrfache Ernten sogar um das 390-Fache steigern, das zeigt die größte „Vertical Farm" der Welt in New York: In einem ehemaligen Stahlwerk wachsen dort etwa Salate in riesigen Hochregalen heran.

Auch den Nährwert der Ernte können solche Anlagen gezielt steuern: Strahlt etwa die LED-Beleuchtung der Gewächshäuser in einer speziellen Lichtfarbe, reichern die Früchte bestimmte Inhaltsstoffe verstärkt an. Durch orangefarbenes Licht lagern die Pflanzen dann mehr Eisen, Magnesium und Calcium ein. Noch verbrauchen aber gerade diese LED-Lampen viel Energie.

Wirklich nachhaltig arbeiten urbane Gewächshäuser deshalb nur, wenn sie mit Ökostrom betrieben werden. So wie das gläserne Gebäude in einem verträumt wirkenden Hinterhof im Berliner Stadtteil Schöneberg. Neben Badeteich und alter Malzfabrik hat dort die ECF Farm ihre Produktionshallen errichtet.

Das Start-up gehört zu den Pionieren der deutschen Urban Farming-Szene und nutzt in seinem Gewächshaus ausschließlich erneuerbare Energien. Der Clou aber zeigt sich erst in den dahinterliegenden Hallen: Dort schwimmen in zwölf mächtigen Tanks bestimmte Barsche, sogenannte Tilapien.

Denn ECF hat sich auf „Aquaponik" spezialisiert. Dieses System kombiniert den Gemüseanbau mit der Haltung von Fischen – und gilt deshalb als Modell, um sogar die Produktion von tierischen Nahrungsmitteln in die Städte zu bringen: Fünf Tonnen Fisch liefert die Anlage jedes Jahr an Berliner Supermärkte.

Bei einem Aquaponik-System düngt, stark vereinfacht, das Abwasser der Fischtanks die Pflanzen im Glashaus: Bakterien wandeln die Ausscheidungen der Tiere zu Nitrat um. Diesen Nährstoff nehmen die Gewächse genauso auf wie das CO_2, das die Fische ausatmen. Wasser, das die Pflanzen nicht verbrauchen, fließt gereinigt zurück zu den Fischtanks. Die Barsche selbst wiederum werden mit Futter ernährt, das momentan noch zu 20 Prozent aus Fischmehl besteht. So ergibt sich ein Kreislauf zwischen Fisch und Kräutern. Etwa 400 Obst-, Gemüse- und Kräuterarten lassen sich mit solch einem System anbauen. ECF konzentriert sich auf Basilikum, denn das wird auch im Winter zuverlässig gekauft. Die gesamte Produktion geht an Geschäfte in Berlin.

Bei derart kurzen Transportwegen braucht das Kraut noch nicht mal einen Plastiktopf: Es geht in Recyclingpapier über die Ladentheke. Sieben Tonnen Plastik spart ECF so nach eigenen Angaben pro Jahr ein.

Im Geschäft ist das Gewächs aus der Region mittlerweile beliebter als das günstigere Biobasilikum. Schwieriger sei der Verkauf des Fisches, erklärt Nicolas Leschke, Geschäftsführer von ECF: „Unser Barsch verkauft sich nur über Fischtheken gut: Erfahren die Kunden dort von den Verkäuferinnen, dass er tagesfrisch, wenige Kilometer entfernt, ohne Medikamente aufgewachsen ist und aus Aquakultur nach EU-Norm stammt, zahlen sie auch den etwas höheren Preis."

Deshalb sucht ECF gezielt die Nähe zum Handel: So hat die Firma in Wiesbaden eine erste Basilikum-Barsch-Farm auf dem Dach eines Supermarkts eröffnet. Sie kann 20 Fischtheken in der Region beliefern. Zwei Dutzend weitere solcher Bauten sollen in den kommenden fünf Jahren folgen.

Aussichtsreich wären auch Standorte am Stadtrand, sagt Nicolas Leschke: direkt an den Zentrallagern der großen Einzelhändler. Von dort aus könnten frischer Fisch und frisch geerntetes Gemüse direkt in die Supermärkte der Stadt geliefert werden.

> **Zwei Dutzend Basilikum-Barsch-Farmen soll es in fünf Jahren geben**

„Solche Anlagen könnten die Ökosysteme der Meere künftig deutlich entlasten", hofft auch Werner Kloas, Wissenschaftler am Leibniz-Institut für Gewässerökologie und Binnenfischerei. Denn Aquakulturen im offenen Ozean belasten die Umwelt häufig massiv durch Ausscheidungen und Medikamente. Und die traditionellen Süßwasseranlagen, zum Beispiel zur Zucht von Karpfen und Forellen, verbrauchen enorme Mengen an Wasser, um die Becken von den Ausscheidungen der Tieren zu befreien.

Vielen gilt Aquaponik deshalb als besonders nachhaltig, Greenpeace oder der Ökoverband Naturland etwa sehen darin eine Chance, die Umwelt zu entlasten. Kritik kommt dagegen aus dem Tierschutz: Die Fische würden in derartigen Systemen zu dicht gehalten, so die Organisation PETA.

„In den Anlagen werden aber bewusst nur Fische gehalten, die auch in der Natur in dichten Schwärmen leben, zum Beispiel Tilapien: Die reagieren eher aggressiv, wenn sie zu dünn besetzt werden", kontert Kloas.

Am Berliner Müggelsee betreibt sein Institut selbst eine Aquaponik-Anlage. Dort hat der Wissenschaftler mit seinem Team das Stresslevel verschiedener Fischarten gemessen. Außerdem testen die Forschenden, wie diese Farmen noch nachhaltiger werden könnten. Dazu wollen sie neben Fisch- und Pflanzenzucht ein drittes Element einfügen: Insektenzucht.

So könnten sich Fliegenlarven von Pflanzenabfällen und Ablagerungen aus den Wasserfiltern ernähren. Vermischt mit weiteren alternativen Proteinquellen würden sie dann zu Fischfutter verarbeitet. Und so das Fischmehl ersetzen, mit dem Zuchtfisch in der Regel gefüttert wird. Erste Versuche zeigen, dass die Barsche, die auch ECF in Berlin züchtet, das Insektenmehl genauso gut vertragen.

„Durch die Kombination von Fisch, Insekt und Gemüse könnten wir Stadtfarmen bauen, die kaum Wasser verbrauchen und Ressourcen extrem nachhaltig nutzen", hofft der Forscher. Hunderte von Haushalten könnte ein einziger dieser neuartigen Bauernhöfe versorgen, mit Fisch und Gemüse, Obst und Kräutern: frisch, nachhaltig – und lokal. Die Idee, dass eine Stadt sich gänzlich selbst oder nur aus dem nahen Umkreis versorgt, werden aber auch diese Farmen nicht vollständig erfüllen können. Zu groß sind die Hürden, die individuellen Vorlieben der Menschen und die Möglichkeiten einer globalen Lebensmittelwirtschaft. Doch immer mehr Begeisterte aus Gesellschaft, Wissenschaft und Wirtschaft arbeiten daran, dieser Vision zumindest näher zu kommen.

Ob in Leipzig, Dessau oder Berlin, ob Stadt-Gärtnerin oder Start-up-Gründer, ob Agrarexpertin oder Fischökologe: Allerorten denken Menschen über Elemente nach, die sie der Vision hinzufügen können. Denn sie eint ein gemeinsames Ziel: Sie wollen, dass Nahrung dort entsteht, wo wir sie essen. Sie denken: radikal lokal. •

GRUNER + JAHR GMBH, AM BAUMWALL 11, 20459 HAMBURG

POSTANSCHRIFT DER REDAKTION: BRIEFFACH 24, 20444 HAMBURG.
TELEFON: 040/37 03-0
E-MAIL: BRIEFE@GEO-WISSEN.DE
INTERNET: WWW.GEO-WISSEN.DE

CHEFREDAKTEURE: Jens Schröder, Markus Wolff
REDAKTIONSLEITUNG: Meike Kirsch (Reise), Christiane Löll, Jürgen Schaefer (Wissen), Katharina Schmitz (Natur und Nachhaltigkeit), Joachim Telgenbüscher (Geschichte)
VISUAL DIRECTOR: Andreas Pufal
INNOLAB: Margitta Schulze Lohoff
STELLV. VISUAL DIRECTOR (FOTOGRAFIE): Lars Lindemann
MANAGING DESIGNER: Arne Kluge (P. M.), Torsten Laaker (GEO WISSEN, GEOkompakt), Tatjana Lorenz (GEOEPOCHE), Eva Mitschke (GEO Saison), Daniel Müller-Grote (GEO)
TEXTLEITUNG: Stephan Draf, Birte Lindlahr, Katharina Priebe
GESCHÄFTSFÜHRENDE REDAKTION: Maike Köhler, Bernd Moeller
LTG. DIGITALE MAGAZINE/SONDERPRODUKTE: Rainer Droste
TEXTREDAKTION: Jörg-Uwe Albig, Jörn Auf dem Kampe, Klaus Bachmann, Jens-Rainer Berg, Kirsten Bertrand, Insa Bethke, Tilman Botzenhardt, Dr. Anja Fries, Marlene Göring, Gesa Gottschalk, Rainer Harf, Lara Hartung, Gunnar Herbst, Maria Kirady, Diana Laarz, Fred Langer, Barbara Lich, Dr. Mathias Mesenhöller, Dr. Vivian Pasquet, Ines Possemeyer, Samuel Rieth, Nora Saager, Martin Scheufens, Katja Senjor, Iona Marie Schlußmeier, Claus Peter Simon, Johannes Teschner, Bertram Weiß, Sebastian Witte
ABENTEUER & EXPEDITIONEN: Lars Abromeit
REDAKTEUR FÜR BESONDERE AUFGABEN: Siebo Heinken
GEO-TAG DER NATUR: Dr. Mirjam S. Gleßmer, geo-tagdernatur@geo.de
BILDREDAKTION: Julia Franz, Mareile Fritzsche, Christian Gargerle, Christian Gogolin, Anja Jöckel, Frauke Körting, Chantal Alexandra Pilsl, Roman Rahmacher, Jochen Raiß, Carla Rosorius, Trixi Rossi, Simone Thürnau, Katrin Trautner, Carina Weirauch
GRAFIK: Sharare Amirhassani, Ulrike Darwisch, Dennis Gusko, Anja Klingebiel, Jan Krummrey, Christina Schäfer, Christina Stahlke, Marco Stede, Frank Strauß, Nele Wievelhove
KARTOGRAFIE: Stefanie Peters
CHEF VOM DIENST/KOORDINATION: Ralf Schulte
QUALITY BOARD – VERIFIKATION, RECHERCHE, SCHLUSSREDAKTION: Leitung: Tobias Hamelmann, Norbert Höfler; Melanie Moenig (Stellvertreterin) Sven Barske, Lenka Brandt, Regina Franke, Hildegard Frilling, Dr. Götz Froeschke, Thomas Gebauer, Susanne Gilges, Cornelia Haller, Dagny Hildebrandt, Sandra Kathöfer, Judith Ketelsen, Petra Kirchner, Dirk Krömer, Michael Lehmann-Morgenthal, Jeanette Langer, Dirk Liedtke, Kirsten Maack, Jörg Melander, Andreas Mönnich, Adelheid Molitoris, Susan Molkenbuhr, Alice Passfeld, Christian Schwan, Andreas Sedlmair, Stefan Sedlmair, Corinna Slotty, Olaf Stefanus, Bettina Süssemilch, Torsten Terraschke, Elke v. Berkholz, Antje Wischow
SEKRETARIAT: Ümmük Arslan, Judith Swiderek, Silvia Wieking
USA-KORRESPONDENT: Karl Teuschl
HONORARE/SPESEN: Angelika Györffy, Heidi Hensel, Daniela Klitz, Katrin Schäfer, Carola Scholze, Katrin Ullerich, Andrea Zysno
GEO.DE: Leitung: Julia Großmann, Jan Henne
Redaktion: Peter Carstens, Jaane Christensen (Bildredaktion), Solvejg Hoffmann, Malte Joost
VERANTWORTLICH FÜR DEN REDAKTIONELLEN INHALT: Jens Schröder, Markus Wolff
PUBLISHER: Frank Thomsen, Toni Willkommen (Stellvertreter)
PUBLISHING MANAGER: Patricia Hildebrand, Svenja Urbach, Eva Zaher
DIGITAL BUSINESS DIRECTOR: Carina Laudage
SALES DIRECTOR: Franziska Bauske, Betsy Edakkamannil, Sarah Engelbrecht, DPV Deutscher Pressevertrieb
MARKETING DIRECTOR: Sandra Meyer, Frank Thomsen
MARKETING MANAGER: Pascale Victoir
PRESSE- UND ÖFFENTLICHKEITSARBEIT: Isabelle Haesler
HERSTELLUNG: G+J Herstellung, Heiko Belitz (Ltg.), Oliver Fehling
VERANTWORTLICH FÜR DEN ANZEIGENTEIL: Fabian Rother, Head of Brand Print + Direct Sales, Ad Alliance GmbH, Am Baumwall 11, 20459 Hamburg. Es gilt die jeweils aktuelle Preisliste. Infos hierzu unter www.ad-alliance.de

Bankverbindung: Deutsche Bank AG Hamburg,
IBAN: DE30 2007 0000 0032 2800 00, BIC: DEUTDEHH
ISSN: 0933-9736

Druckvorstufe: Peter Becker GmbH, Würzburg
Druck: appl druck GmbH, Wemding
GEO WISSEN ERNÄHRUNG wird auf chlorfrei gebleichtem Papier gedruckt. Die Papierfasern stammen aus nachhaltiger Waldbewirtschaftung. Die Nachhaltigkeit ist nach ISO 14001 zertifiziert.

USA: GEO WISSEN ERNÄHRUNG (German) (USPS no 00011476) is published by Gruner+Jahr GmbH. Known Office of Publication: Data Media (A division of Cover-All Computer Services Corp.), 2221 Kenmore Avenue, Suite 106, Buffalo, NY 14207-1306. Periodicals postage is paid at Buffalo, NY 14205. Postmaster: Send address changes to GEO (German), Data Media, P.O. Box 155, Buffalo. NY 14205-0155,
E-Mail: service@roltek.com, Toll free: 1-877-776-5835

Kanada: Sunrise News, 47 Silver Shadow Path, Toronto, ON, M9C 4Y2,
Tel. + 1 647-219-5205, E-Mail: sunriseorders@bell.net

GEO-LESERSERVICE
FRAGEN AN DIE REDAKTION
Tel.: 0049/40/37 03 20 84
E-Mail: briefe@geo-wissen.de

Online-Kundenservice: www.geo.de/kundenservice
Postanschrift: GEO WISSEN-Kundenservice, 20080 Hamburg
Tel.: 0049/40/55 55 89 90
Service-Zeiten: Mo–Fr 7.30–20 Uhr, Sa 9–14 Uhr

Einzelausgaben im Handel: Bezugsquellen finden Sie unter mykiosk.com

Bestelladresse für GEO-Bücher, GEO-Kalender, Schuber etc.:
GEO-Versand-Service, 74569 Blaufelden
Tel.: 0049/40/422 36427

BILDNACHWEIS/COPYRIGHT-VERMERKE

Anordnung im Layout: l. = links, r. = rechts, o. = oben, m. = Mitte, u. = unten

TITEL
Westend 61/Getty Images
EDITORIAL
Ulrike Jürgens für GEO WISSEN: 3 o.
INHALT *siehe entsprechende Seiten*
MIT DER KRAFT DER HÄNDE
Timo Jaworr: 6/7; Arnt Haug: 8, 9 u.; VGS Bioland: 9 l. o.; Gute Kulturen GmbH: 9 r. o.; Stefan Rosenboom: 10/11; Christian Kerber: 12/13; Emanuel Herm: 14/15; Michael Handelmann: 16/17; Bernd Settnick/dpa: 17 o.; Inka Chall/blickgewinkelt.de: 17 u.; Maria Irl: 18/19; Raffaela Schumer: 20 l.; Amina Stella Steiner/stellamina.com: 20/21
WIE VERSORGE ICH MICH SELBST?
Peter Rigaud für GEO WISSEN: 22–29
HOLT DIE ÄCKER IN DIE STÄDTE!
Marzena Skubatz für GEO Wissen: 30–36
WELCHES ESSEN IST GUT FÜR MICH?
Illustrationen: Karsten Petrat für GEO WISSEN: 40–44
AUF MEINEM MIST GEWACHSEN
Felix Amsel: 50–57
IN HARTER SCHALE EIN WAHRER SCHATZ
Douglas Keister/Getty Images: 58/59; Christian Mueringer/INTERFOTO: 60; Westend 61/Getty Images: 61 l.; Dieter Heinemann/DEEPOL by plainpicture: 61 r. o.; Flavio Coelho/Getty Images: 61 r. u.; Nelli Syrotynska/Shutterstock: 62 l.; Nature Production/naturepl.com: 62 r.; Frans Sellies/Getty Images: 63
»REGIONALE LEBENSMITTEL HABEN GESUNDHEITLICH VIEL ZU BIETEN«
Julia Knop für GEO Wissen: 64–67
EINBLICKE IN DAS SCHWEINESYSTEM
Carolin Windel: 68–77
BESESSEN VOM PERFEKTEN BROT
GMVozd/Getty Images: 78–81, 83; Catherine Falls Commercial/Getty Images: 82; Cavan Images/Getty Images: 84
DIE KUNST DES HALTBARMACHENS
Larissa Veronesi/DEEPOL by plainpicture: 86/87, 96, 97; Lohfink/DEEPOL by plainpicture: 88; Graiki/Getty Images: 91; sestovic/Getty Images: 92; GMVozd/Getty Images: 93; Gene Koehler/DEEPOL by plainpicture: 94; REDA&CO/Getty Images: 98; Westend 61/imago images: 101; leungchopan/Panther Media GmbH: 102
DIE LINSE AUS DER SAMENBANK
Holger Riegel: 104–110; 111 l., v. o. n. u.: Markus Kirchgessner/laif, Christoph Schöne/Depositphotos, Westend 61/pa, F1online; 111 r., v. o. n. u.: DeAgostini/Getty Images, F1online, ddp
MEIN KLEINER GARTEN IM WOHNZIMMER
Carolin Engwert: 112/113, 114/115, 116 o., 117, 118; agefotostock/imago images: 114 o., 116 u.; Michel Viard/Getty Images: 119
WIE BRAUE ICH SELBER MEIN BIER?
Malte Joost für WALDEN: 120–127
VON WEGEN »UN«KRAUT!
Aus »Das kleine Unkraut-Kochbuch«, Verlag Eugen Ulmer. Elke Schwarzer: 128/129; Sylwia Gervais: 130–133; außer: Sabrina Sue Daniels: 131 l.
AUS KALTEM WASSER IN DIE GLÜHENDE HITZE
Aus »Das Fischräucherbuch« Verlag Eugen Ulmer. Daniela Haug: 134–139
RESTLOS GLÜCKLICH
Aus »Zero Waste Küche«, ZS Verlag. Annabell Sievert: 140–144

Welches **Essen**

Vollkornbrot ist besser als Baguette, Tomate gesünder als Torte? Nicht unbedingt, denn jeder Mensch tickt anders. **Darm, Gene und Stoffwechsel** bestimmen mit, wie wir Lebensmittel verwerten. Neue Analysemethoden könnten helfen, für jeden das perfekte Essen zu finden – und unsere Ernährung revolutionieren

Text: Daniela Stohn
Illustrationen: Karsten Petrat

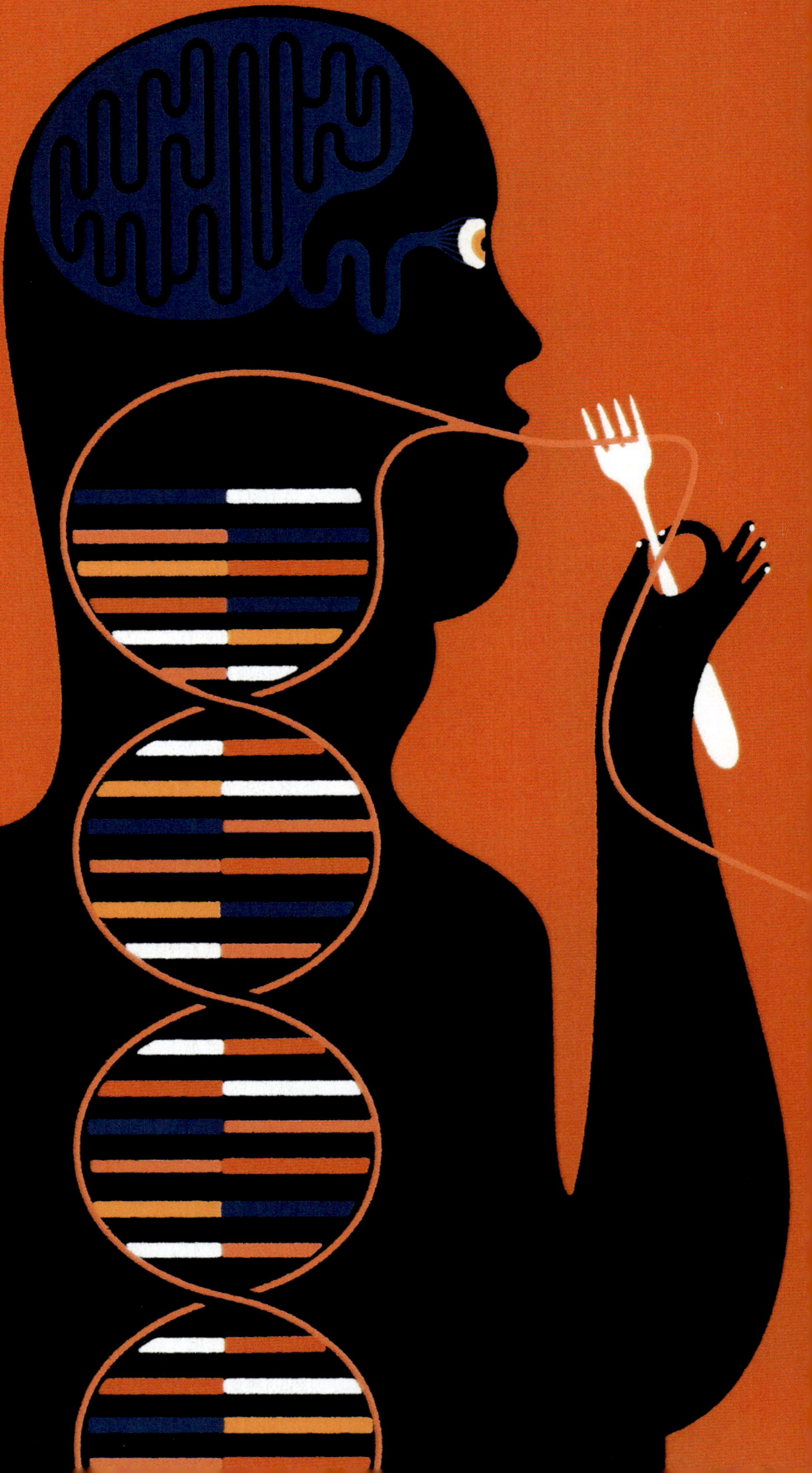

ist gut **für mich?**

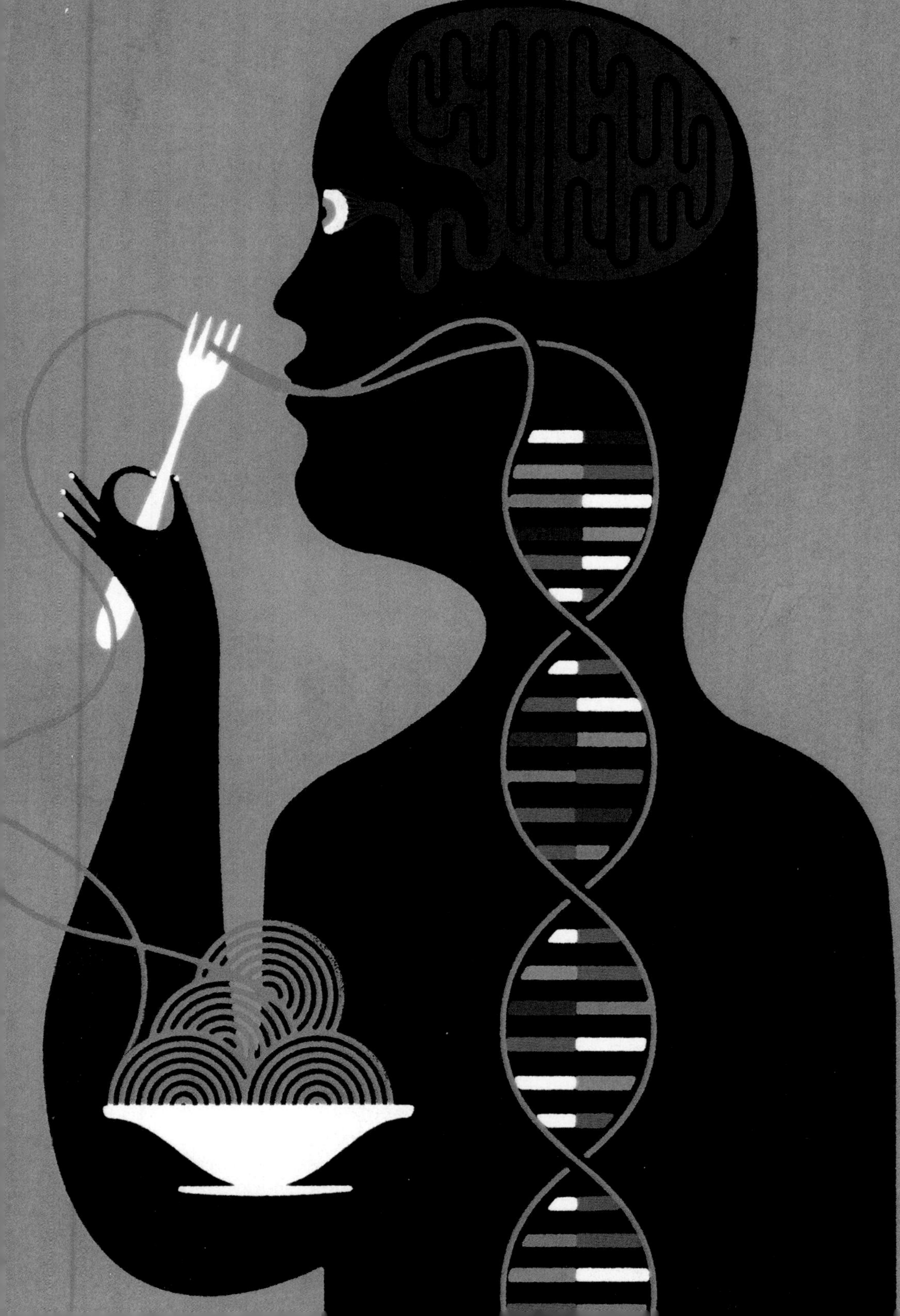

Lange dachte man, dass vor allem die Gene darüber bestimmen, wie unser Körper Nahrung umsetzt. Doch neue Studien zeichnen ein komplexeres Bild

A

AUF DEM TELLER VOR MIR liegt ein riesiger Berg Kartoffeln. Pur, ohne Butter, Kräuter oder Quark. Mein Mittagessen. Schuld daran, dass ich die fade Mahlzeit in mich hineinlöffele, ist eine App, die ich gerade ausprobiere. „Millionfriends" (englisch für „Millionen Freunde") heißt sie und ist eines von vielen neuen Produkten, die die Ernährung möglichst maßgeschneidert auf den Körper abstimmen sollen. Sie wurde von Wissenschaftlerinnen und Wissenschaftlern am Institut für Ernährungsmedizin der Universität Lübeck entwickelt.

Durch regelmäßige Messung meines Blutzuckerspiegels mit einem speziellen Gerät und eine Analyse meiner Darmbakterien per Stuhlprobe soll ich erfahren, welche Lebensmittel mich gut sättigen und lange Energie liefern und wie ich am besten das Gewicht halten oder auch abnehmen kann. Dafür muss ich die Lebensmittel allerdings zum Teil pur verspeisen. Kartoffeln, das merke ich schnell, gehören definitiv nicht zu meinen künftigen Leibgerichten: Ich fühle mich erst sehr voll und dann den ganzen Nachmittag ziemlich träge.

Personalisierte Ernährung nennt sich der neue Trend der Ernährungsforschung. Und dabei geht es längst nicht mehr nur um Lifestyle, um Vegetarismus oder saisonale und regionale Ernährungsweisen. Vielmehr steckt dahinter eine noch größere Verheißung: endlich das Essen zu finden, das schlank und gesund macht und perfekt zum eigenen Körper passt.

„Die personalisierte Ernährung ist eine der vielversprechendsten Möglichkeiten, die Übergewichtsepidemie und Zivilisationskrankheiten wie Diabetes Typ 2, Bluthochdruck und Herz-Kreislauf-Erkrankungen aufzuhalten", glaubt Christian Sina, Professor für Ernährungsmedizin am Universitätsklinikum Schleswig-Holstein, der „Millionfriends" mitentwickelt hat.

„Die Prozesse im Körper sind hochkomplex und laufen bei jedem Menschen anders ab, entsprechend individuell sollte auch seine Ernährung sein. Durch künstliche Intelligenz und neue technische Geräte, etwa digitale Fitnessbänder oder Glukose-Sensoren, sind wir immer besser in der Lage, Lösungen für jeden Einzelnen zu finden", so Sina. Derzeit arbeitet „Millionfriends" außerdem daran, spezielle Ernährungsformen für Menschen zu entwickeln, die unter Migräne, Diabetes oder Schuppenflechte leiden.

> Auch die **Tageszeit**, zu der ich esse, kann meine **Verstoffwechslung** beeinflussen

Sinas Kollege Hans Hauner, Professor für Ernährungsmedizin an der TU München, ergänzt: „Hinter diesem Trend steckt die zunehmende Erkenntnis, dass sich Menschen nicht nur in ihrem Risiko für Krankheiten unterscheiden, sondern auch die Verträglichkeit und Verarbeitung von Lebensmitteln von Mensch zu Mensch unterschiedlich sein kann".

GELÄNGE ES TATSÄCHLICH, herauszufinden, welches Essen zu wem passt, könnte das die Ernährungsmedizin ziemlich auf den Kopf stellen. Denn es wäre eine Abkehr von gängigen Diätkonzepten und pauschalen, für alle gleichen Verzehrempfehlungen.

Warum die nicht immer für jede und jeden funktionieren, kann die Forschung inzwischen gut erklä-

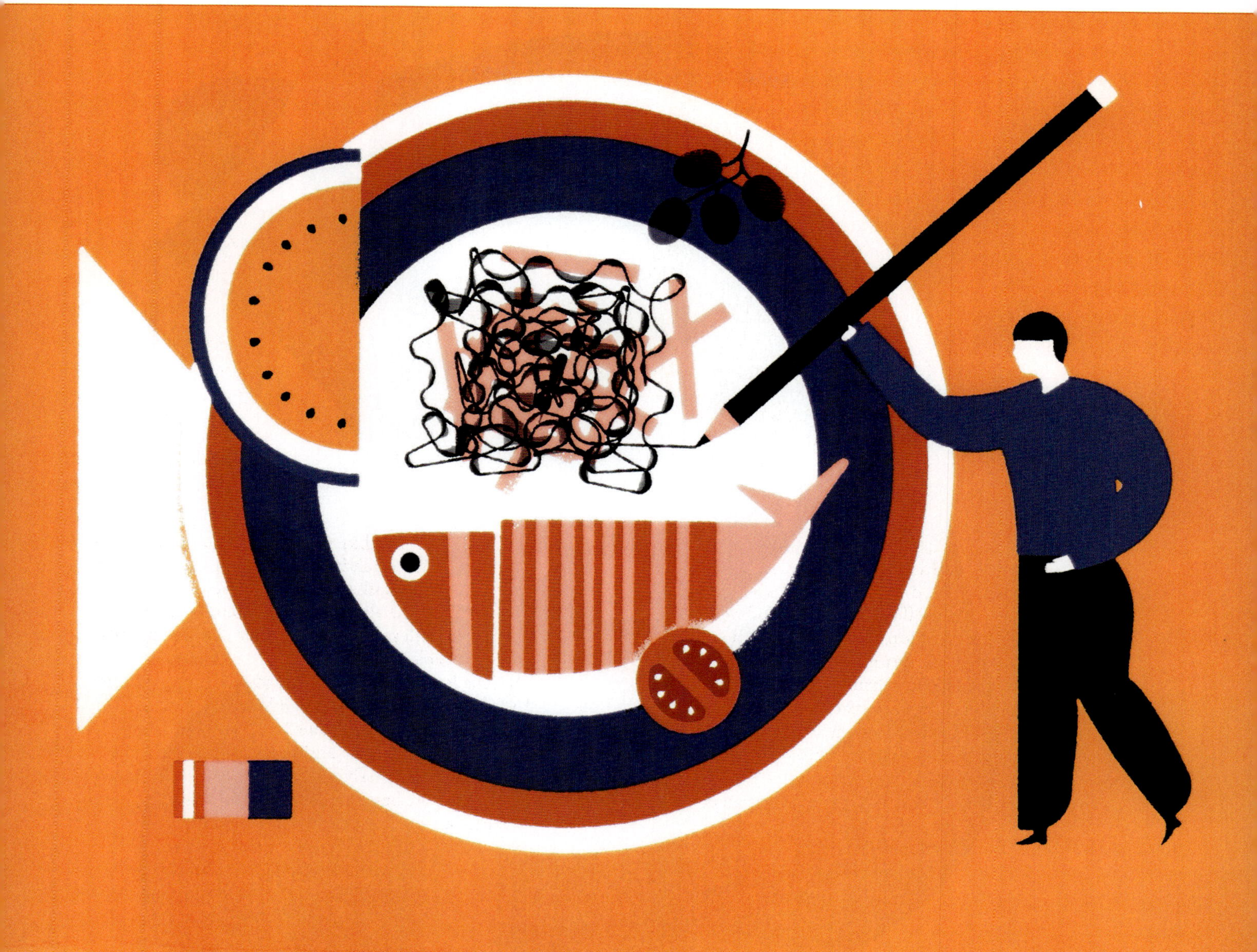

Immer mehr Firmen werben mit individuell angepassten Speiseplänen. Doch nicht alle werden ihren Versprechen gerecht

ren: weil der Stoffwechsel mit individuell sehr unterschiedlichen Blutzuckerreaktionen auf dieselben Lebensmittel reagiert. Weil die Darmbakterien bei jedem Menschen einzigartig sind wie ein Fingerabdruck – und mit ihnen auch die Verwertung der Nährstoffe. Weil einige Menschen zum Beispiel Rohkost gut vertragen und andere davon Durchfall bekommen.

Doch können kommerzielle Angebote wie „Millionfriends" und Co ihr Versprechen wirklich halten, uns zu gesünderen, fitteren Menschen zu machen?

Der Blutzuckerspiegel

DEN TREND zur personalisierten Ernährung hat maßgeblich eine Studie des israelischen Weizmann Institute of Science befördert: Sie wies 2015 nach, dass bei Menschen der Blutzuckerspiegel unterschiedlich anstieg, obwohl sie die gleichen Lebensmittel gegessen hatten.

Bis dahin hatte man angenommen, dass beim Verzehr einfacher Kohlenhydrate wie Stärke oder

Unverträglichkeiten können das Essen zur Qual machen. Sie lassen sich aber mittlerweile meist gut diagnostizieren

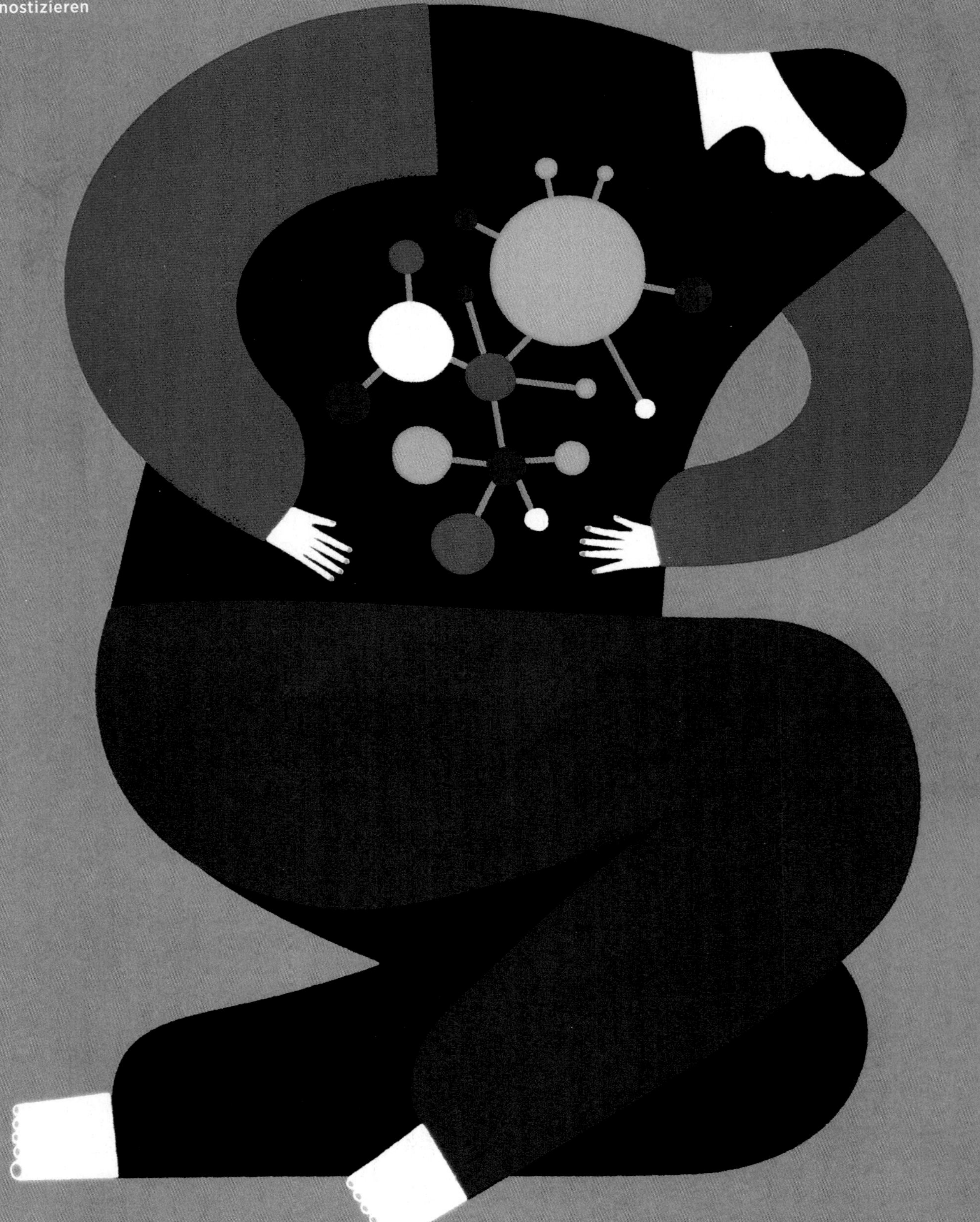

Haushaltszucker die daraus gebildete Glukose (einer der kleinsten Bausteine der Kohlenhydrate) den Blutzuckerspiegel bei allen gleichermaßen rasch ansteigen und wieder absinken lässt – und das dazu führt, dass man sich abgeschlagen, unkonzentriert und schnell wieder hungrig fühlt. Ein stark schwankender Blutzuckerspiegel gilt außerdem als Risikofaktor für Übergewicht und Diabetes Typ 2.

Um diesem Zusammenhang näher auf den Grund zu gehen, wurden für die israelische Studie 800 Probanden eine Woche lang beobachtet, ihr Lebensstil dokumentiert, Stuhlproben genommen, Mahlzeiten festgehalten und regelmäßig der Blutzuckerwert gemessen.

Das überraschende Ergebnis: Viele der Teilnehmenden zeigten keinen übermäßig erhöhten Blutzuckeranstieg, wenn sie Weißbrot aßen oder Torten und Pudding naschten. Üblicherweise als gesund geltende Tomaten und Sushi dagegen ließen bei einigen den Blutzucker auf Diabetikerniveau ansteigen.

Selbst eineiige **Zwillinge** mit gleichen Genen reagieren auf **Nahrungsmittel** unterschiedlich

WELCHE ERKENNTNIS ZIEHEN WIR DARAUS? Dass die These, einfache Kohlenhydrate wie Zucker ließen den Blutzuckerwert Achterbahn fahren, nicht für jede und jeden stimmt.

„Offenbar haben wir bisher vielen Menschen die falschen Ratschläge gegeben, wie ihr Übergewicht und ihr Diabetes behandelt werden sollten", so Studienleiter Eran Segal.

Genau hier kommen Apps wie „Millionfriends" ins Spiel. Sie sollen helfen, herauszufinden, welche Kohlenhydratquellen ein Mensch essen kann, um seinen Blutzucker über lange Zeit auf möglichst gleichmäßigem Niveau zu halten – und welche er besser meidet.

Beispielsweise bleiben „viele Menschen nach einer Mahlzeit mit Reis als Beilage nicht lange satt, da ihr Blutzucker in die Höhe schießt. So kann aus einer klassischen Sättigungsbeilage wie Reis, Nudeln oder Kartoffeln das Gegenteil werden," sagt Ernährungsmediziner Sina.

Genauso geht es mir mit den Kartoffeln, das zeigt meine „Millionfriends"-Blutzuckeranalyse. Was ich darüber hinaus erfahre: Ich bin ein Fett-Eiweiß-Typ. Das bedeutet: Kohlenhydrate kombiniere ich am besten mit Fetten und Proteinen, um lange satt und fit zu bleiben, also Brot zum Beispiel mit Butter und Ei.

Drei Nutritypen haben Forscher der Uni Lübeck bislang ermittelt: Neben dem Fett-Eiweiß-Typ gibt es noch den Fett-Typ und den Eiweiß-Typ. Wer seinen Nutritypen kennt, kann also entsprechende Lebensmittel auswählen und kombinieren.

Auch die Zubereitungsart fließe in die Auswertung mit ein, sagt Christian Sina. Tomaten zum Beispiel werden unterschiedlich verdaut, je nachdem ob sie roh oder gekocht, etwa als Tomatensoße, verspeist werden. Selbst die Tageszeit, also ob ich ein Gericht am Morgen oder am Nachmittag zu mir nehme, kann die Verstoffwechslung meiner Mahlzeiten beeinflussen.

Die App „Millionfriends" soll helfen, solche Wechselwirkungen aufzudecken.

Und das ist erst der Anfang. Immer mehr Einflüsse geraten ins Visier der Fachleute. So arbeitet eine andere Forschungsgruppe bereits an der Bestimmung von Blutfettwerten, die, wenn sie längere Zeit im Blut zirkulieren, Entzündungsreaktionen verstärken und ebenfalls als Risikofaktoren für Diabetes, Herz-Kreislauf-Erkrankungen und Fettleibigkeit gelten. Und schon länger versuchen Forschende vorherzusagen, wie stark der Blutdruck eines Menschen ansteigt, wenn er bestimmte Mengen Salz isst.

Wer seinen **Nutritypen** kennt, kann die entsprechenden Lebensmittel **auswählen**

Das Mikrobiom

DOCH WARUM REAGIEREN WIR überhaupt so unterschiedlich auf einzelne Lebensmittel? Sina und die Experten vom Weizmann Institut vermuten, dass die individuelle Zusammensetzung der Bakterien in unserem Darm, das Mikrobiom, hierbei eine maßgebliche Rolle spielt. Schließlich ziehen Billionen dieser Mikroorganismen Nährstoffe aus dem Essen und entscheiden mit darüber, wie viele Kalorien wir letztlich aus der Nahrung gewinnen. Außerdem beeinflussen sie die Funktion von Verdauungsenzymen oder bilden Botenstoffe, die uns verleiten, mit größerem Appetit zu essen.

Wie genau sich aber einzelne Bakterienstämme auf bestimmte Verdauungsvorgänge auswirken, ist noch nicht bis ins Detail erforscht. Das liegt unter anderem daran, dass sich die Zusammensetzung des Darmmikrobioms mit jeder Mahlzeit verändert. Das macht es schwierig, genaue Rückschlüsse zu ziehen. Hinzu kommt, dass einige Fachleute die Aussagekraft von individuellen Stuhlanalysen generell anzweifeln.

DENNOCH GIBT ES HINWEISE DARAUF, dass ein besonders vielfältiges Mikrobiom insgesamt positiv für die Gesundheit ist. „Je mehr unterschiedliche Bakterienstämme in unserem Darm leben, desto besser", sagt Ernährungsmediziner Christian Sina. „Verschiedene Studien zeigen allerdings, dass diese Vielfalt in der westlichen Welt dramatisch zurückgeht. Und vieles deutet darauf hin, dass bei Menschen mit einer niedrigen Vielfalt der Darmbakterien gehäuft Zivilisationskrankheiten wie Diabetes Typ 2, Adipositas, Bluthochdruck, verschiedene Krebsarten und Autoimmunkrankheiten auftreten."

Vor allem hoch verarbeitete Lebensmittel mit vielen Zusatzstoffen, Zuckern und tierischen Fetten, aber auch Stress und Bewegungsmangel, die das Leben in der westlichen Welt prägen, stehen im Verdacht, die gesunde Vielfalt im Darm zu stören und krankmachende Bakterien zu begünstigen.

Dagegen fördert eine ausgewogene Ernährung, die reich an Ballaststoffen und probiotischen Lebensmitteln wie Sauerkraut, Joghurt oder koreanischem Kimchi ist, eine große Bandbreite an Darmmikroben.

> In der Analyse **erfahre ich**, dass Schokolade **besser für mich** ist als Gummibärchen

DERZEIT IST ES ABER NOCH ZU FRÜH, allein anhand von Stuhlproben personalisierte Ernährungsempfehlungen zu geben. Christian Sina räumt ein: „Wir hatten uns nach den vielversprechenden Ergebnissen der israelischen Studie mehr von den Mikrobiomanalysen erhofft. Aber in der Praxis konnten sie im Vergleich zum Glukosesensor bisher weniger akkurat vorhersagen, welche Lebensmittel beispielsweise den Blutzuckerwert bei einer Person ansteigen lassen."

Deshalb setze „Millionfriends" weiterhin vor allem auf regelmäßige Blutzuckermessungen. Stuhlproben werden allerdings zu Forschungszwecken nach wie vor miterfasst. Denn Sina ist zuversichtlich, dass durch neue Untersuchungsmethoden und künstliche Intelligenz die Analyse des Mikrobioms in Zukunft an Bedeutung für die personalisierte Ernährung gewinnen wird.

DIE GENE

NICHT NUR DAS MIKROBIOM, auch unser Erbgut hat Einfluss darauf, wie wir Speisen verwerten. Mehr als 100 Gene haben Experten bereits identifiziert, die mit Übergewicht in Verbindung stehen. Träger*innen des „fat mass and obesity associated"-Gens (FTO) zum Beispiel wiegen im Schnitt etwa drei Kilogramm mehr. Mäuse werden, wenn das Gen ALK inaktiv ist, das auch beim Menschen vorkommt, weniger fett. Und es gibt Genvarianten, die ein höheres Risiko für bestimmte Krankheiten, Bluthochdruck und Diabetes Typ 2 mit sich bringen.

Studien konnten allerdings bislang nicht nachweisen, dass es einen unmittelbaren Zusammenhang zwischen genetischen Faktoren und der Zufuhr von Fett oder Kohlenhydraten gibt. Mehr noch: Inzwischen haben Forschende herausgefunden, dass selbst eineiige Zwillinge – die mit nahezu identischer DNA geboren werden – unterschiedlich auf Nahrungsmittel reagieren.

Ernährungsmediziner Christian Sina schätzt den Einfluss der Gene auf den Stoffwechsel auf höchstens 20 Prozent. „80 Prozent sind externe Faktoren wie Bewegung, Ernährung, Medikamente, Schadstoffe, Stress und Schlafverhalten."

Dennoch gibt es viele Anbieter, die das Erbgut analysieren und darüber Ernährungsratschläge ableiten – sogenannte „direct-to-consumer"-Gentests wie „Metacheck" oder „Nutrilite". „Für diese DTC-Tests liegt allerdings kaum wissenschaftliche Evidenz vor", sagt Christina Holzapfel von der TU München, die aktuell zum Thema genbasierte Ernährung forscht.

Auch Kollege Hans Hauner kritisiert: „Die heute von vielen Firmen angebotenen DNA- oder Mikrobiom-Analysen sind eher irreführend und halten einer kritischen wissenschaftlichen Prüfung nicht stand. Hier handelt es sich meist um clevere Geschäftsmodelle, für die Menschen viel Geld ausgeben, um dann recht allgemeine Empfehlungen zu erhalten."

DIE VERTRÄGLICHKEIT

NEBEN DER FRAGE, wie bestimmte Lebensmittel unseren Energiestoffwechsel beeinflussen, gibt es für Anne Fleck, Präventiv- und Ernährungsmedizinerin, einen weiteren wichtigen Punkt der personalisierten

Ernährung: wie wir Lebensmittel vertragen. Oder anders gesagt: ob wir uns zum Beispiel nach dem Essen von Rohkost oder Vollkornbrot extrem abgeschlagen fühlen, an Sodbrennen und Blähungen leiden.

Schuld sind Stoffe in der Außenhaut des Gemüses oder Getreides wie Lektine, Tannine, Phytate, die einigen Menschen nicht bekommen. Auch auf das Klebereiweiß Gluten in Getreidesorten wie Weizen und Dinkel oder auf Laktose in Milchprodukten reagieren ungefähr zehn bis 15 Prozent mit einer Unverträglichkeit. Manche sind allergisch gegen Soja, Sellerie oder Nüsse und müssen diese komplett meiden.

> Was wir als **gesunde Kost** kennen, ist für **manche Menschen** ganz und gar nicht gut

Das zeigt einmal mehr, wie individuell der Stoffwechsel jedes Einzelnen funktioniert. „Was wir als gesunde Kost kennen, ist für manche Menschen ganz und gar nicht gut", sagt auch der Gesundheitswissenschaftler Thomas Frankenbach, der sich seit vielen Jahren mit dem Thema Bekömmlichkeit beschäftigt. Seine Botschaft: Wir müssen herausfinden, was uns guttut und in welcher Menge, indem wir unserem Körper zuhören und unsere Wahrnehmung schulen. Auch ein Ernährungs- und Symptomtagebuch über mehrere Wochen, das man anschließend mit dem Hausarzt oder der Hausärztin bespricht, könne dabei helfen.

Anne Fleck ergänzt: „Sind Verdauungsbeschwerden länger anhaltend und unklar, sollte unbedingt eine Ursachensuche erfolgen mit gezielter fachärztlicher Diagnostik, auch sollte eine Weizenunverträglichkeit oder Zöliakie ausgeschlossen werden."

***

OBWOHL DIE DATENLAGE noch dünn ist, entwickeln die Nahrungsmittelindustrie und Ernährungsfachleute bereits Lifestyle-Lösungen, mit denen jeder Mensch das Essen finden soll, das zu ihm passt – darunter Firmen oder Marken wie „Nutrilite", „Daytwo", „Biomes", „Mybodydna", „Nutrigenomix" oder eben „Millionfriends".

Interessierte müssen sich bei der Anwendung solcher Programme bislang allerdings auf Erfahrungsberichte und die Versprechen der Hersteller verlassen. Denn unabhängige wissenschaftliche Untersuchungen, die den Nutzen, etwa beim Abnehmen oder bei Diabetes Typ 2, überprüft und bestätigt haben, gibt es kaum.

> Wir müssen **unserem Körper** zuhören und unsere **Wahrnehmung** schulen

FÜR MICH PERSÖNLICH war der Selbstversuch zumindest überraschend: In der Auswertung meiner zweiwöchigen Testphase erfahre ich zum Beispiel, dass Schokolade angeblich besser für mich ist als Gummibärchen, und dass mein Körper mit Weißbrot länger satt bleibt als mit Vollkornbrot. Das wirft alte Gewissheiten über den Haufen. Aber was sind dann die neuen?

„Es gibt drei Faktoren, die wir berücksichtigen müssen", sagt Ernährungsmediziner Sina. „Dass wir auf eine ausreichende Nährstoffzufuhr achten. Dass wir die für uns zutreffende Kalorienobergrenze nicht überschreiten. Und dass wir unsere Stoffwechselreaktionen im Blick haben. Also: Was bekommt mir, sättigt mich lange und hält mich fit?" Ratschläge wie die „10 Regeln" der Deutschen Gesellschaft für Ernährung, die viel Pflanzliches, ab und zu Vollkorn und möglichst unverarbeitete, natürliche Lebensmittel empfehlen, gelten darum nach wie vor.

Denn auch wenn mein Stoffwechsel Weißmehl lieber mag – mehr Nährstoffe stecken in Vollkornbrot, Ballaststoffe sorgen für mehr unterschiedliche Darmbakterien. Und Torte mag zwar den Blutzuckerspiegel mancher Menschen kaltlassen, gesund ist sie deswegen aber noch lange nicht.

Das Ziel müsse deshalb sein, so Sina, aus dem Spektrum gesunder, ausgewogener Nahrungsmittel jene zu bevorzugen, die für den eigenen Stoffwechsel besonders förderlich sind. Und deren Verdauung durch geschickte Kombination oder Zubereitungsarten zu optimieren. Das macht die Ernährung individueller, aber natürlich nicht unbedingt einfacher.

Hauner bleibt daher skeptisch: „Bis wir mehr wissen über persönliche Unterschiede bei der Ernährung – und hier brauchen wir mehr Studien –, können wir nur allgemeine Empfehlungen geben, die aber doch sehr fundiert sind."

Dass sich aber schon jetzt so viele nicht an diese allgemein bekannten Ratschläge halten und stattdessen zu viel, zu einseitig, zu kalorienreich essen; daran können vermutlich auch personalisierte Apps wenig ändern. •

GEO Shop

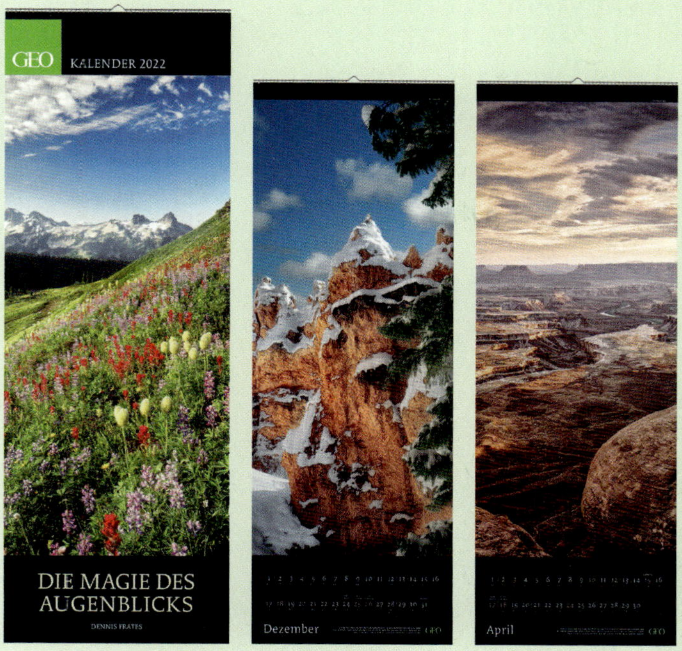

GEO Vertical-Kalender „Die Magie des Augenblicks"

Grandiose Ausblicke sind die Spezialität des Fotografen Dennis Frates. GEO präsentiert seine Landschaftsbilder aus den USA im Panorama-Hochformat.

Maße: 34x98 cm
Best.-Nr.: G729323
Preise: **49,99 € (D/A)/** Fr. 55,00 (CH)

GEO SAISON Kalender „Im Licht des Nordens"

Pur, klar, frisch: Alaskas tiefblaue Seen, Dänemarks grüne Küstenwälder, Schottlands raue Highlands, die entlegenen Lofoten entfalten in diesem Kalender ihren ganz eigenen, nordischen Charme.

Maße: 50x45 cm
Best.-Nr.: G729333
Preise: **29,99 € (D/A)/** Fr. 33,00 (CH)

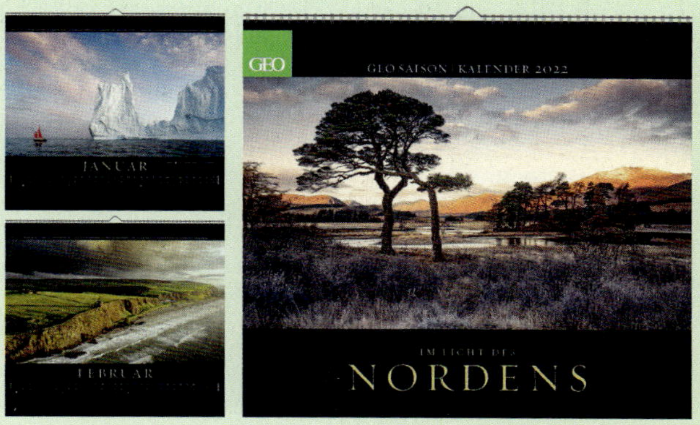

Coupon einfach ausfüllen, ausschneiden und senden an: GEO Kundenservice, 74569 Blaufelden

GEO-Bestellcoupon – versandkostenfreie Lieferung ab 80,– €!*

Ich bestelle folgende Artikel:

Produktbezeichnung	Best.-Nr.	Preis D	Menge
☐ GEO Panorama-Kalender „Der Blick ins Weite"	G729322	99,99 €	
☐ GEO SAISON Kalender „Traumziele"	G729327	29,99 €	
☐ GEO SAISON Kalender „New York"	G729328	29,99 €	
☐ GEO Vertical-Kalender „Die Magie des Augenblicks"	G729323	49,99 €	
☐ GEO SAISON Kalender „Im Licht des Nordens"	G729333	29,99 €	
Gesamtsumme: (zzgl. 3,90 € Versandkosten, versandkostenfreie Lieferung ab einem Bestellwert von 80,00 €*)			

Meine persönlichen Angaben: (bitte unbedingt ausfüllen)

Abonnentennummer (wenn vorhanden)

Unter Angabe der Abonnentennummer wird automatisch bis zum 30.11.21 der Abovorteilspreis berücksichtigt.

Name I Vorname — Geburtsdatum

Straße I Nummer — PLZ I Wohnort

Telefon — E-Mail

Unsere Kunden informieren wir gemäß § 7 Abs. 3 UWG per E-Mail über eigene ähnliche Angebote aus unserem Verlag. Dem können Sie über den Abmeldelink am Ende jeder E-Mail oder Hinweis an abo-service@guj.de widersprechen.

☐ **Ich zahle per Rechnung** ☐ **Ich zahle bequem per Bankeinzug** (nur in Deutschland möglich)

BIC — IBAN

Bankinstitut

SEPA-Lastschriftmandat: Ich ermächtige die Gruner+Jahr GmbH, Am Baumwall 11, 20459 Hamburg, Gläubiger-Identifikationsnummer DE31ZZZ00000031421, wiederkehrende Zahlungen von meinem Konto mittels Lastschrift einzuziehen. Zugleich weise ich mein Kreditinstitut an, die von der Gruner+Jahr GmbH auf mein Konto gezogenen Lastschriften einzulösen. Die Mandatsreferenz wird mir separat mitgeteilt. **Hinweis:** Ich kann innerhalb von 8 Wochen, beginnend mit dem Belastungsdatum, die Erstattung des belasteten Betrages verlangen. Es gelten dabei die mit meinem Kreditinstitut vereinbarten Bedingungen.

*Aufgrund der Größe der GEO Panorama- und GEO Edition-Kalender erheben wir bei Versänden nach Österreich und in die Schweiz einen Sperrgutzuschlag von 25,00 € (A) und Fr. 28.00 (CH).

Widerrufsrecht: Sie können die Bestellung binnen 14 Tagen ohne Angabe von Gründen formlos widerrufen. Die Frist beginnt an dem Tag, an dem Sie die Lieferung erhalten, nicht jedoch vor Erhalt einer Widerrufsbelehrung gemäß den Anforderungen von Art. 246a § 1 Abs. 2 Nr. 1 EGBGB. Zur Wahrung der Frist genügt bereits das rechtzeitige Absenden ihres eindeutig erklärten Entschlusses, die Bestellung zu widerrufen. Sie können hierzu das Widerrufs-Muster aus Anlage 2 zu Art. 246a EGBGB nutzen. Der Widerruf ist zu richten an: GEO Versandservice, 74569 Blaufelden; Telefon:+49(0)40–42236427; Telefax: +49(0)40–42236663; E-Mail: guj@sigloch.de

Datum I Unterschrift

Aktionsnr.: G00186

Auf mei gewachsen

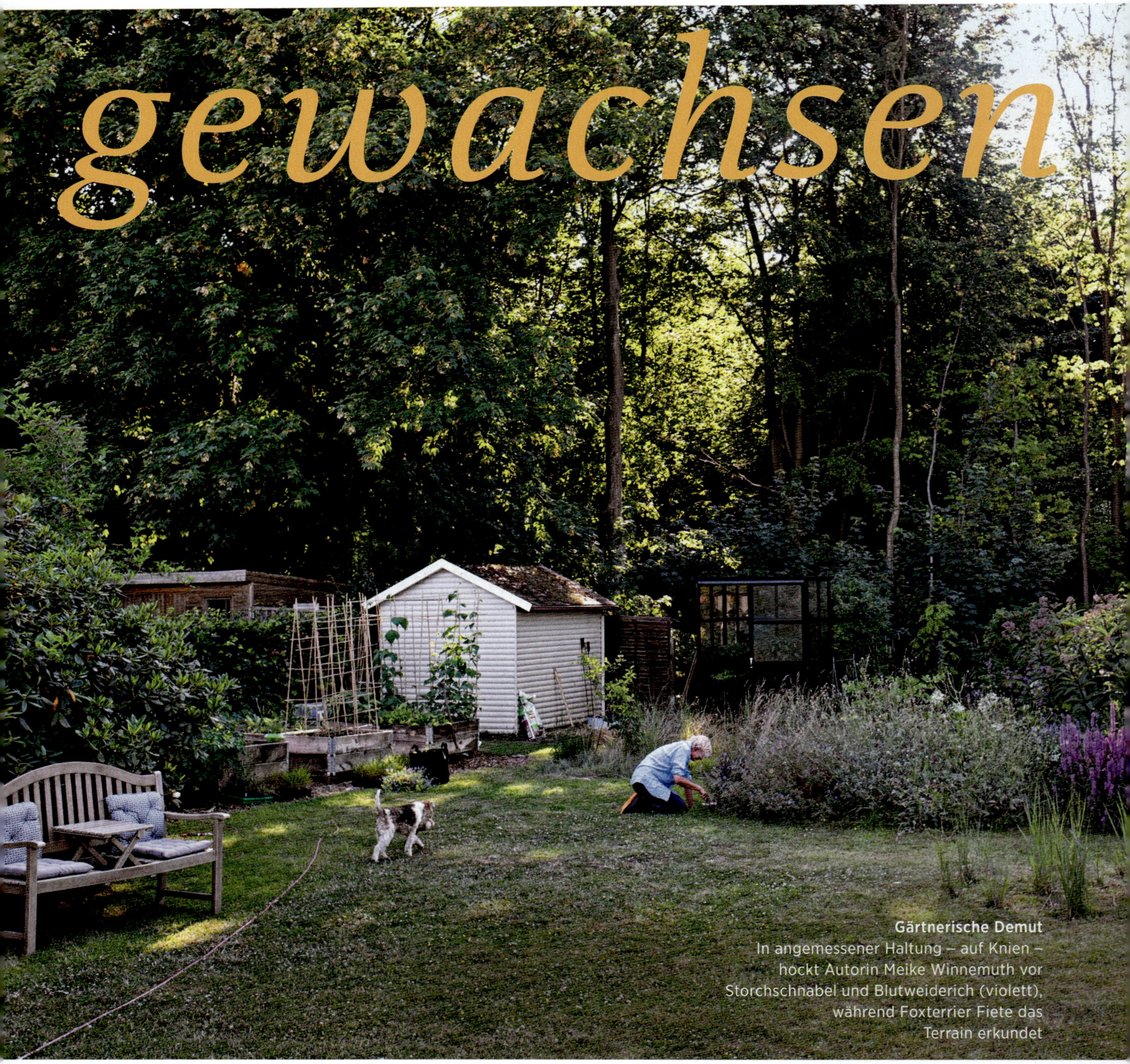

Gärtnerische Demut
In angemessener Haltung – auf Knien – hockt Autorin Meike Winnemuth vor Storchschnabel und Blutweiderich (violett), während Foxterrier Fiete das Terrain erkundet

nem Mist

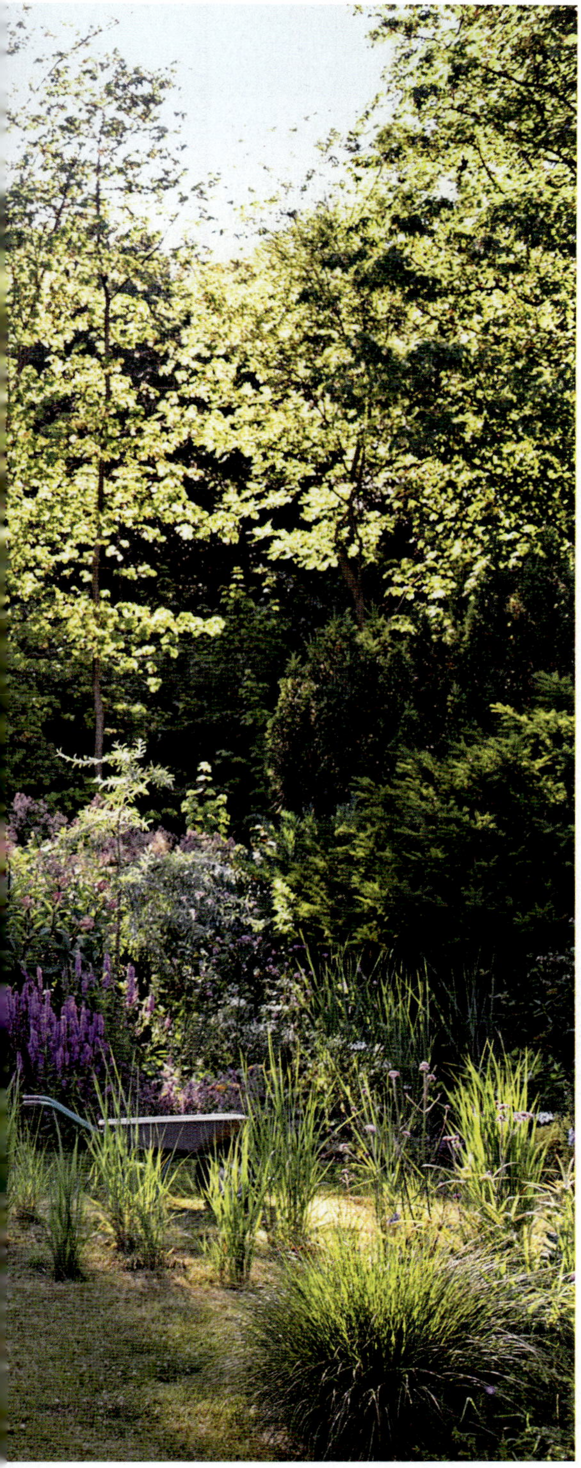

Unsere Autorin hat einen großen Garten angelegt und dachte: **»Mein Wille geschehe!«** Dann kam die demütige Erkenntnis: Natur lässt sich nicht zwingen. Aber lieben

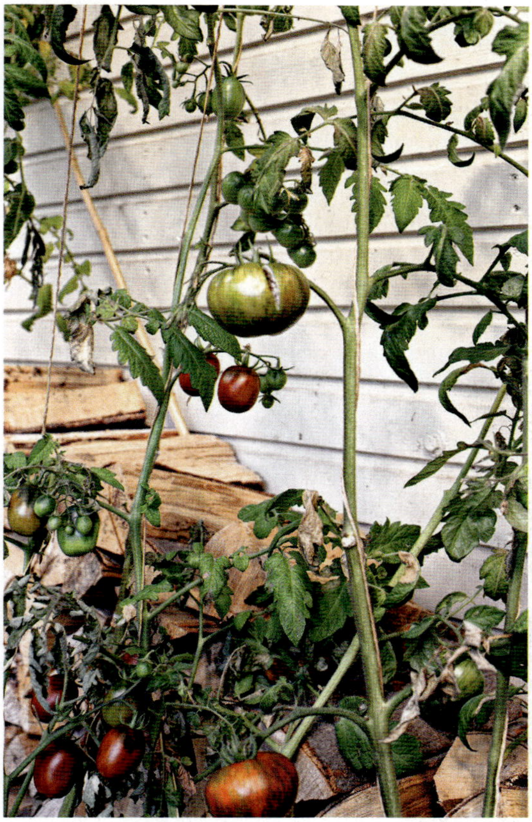

Gartenstolz
Sind die groß geworden! Was im Frühjahr mit winzigen Samen beginnt, nimmt zum Ende des Sommers Form an. Und natürlich ist der Geschmack der Selbstgezogenen unübertrefflich

Text: Meike Winnemuth

Fotos: Felix Amsel

Augenschmaus

Mangold, findet die Autorin, ist »nicht nur lecker, sondern aufgrund der bunten Stiele so hübsch, dass ich oft vergesse, ihn zu ernten. Könnte man als Zierpflanze ins Staudenbeet setzen, wie ich es mit Artischocken und Baldrian getan habe«

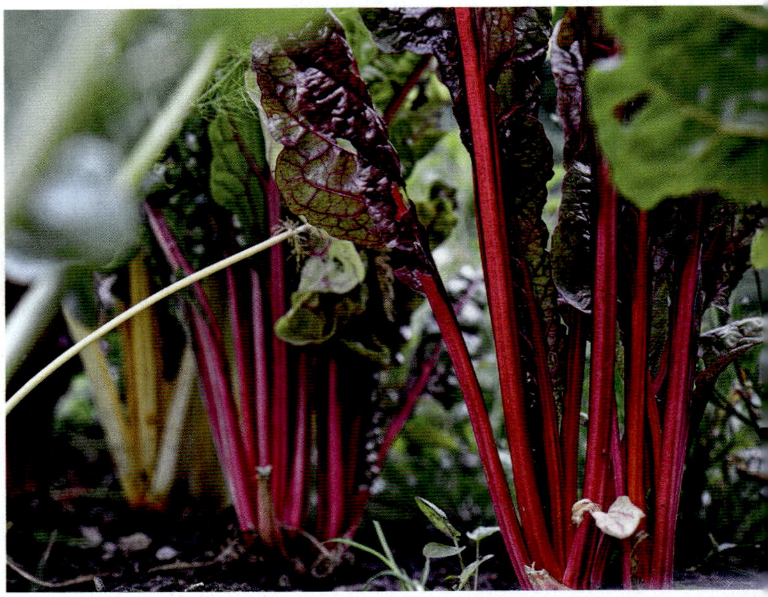

Es beginnt wie immer klein, klitzeklein. Das Erste, was ich im Spätwinter aussäe, noch in der Ofenwärme des Hauses, sind Tomaten. Ein Tomatensamen wiegt etwa drei Milligramm, er ist so groß wie ein kleines o in diesem Text und ebenso flüchtig, die Aussaat ist also reinste Feinmechanik: Das Samentütchen mit Chirurgenhänden öffnen, ein o nach dem anderen mit einer angefeuchteten Bleistiftspitze in eine Schale mit Anzuchterde tupfen, etwas Erde darüber streuseln, sachte andrücken, Schale mit einer nebelfeinen Dusche befeuchten und wieder zu atmen beginnen.

In einem Tütchen befinden sich meist auch nur 0,030 Gramm, zehn Korn für zehn Tomatenpflanzen, o o o o o o o o o o, die je nach Sorte rund drei Euro kosten. Das ist ein fantastisches Investment, selbst wenn man bedenkt, dass ein Gramm Feingold derzeit 50 Euro kostet und ein Gramm Tomatensamen 100 Euro, man also billiger davonkäme, wenn man ein paar Goldbarren in der Erde vergrübe.

Doch Gold bleibt lediglich, was es ist.

Bei Tomaten hingegen wächst, wenn alles gut geht, aus jedem o eine Pflanze von locker zwei Meter Höhe, die im Hochsommer Kaskaden roter, schwarzer oder gelbgrün gestreifter Früchte tragen wird, jede einzelne davon einige zehntausendmal so schwer wie der kleine Samen vom Anfang und im Fall der „Cuore di bue", der mächtigen Ochsenherztomate, sogar mehr als zweihunderttausendmal so schwer – die größten Früchte wiegen ein Pfund und sind alles Gold dieser Welt wert.

Vielleicht aber auch nicht für jede und jeden. Ich bin schon oft von nicht gärtnernden Freunden gefragt worden, warum ich mir das antue: Jahr um Jahr dieselbe Fron aus Hacken und Hauen, Schaufeln und Schnaufen, dasselbe Bangen um Gedeih und Verderb. Die Frage ist berechtigt, ich stelle sie mir häufig selbst. Warum gieße ich vier Monate lang jeden Morgen dreißig Kübel mit Tomaten, geize sie aus, binde sie hoch, mulche sie mit Seetang, singe ihnen was vor, massiere ihre Blättchen? Wieso schleppe ich als willige Sklavin meiner versoffenen Diven in heißen Sommern abends noch mal zwanzig Gießkannen mit wohltemperiertem Regenwasser heran, ohne je sicher zu sein, ob mir nicht auf die letzten Meter Blütenendfäule, Grünkragen oder Verticillium-Welke die Ernte verhageln?

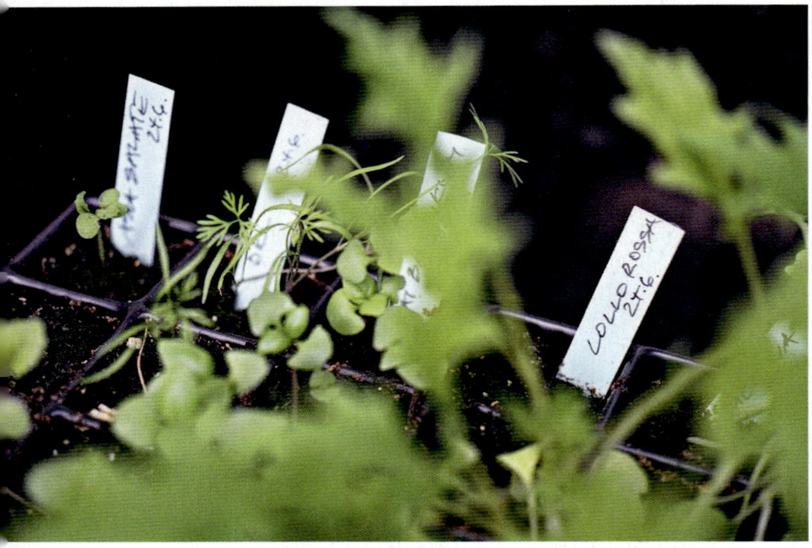

Buchführung

Taggenaue Pflanzzeiten schaffen die Illusion einer streng kontrollierten Produktion. In Wahrheit weiß, wer gärtnert: Jedes Gewächs nimmt sich seine eigene Zeit. In der Natur verlieren Zahlen und Daten ihre absolute Gültigkeit

Was soll dieser ganze Quatsch, wenn ein Pfund halbwegs brauchbarer Cherrytomaten im Supermarkt zwei Euro kostet?

Wenn man keine rationalen Gründe findet, bleibt immer noch eine Antwort: Liebe, und sei es unerwiderte, verbunden mit dem Grundrecht auf Sinnlosigkeit genügt in der Regel, um auch die seltsamsten Lebensentscheidungen zu rechtfertigen. Doch im Garten hat die Sinnlosigkeit tatsächlich mal einen Sinn. Gärtnern ist ein Akt der Zuversicht. Was immer man in die Erde senkt: Man pflanzt das Morgen. Die Zukunft ist im Garten stets gegenwärtig, man hält sie ja schon heute in Händen, in Form eines Samens oder eines kleinen Setzlings. Ich gärtnere, weil ich etwas Greif- und Genießbares herstelle, das absolut unbezahlbar ist – im Wortsinn, denn das Ergebnis wird auf keinem Markt der Welt je zu kaufen sein.

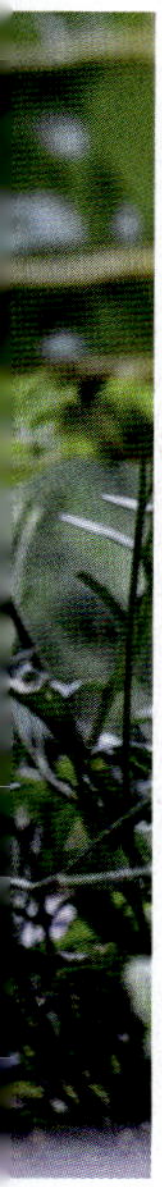

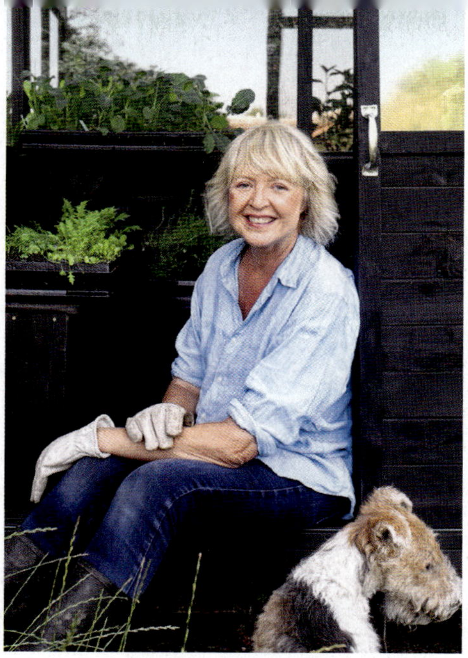

Abenteuerlust
Vor vier Jahren bezog Meike Winnemuth ihren Garten: »Ich hatte nur eine vage Ahnung, was ich dort suchte, und keine Vorstellung, was ich finden würde«

Kommerzieller Gemüseanbau erfolgt nach knochentrockenen Kriterien: Lager- und Transportfähigkeit, homogenes Aussehen, zeitgleiche Reifung für die mechanisierte Ernte. Auf ungefähr Platz sechs auf dieser Liste steht der Geschmack – für mich als Gärtnerin das Einzige, was zählt, denn der Transportweg vom Busch auf den Teller beträgt bei mir acht Meter, und geerntet wird, wann immer was reif ist und ich hungrig bin. Die köstlichsten, süßesten, sonnenwärmsten, tomatigsten Tomaten wie „Berner Rose", „Tschernij Prinz" oder „Harzfeuer" wachsen im eigenen Garten und nur dort, ebenso die erdbeerigsten unter den Erdbeeren, „Mara de Bois" und „Mieze Schindler" – hochempfindlich und deshalb kommerziell untauglich, doch derartig intensiv im Geschmack, dass man danach für alles andere verloren ist.

> **»Jawohl, es ist *Liebesmüh,* sich solche *Genüsse* zu verschaffen«**

Jawohl, es ist Liebesmüh, sich solche Genüsse zu verschaffen, keine Frage, und es sagt viel über unsere Zeit, dass dieses schöne Wort automatisch an das Adjektiv „vergeblich" gekoppelt wird. Denn genau das ist Liebesmüh nahezu nie und Gärtnern sowieso nicht. Die eigenen Tomaten zu produzieren, und zwar von Anfang bis Ende, von Saat bis Salat, das klingt erst einmal piefig klein, ist aber tatsächlich die große Ausnahme in dieser fragmentierten, arbeitsteiligen Welt, in der man meistens nur winzige virtuelle Schräubchen zu drehen scheint an Projekten, die man den eigenen Großeltern niemals erklären könnte und die, wie sich in diesen Zeiten allzu schmerzhaft zeigt, kein bisschen systemrelevant sind. Ist es da ein Wunder, dass etwas so Archaisches, Prädigitales, Präglobalisiertes wie Gärtnern plötzlich so viele Sehnsüchte zu stillen scheint? Die könnten simpler nicht sein: Boden unter den Füßen finden, und zwar einen, den man selbst dorthin geschaufelt hat. Abends wissen, was man getan hat. Lebendigkeit spüren, die eigene ebenso wie die der Natur – Bedürfnisse, die man lange Zeit weder als solche registriert noch gar ernst genommen hätte.

Der Garten hat zu allen Zeiten der Menschheitsgeschichte immer das geliefert, was gerade das Wertvollste zu sein schien: Nahrung natürlich, die vor allem, ob im Kloster- oder Schrebergarten; genauso wichtig war er aber auch als Zufluchtsort, irdisches Paradies,Instrument der Selbstdarstellung. Ob im streng durchgerasterten Barockgarten, der die grenzenlose Macht des Menschen über die Natur demonstrieren sollte – macht euch die Erde untertan, und zwar gefälligst mit würfelförmig geschnittenen Bäumen –, oder auf gänseblümchenbefreitem Drei-Zentimeter-Rasen oder im biodynamischen Gutes-Gewissen-Garten mit Bokashi-Eimer und Insektenhotel: Im Garten spiegelte sich stets der Zeitgeist und der Mensch in seinem Selbstverständnis.

Zugleich ist der Garten seit einigen Jahrzehnten, in denen er von der Selbstversorgungs-Notwendigkeit früherer Generationen zum Freizeitpark geworden ist, vor allem ein Ort der Freiheit, in den einem niemand reinquatschen kann. Er ist *a room of one's own*, wie Virginia Woolf ihn als Menschenrecht forderte, ein Stückchen Erde ohne Deckel, das einem bis zum Himmel gehört und das man nach Lust und Laune bespielen darf. Ein Garten ist eine einzige große Erlaubnis zum Experimentieren, ein Laboratorium, das man nach eigenem Geschmack einrichtet – und in dem man oft genug den eigenen Geschmack erst entdeckt. Hätte ich vorher gewusst, wie erdig blaue Kartoffeln schmecken, wie süß Gelbe Bete, wie feinherb Wildspargel?

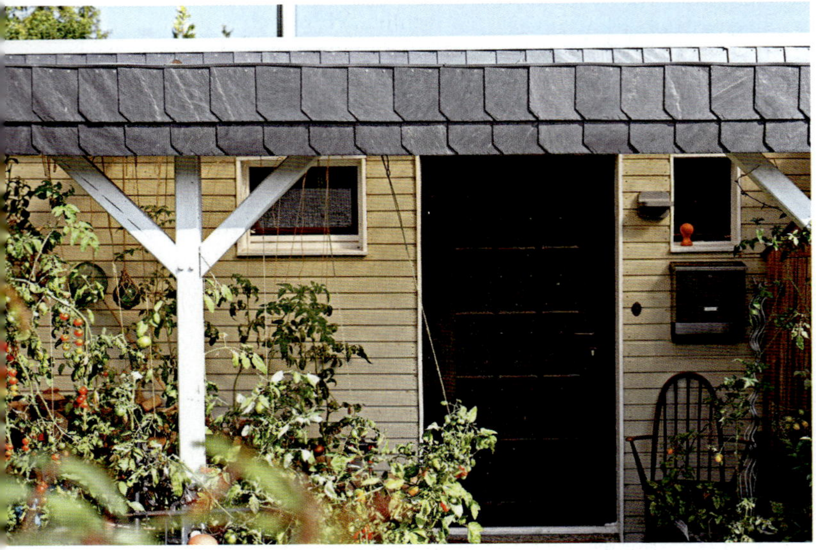

Begrüßungsspalier
Unter der Pergola, neben der Haustür, stehen die Tomaten sonnig und trocken, Regen mögen sie nämlich gar nicht. Statt an Metallspiralen, die sich leicht mal ins Auge bohren können, ranken sie an Schnüren

Als ich vor vier Jahren meinen Garten bezog, den ersten meines Lebens, hatte ich nur eine vage Ahnung, was ich dort suchte, und keinerlei Vorstellung, was ich finden würde. Einen Ort zum Bleiben hatte ich mir gewünscht, einen, an dem ich mich erden und verwurzeln könnte – was man halt so an Vokabeln zückt, wenn man sich mit sehr viel Enthusiasmus und sehr wenig Wissen in Terra incognita stürzt.

Erste Erkenntnis: Die Natur liebt Idioten wie mich. Wenn man sich an ein paar Grundregeln hält, hat man schon gewonnen: Loch graben, Pflanze rein (immer dran denken: Das Grüne muss nach oben), Wasser drauf, fertig. Klappt in 90 Prozent aller Fälle. Und führt dazu, dass man binnen Kurzem den Schritt von ogottogott zu Gott vollzieht: Mein Reich, mein Wille geschehe – und hey, es funktioniert tatsächlich! Es gab nicht wenige Tage, an denen ich morgens noch im Pyjama triumphierend durch meine Schöpfung schritt und sah, es war sehr gut. Das erste Radieschen nach sechs Wochen, unter hysterischem Gelächter mit Stumpf und Stiel und allem Dreck dran in den Mund gestopft: Das habe ICH gemacht!

Dieser latente Größenwahn der frühen Tage wurde vom Garten schnell zurechtgestutzt. Ganz beherrschbar ist die Natur selbst in ihrer domestizierten Form nicht, wie jeder Hundebesitzer weiß, der je den Satz „Das macht er sonst nie“ ausgesprochen hat. Ein paar biblische Plagen kommen unter Garantie des Weges – Nacktschnecken, Rüsselkäfer, Kohlweißlingsraupen, Dürre, Stürme –, aber die meisten Dinge gehen schief, weil man sich so unfassbar menschlich verhält, nämlich glaubt, über alle Naturgesetze erhaben zu sein. Ich habe wärmeliebende Kräuter aus Platzgründen in den Schatten gepflanzt und Karotten aus Gier zu eng gesät – tja. Nicht, was man selbst im Garten haben will, zählt, sondern das, was der Garten im Garten haben will: wie viele Stunden die Sonne hier scheint, welche Erde man eigentlich hat. Um das herauszufinden, habe ich auf Empfehlung eines Gartenratgebers sogar auf einer Bodenprobe herumgekaut. Knirscht es, hat man lehmigen Ton, ist es butterartig, hat man Ton. (Es war lehmiger Ton, ich habe passend dazu mit einem torfigen Single Malt Whisky nachgespült.)

d

Das Wunderbare am Garten ist nun: Es ist völlig egal, ob man’s hinkriegt. Die Freiheit des Gärtnerns ist auch die Freiheit vom Perfektionswahn, der sich ansonsten in jeden Lebensbereich gefressen hat. Im Garten darf ich ungestraft aus reiner Liebe handeln, ich darf Amateur sein, Dilettant: jemand, der etwas zum eigenen Vergnügen tut, und das nicht mal notwendigerweise gut. Es müsste auch mal genügen, schrieb der New Yorker Juraprofessor Tim Wu in seinem entzückenden Essay „Lob der Mittelmäßigkeit“ in der „New York Times“, etwas einfach nur mögen zu dürfen, ohne es beherrschen zu müssen.

Und da wären wir auch schon bei der Essenz der Liebe. In den vergangenen Jahren habe ich im Garten alle ihre Spielarten durchlebt: Mit Zärtlichkeit streichle ich jeden Morgen über die Tomatensämlinge (soll man, es stärkt sie), mit mütterlicher Sorge laufe ich bei drohendem Frosteinbruch nachts hinaus, um Vlies über das Junggemüse zu decken, mit alttestamentarischem Zorn morde ich Spanische Wegschnecken, die ihrerseits meinen Salat niedermetzeln. Auge um Auge, ihr Arschlöcher! Stille Freude über die Schönheit des blühenden Fenchels, ergriffenes Staunen über den Einfallsreichtum der Natur (Artischocken! Wie ist sie nur darauf gekommen?), kindischer Stolz angesichts der reichen

»Mit großer *Zärtlichkeit* streichle ich *jeden Morgen* die Sämlinge«

Kartoffelernte, Trauer um die lieben Verblichenen (das arme Pfirsichbäumchen mit der Kräuselkrankheit) – nirgends wurde ich jemals von so vielen Emotionen geflutet wie in meinem Garten, und sie alle sind, das ist ja das Spektakuläre, höchstpersönlich von mir hergestellt. Jedes einzelne Gefühl ist auf meinem Mist gewachsen, gedüngt von Schweiß und Tränen. Und Herzblut, dem vor allem.

Es ist April, die Tomaten sind inzwischen fünf Zentimeter hohe Sämlinge mit flaumigen Stängeln und zartem Duft, aber sie sind immer noch ein wenig schwach auf der Brust. Gestern Abend habe ich ihnen auf dem Sofa aus altem Zeitungspapier verrottbare Pflanztöpfchen gebastelt, in denen sie die nächsten Wochen im Haus weiterwachsen dürfen, draußen ist es noch zu kalt für die Zimperliesen.

Andere Halbstarke sind längst draußen zum Spielen. Saubohnen und Radieschen, Wilde Rauke und Brauner Senf wachsen unter einer warmen Decke aus Kompost, den ich Schubkarre für Schubkarre auf die Beete geschaufelt habe, knapp drei Tonnen, eine elende Plackerei. Doch gerade solche sturzlangweiligen Arbeiten finde ich bei all der Schufterei enorm erholsam. Es ist pures Monotasking: Hier ist die Erde, da muss sie hin, mehr wird heute nicht von mir verlangt. Herrlich!

Wir sind inzwischen im zweiten der drei Frühlinge angelangt, denn im Paralleluniversum von uns Gärtnern gibt es zehn Jahreszeiten: Vorfrühling, Erstfrühling, Vollfrühling, danach Früh-, Hoch- und Spätsommer, Früh-, Voll- und Spätherbst, schließlich Winter – nichts davon mit kalendarisch festem Anfang und Ende, sondern abhängig von Wetter und Klima. Die Schneeglöckchen beginnen mal im späten Januar, mal im März mit ihrem Job, das ändert sich von Jahr zu Jahr, und ich tue es ihnen gleich. Morgens geht mein erster Blick zum Himmel: Was ist heute möglich, welche Arbeit ließe sich erledigen? Man tut, was man kann, da draußen hängt keine Stechuhr.

Wasserwacht
Draußen nur Kännchen: Fiete mit einem Bruchteil der vorhandenen Gießkannen. Keine Verschwendung, sondern Notwendigkeit: Viele Pflanzen, insbesondere Tomaten, mögen am liebsten abgestandenes Wasser

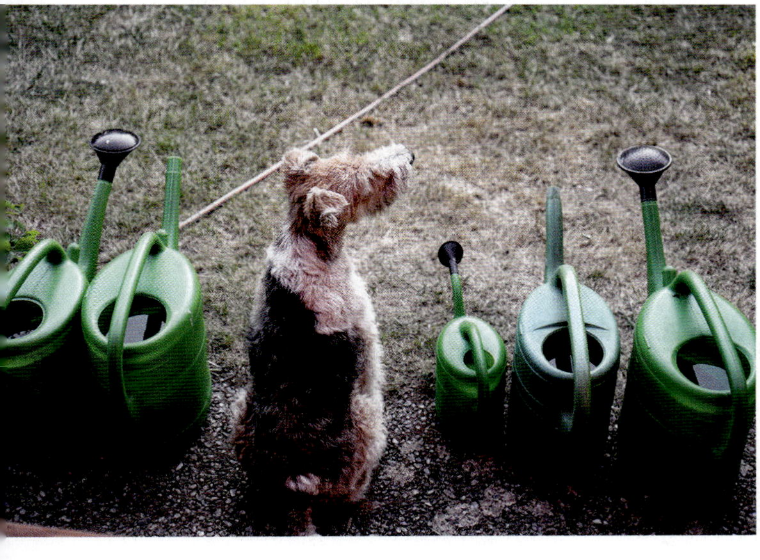

Wenn man zu gärtnern beginnt, hat man anfangs noch die Ungeduld eines Kindes. Ist schon was zu sehen? Wieso braucht das so lange? Das wird ja doch nichts, raus damit, was Neues muss her! Bald aber ist klar: Das Gras wächst nicht schneller, wenn man dran zieht. Und wir Bewohner des Tastendruckzeitalters, gedrillt auf Effizienz, gewohnt an *instant gratification*, lernen die erste und wichtigste Lektion des Gärtnerns: Geduld.

Der Garten macht einen *hard reset*: Stecker raus, abwarten, Stecker wieder rein: läuft. Läuft halt nur anders als bisher und anders als gedacht. Der Garten hat seine Eigenzeit. Gärtner kennen dieses Verlorengehen zwischen den Beeten, wenn man eigentlich nur mal schnell zehn Minuten lang was tun wollte und nach zwei selbstvergessenen Stunden verblüfft auf die Uhr starrt. Oder wenn man sich nur mal kurz zum Verschnaufen auf die Bank setzt und dann einfach sitzen bleibt, wenn man alles Sicht-, Hör- und Riechbare in sich hineinsickern lässt und dem eigenen Atem beim Ruhigerwerden lauscht.

Doch wenige Wörter sind im Zusammenhang mit dem Garten abgegriffener und unzutreffender als „Entschleunigung": Es stimmt schon, der Garten ist ein Ort von beruhigender Kontinuität, die Natur spult ungerührt und verlässlich ihr Programm ab wie seit Jahrmillionen, disruptiv ist hier wenig, und das gibt Halt, gerade in unsicheren Zeiten.

Andererseits wird man Zeuge unaufhaltsamer Veränderung: Jeden Morgen betrete ich eine neue Welt hinter dem Haus, die heute schon wieder etwas anders aussieht als gestern. Hier hat sich ein Blatt entrollt, dort ist eine Bohnenranke in die Höhe geschossen, quadratzentimeterweise entfaltet sich das Jahr, es kommt und geht in einem Schritt, oft schneller, als einem lieb ist.

»Magst du dieses Jahr wieder Tomaten von mir haben?« – „Gern. Und du? Ein paar Lenzrosen?" – „Ja!"

Wir stehen am Zaun und tauschen, wovon jeder reichlich hat. Von Edeltraut die Lenzrosen, von der 90-jährigen Frau Schröder Fransenmohn, von mir die

Tomatenpflanzen, die jetzt zu blühen beginnen. Wie sehr das Gärtnern verbindet, war eine der größten Überraschungen für mich. Ich hatte es mir früher immer als ein weltabgewandtes Kreisen um die eigene Scholle vorgestellt, jeder für sich, eingeknastet vom eigenen Lattenzaun. Nein, im Gegenteil: Wir tauschen Rat und Tat, Werkzeug und Ableger, Bewunderung und Mitgefühl. So erlebe ich das auch auf Pflanzenmärkten, in Onlineforen oder bei Tagen der offenen Gartenpforte: Liebe – Dilettantentum! – verbindet über alle Grenzen hinweg.

Das Teilen ist Grundgesetz im Garten. Auch das Teilen mit null- bis achtbeinigen Mitbewohnern von der Blindschleiche bis zur Kreuzspinne. Wenn niemand deinen Garten aufessen will, taugt er nichts, wie es heißt. Mein Garten ist ein kaltes Büfett für Wildbienen, Hummeln, Schwebfliegen, Tagpfauenaugen, eine marodierende Spatzenbande und einen Maulwurf, ganz zu schweigen vom Bodenpersonal: den Würmern, Asseln, Mikroorganismen. Man sitzt, ob man will oder nicht (und man sollte es wollen), inmitten eines Ökotops, in dem wir Gärtner nur eine und nicht mal die wichtigste Rolle spielen – ich bin überzeugt, meine Regenwürmer tun mehr fürs Wohlergehen meines Gartens als ich.

»Wir Gärtner sind *Optimisten* aus Prinzip und aus *Erfahrung.* Wird schon!«

Wobei: Allein schon „mein Garten“ zu sagen ist ein schöner Irrtum. Der Garten gehört mir nur vorübergehend, es gab ihn schon vor mir, und es wird ihn hoffentlich noch lange nach mir geben. Die Eiben vor dem Haus und die Rhododendronhecke, die Ende Mai wie ein japanisches Feuerwerk blüht, hat mein Vorgänger Walter vor 50 Jahren gepflanzt, ihre Pracht hat er nicht mehr erleben dürfen. Umgekehrt werden von der kleinen Haselnuss „Wunder aus Bollweiler“, die ich im Winter gesetzt habe, erst meine Nachfolger so richtig profitieren.

„Cathedral thinking“ nennen das die Briten, das Denken in großen Zeiträumen: Man baut an einem großen Werk mit, dessen Vollendung man niemals erleben wird – kein Grund, die Arbeit ruhen zu lassen. Denn die Erfüllung liegt im Tun. Und im Staunen über dieses Perpetuum mobile aus Wachsen und Werden auf dem Humus des Gewesenen.

Es ist schon ganz passend, dass man im Garten einen Großteil der Arbeit auf Knien erledigt. Selbst die nüchternsten Denker kommen in dieser Haltung dem Großen und Ganzen nah. In seiner Liebeserklärung ans Gärtnern, „Lob der Erde“, schreibt der Philosoph Byung-Chul Han vom Garten als wiedergewonnener Wirklichkeit. „Human“ stamme von „humus“, Erde, ab – „die Erde ist unser

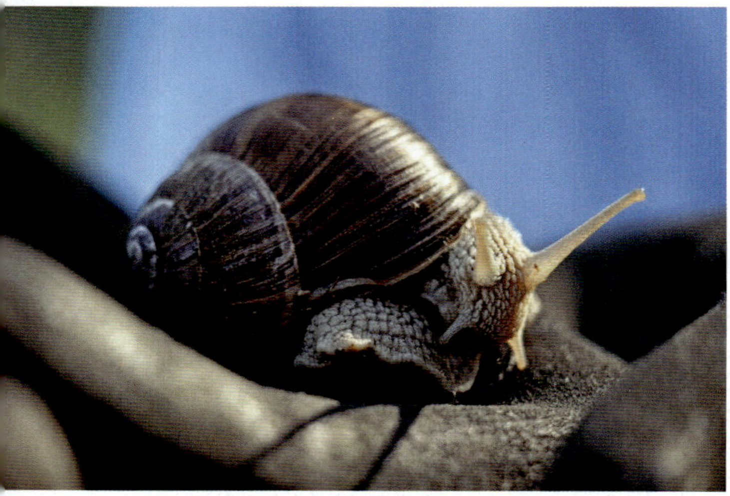

Schleimiger Verbündeter
Schnecken mordet die Autorin eigentlich mit alttestamentarischem Zorn: »Auge um Auge, ihr Arschlöscher!« Die Weinbergschnecke dagegen steht unter Schutz. Zudem vertilgt sie brav die Gelege der nackten, salatfressenden Artgenossen

Grüne Streber
An liebevoll, wenn auch wackelig gezimmerten Bambusgittern rankt sich Grün empor, wie von der Gärtnerin gewünscht: In guten Zeiten machen Bohnen und Erbsen dann doch genau das, was sie sollen

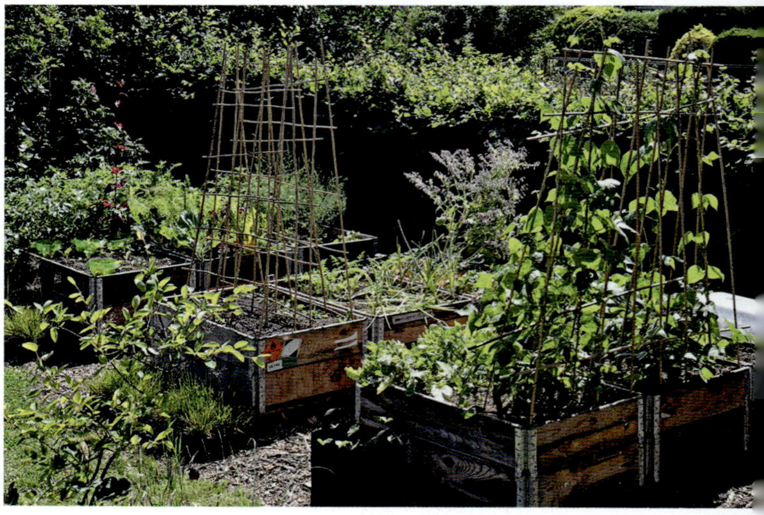

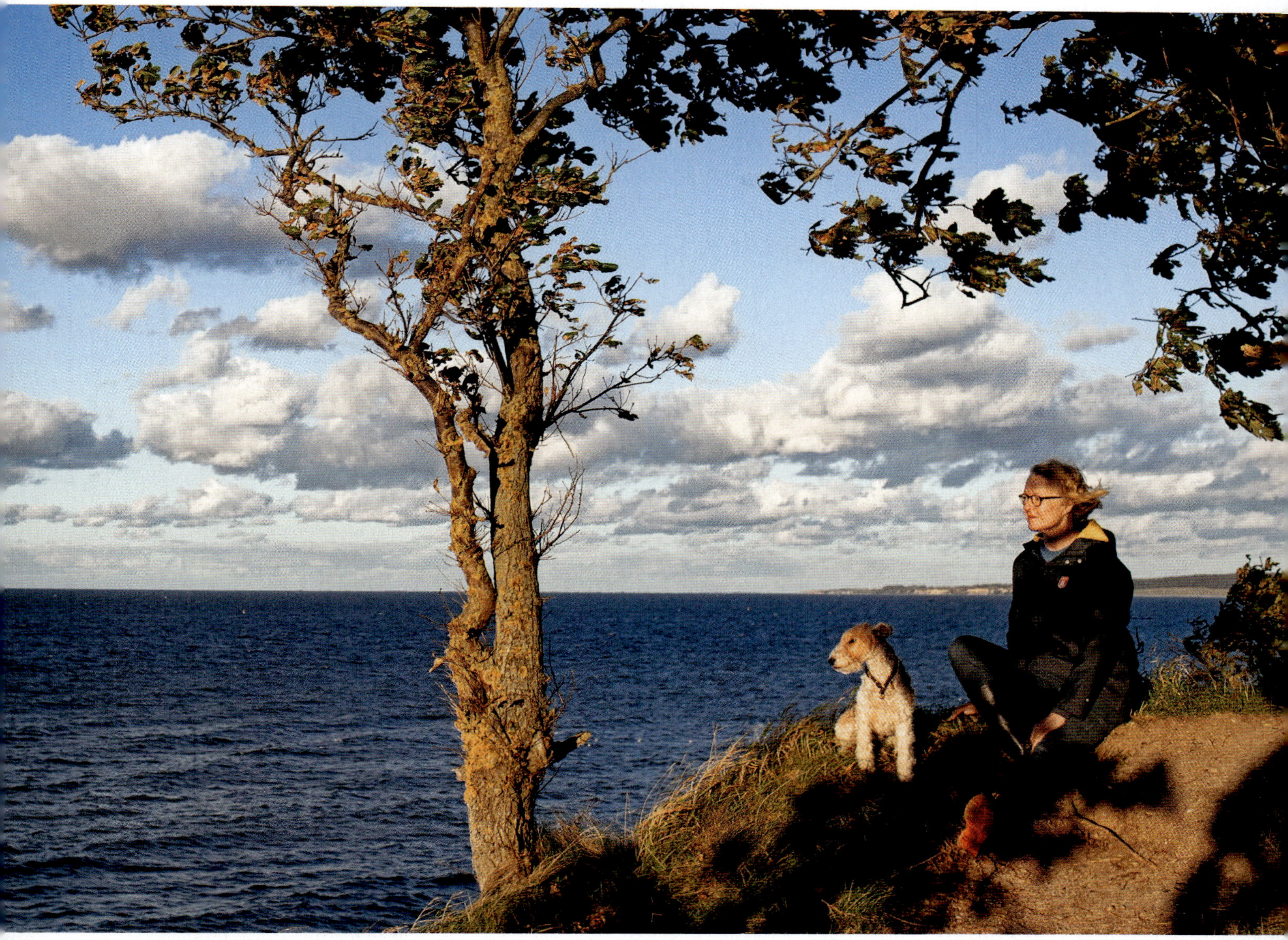

Weite Fernsicht
Wenn es im Garten oder im Häuschen hinter den Dünen zu eng wird, dann ist die Ostsee nicht weit für ausgedehnte Spaziergänge zum Durchlüften, hier am Hochufer in der Nähe von Weißenhaus

Resonanzraum" –, und in dieser Erdverbundenheit habe er seinen Gottesglauben entdeckt: „Ich machte die Knieschutzmatte aus Schaumstoff zu meinem Gebetsteppich."

Im Garten regieren Glaube, Liebe, Hoffnung, diese drei. Nichts hat mich jemals so froh nach vorn blicken lassen wie Gartenarbeit: Mach einfach. Wird schon. Wir Gärtner sind Optimisten, aus Prinzip und aus Erfahrung. Gärtnern ist eine Tätigkeit voll Vertrauen, dass es weitergeht und dass man dafür sorgen kann.

Das winzige o des Tomatensamens ist zu einem Busch geworden, der bis in den Herbst hinein eine duftende Rispe nach der anderen ans Licht geschoben haben wird; aus den letzten Früchten werden im Oktober die Samen für das nächste Jahr gesammelt, getrocknet und in Pergamenttütchen zu ihren Geschwistern gepackt.

Die fein gemaserten Bohnenkerne, die pechschwarzen Schnittlauchsamen, sie alle tragen ein Versprechen in sich, jedes Jahr aufs Neue und immer wieder gleich: In ein paar Monaten ist wieder Frühling, dann Sommer, und der Garten wird dich wieder nähren, darauf kannst du dich verlassen, egal was in der Welt da draußen gerade los ist. •

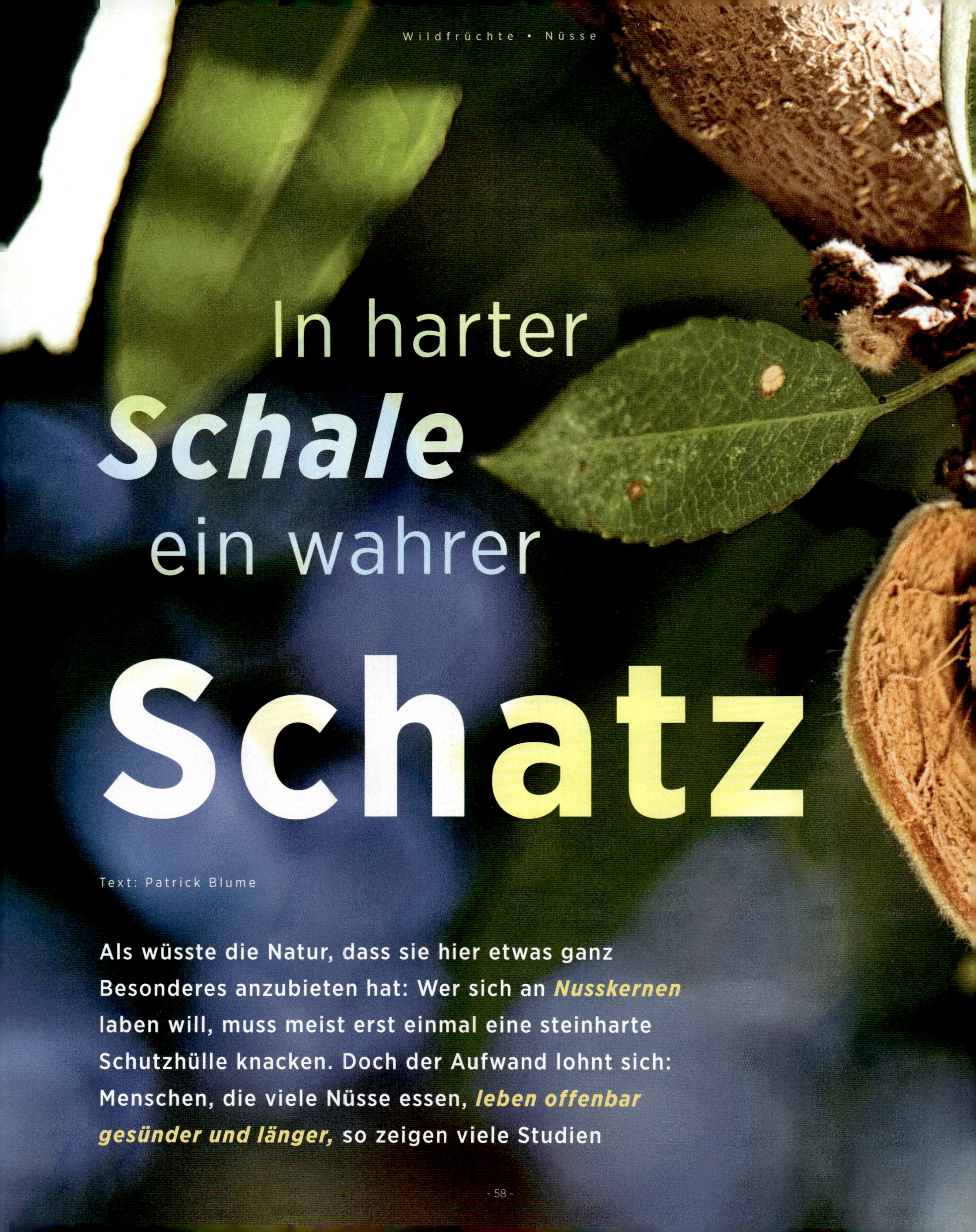

In harter *Schale* ein wahrer Schatz

Text: Patrick Blume

Als wüsste die Natur, dass sie hier etwas ganz Besonderes anzubieten hat: Wer sich an *Nusskernen* laben will, muss meist erst einmal eine steinharte Schutzhülle knacken. Doch der Aufwand lohnt sich: Menschen, die viele Nüsse essen, *leben offenbar gesünder und länger,* so zeigen viele Studien

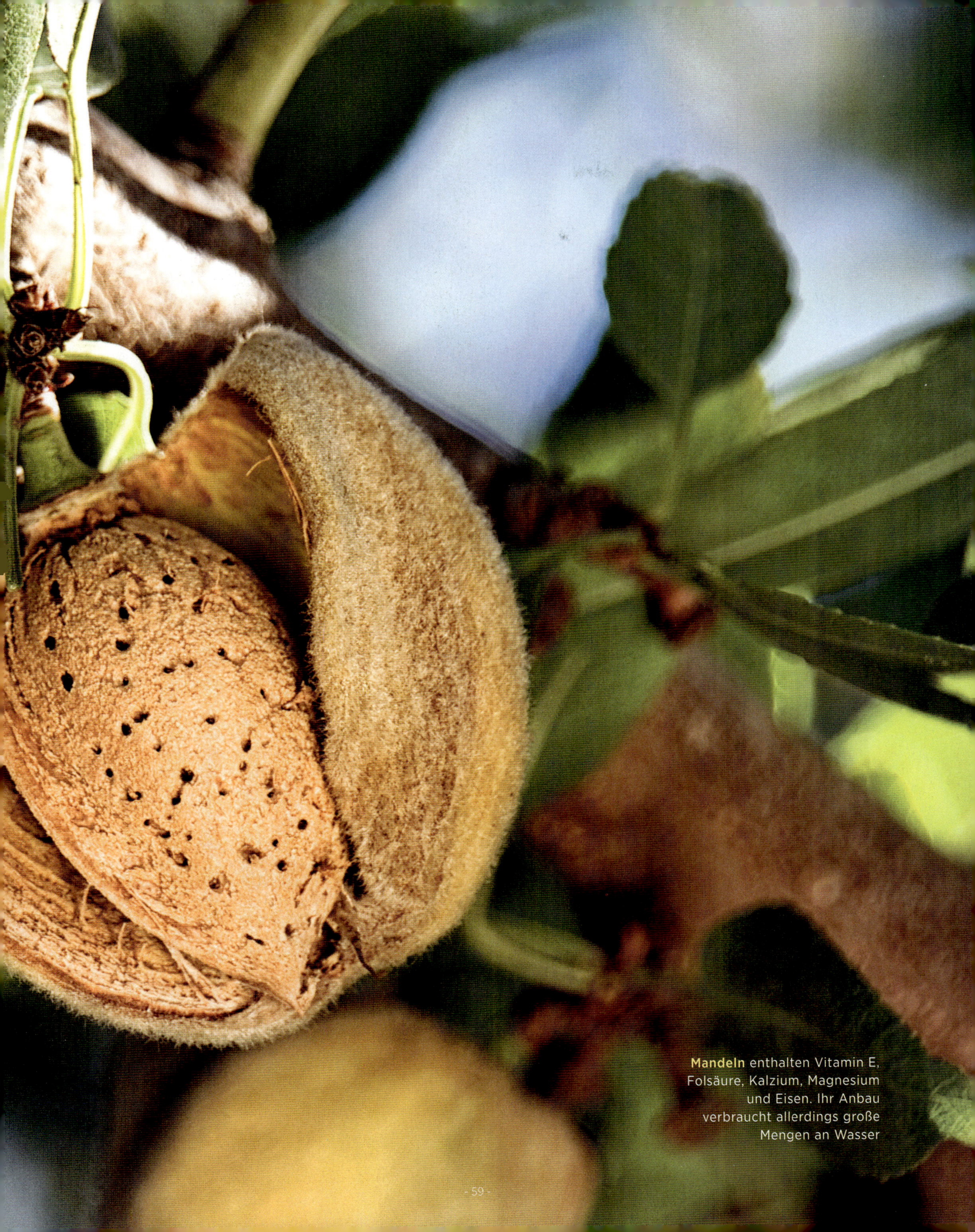

Mandeln enthalten Vitamin E, Folsäure, Kalzium, Magnesium und Eisen. Ihr Anbau verbraucht allerdings große Mengen an Wasser

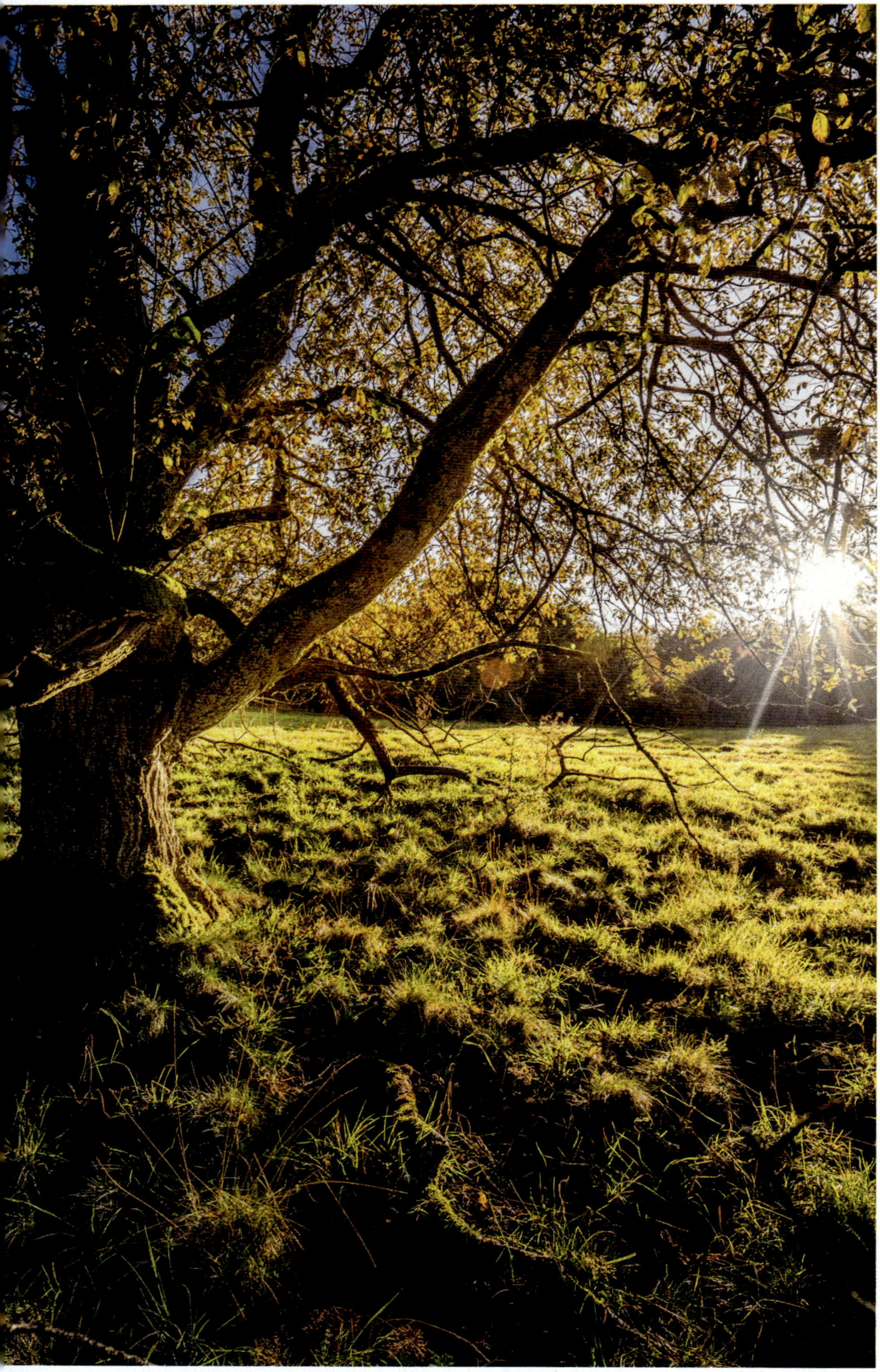

Walnussbäume werden bis zu etwa 150 Jahre alt und bilden stattliche Kronen. Ihre Früchte können unter anderem helfen, Entzündungen wirksam vorzubeugen

A

Als gesund galten Nüsse lange Zeit nicht. Mit einem Fettgehalt von je nach Art bis zu 73 Prozent hielt man sie für Dickmacher. Doch inzwischen ist klar: Dieses Fett gehört zu den gesündesten Speisefetten überhaupt.

Zusammen mit einer Reihe weiterer hochwertiger Nährstoffe macht es Nüsse zu wertvollen Bestandteilen einer gesunden Ernährung. Insbesondere im Herbst fallen die kleinen Energiepakete zudem allerorten reif von den Bäumen und können einfach aufgelesen werden.

Wer weiß, wie sich das Aroma der Kerne mit einfachen Tricks deutlich intensivieren und durch richtige Lagerung lange bewahren lässt, der vermag seine Mahlzeiten gesundheitlich aufzuwerten und großen Genuss zu erzielen.

Denn diese Früchte sind überaus vielseitige kulinarische Leckerbissen: Knackige Cashew- und Pinienkerne etwa bereichern mit ihrem Aroma Salate, Suppen und Gemüsegerichte. Erdnüsse werden als gesalzener Snack geschätzt, Mandeln als Süßigkeit in einem zuckrig-karamelligen Mantel.

Und längst nicht mehr nur in der dunklen Jahreszeit ist das Knacken der harten Hüllen und das Knabbern der Kerne von Wal- und Haselnüssen ein festes Ritual. Auch das restliche Jahr über werden die in ihrer Schale gut lagerbaren Leckereien als saftige Zutat in Brot und Kuchen geschätzt.

Im streng botanischen Sinn handelt es sich nur dann um sogenannte Nussfrüchte, wenn sie über ein vollständig geschlossenes und verholztes Fruchtgehäuse verfügen, das sich nicht öffnet – so wie das unter anderem bei Maronen, Macadamia- und Haselnüssen der Fall ist.

Dagegen sind viele Arten, die in der Ernährungswissenschaft zu den Nüssen gezählt werden, gar keine

Haselnüsse können für manche eine Gefahr sein: Studien zufolge reagieren etwa 1,4 Prozent der Menschen in Europa allergisch auf Nüsse

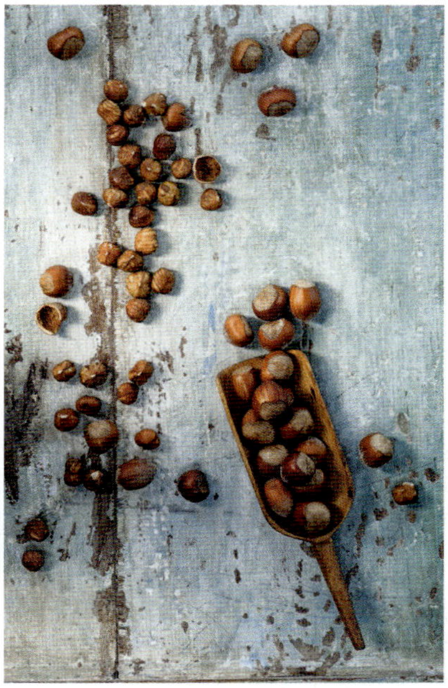

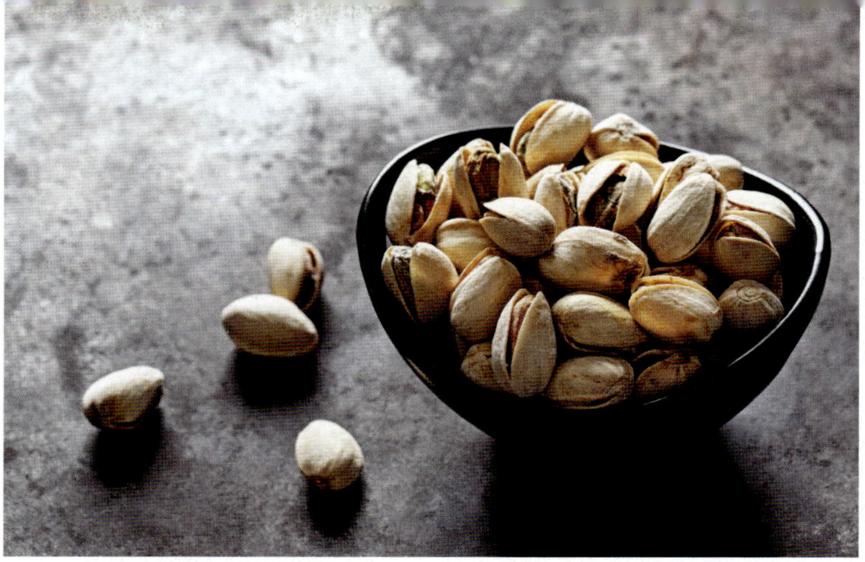

Pistazienkerne sind Samen des Pistazienbaums und bestehen aus Keimblättern, den ersten Blättchen. Wegen des enthaltenen Chlorophylls sind sie hellgrün

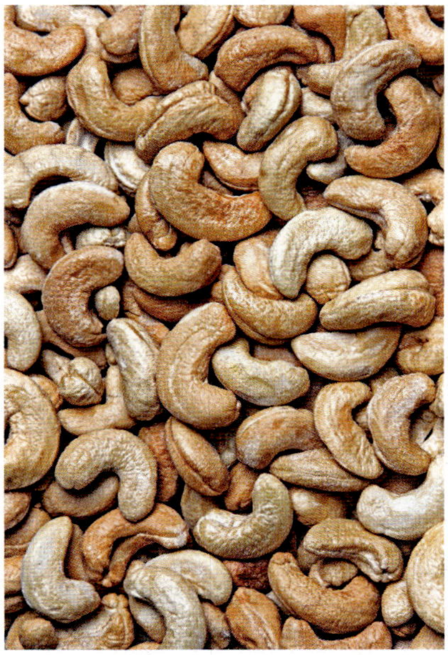

Cashewkerne wachsen an großen Scheinfrüchten heran und schmecken mild und buttrig. Sie enthalten Magnesium, das Muskeln und Knochen festigt

echten Nussfrüchte. Mandeln, Kokosnüsse und Pistazien beispielsweise sind die Kerne von Steinfrüchten, Erdnüsse gehören zu den Hülsenfrüchten, Paranüsse sind die Samen einer Kapselfrucht; sie wachsen in kokosnussartigen Gebilden heran, die bis zu 2,5 Kilo wiegen.

Cashewkerne gedeihen als kleiner Fortsatz der Cashewäpfel, die in den Anbaugebieten als Obst verzehrt werden. Und Pinienkerne sind nicht Teil einer Frucht, sondern wachsen auf den Schuppen der Zapfen heran.

Trotz ihrer so unterschiedlichen botanischen Zuordnung eint die meisten Nüsse, dass ein Großteil ihres Fettes aus ungesättigten Fettsäuren besteht, die Körper und Geist außerordentlich guttun (sie beugen unter anderem Entzündungen vor).

Walnüsse stechen durch ihren sehr hohen Anteil an mehrfach ungesättigten Fettsäuren hervor, die in dem vorhandenen Mischverhältnis als besonders gut für das Herz und die Blutgefäße gelten.

Viele Nusskerne enthalten **Vitamine, Eiweiß, Mineralien** in hoher Konzentration

Kokosnüsse enthalten dagegen gesättigte Fettsäuren und sind nicht ganz so gesund wie die anderen Nussarten.

Der zweithäufigste Nährstoff in vielen Nüssen ist hochwertiges Eiweiß, das dem Körper vor allem als Baustoff dient. Darüber hinaus bergen die gesunden Kerne Ballaststoffe, die die Verdauung fördern – und oft nur relativ geringe Mengen von Kohlenhydraten wie Zucker und Stärke.

Zudem enthalten Nüsse je nach Art wertvolle Vitamine, Minerale und Ballaststoffe sowie Antioxidantien (Verbindungen, die helfen, unsere Körperzellen vor schädlichen Substanzen zu schützen). Sie finden sich etwa in Haselnüssen und Mandeln.

Erdnüsse enthalten wiederum besonders viele B-Vitamine, die sich unter anderem positiv auf das Gehirn und die Nervenzellen auswirken. Cashewkerne sind reich an Magnesium und an der Aminosäure L-Tryptophan, die stimmungsaufhellend wirken soll. Wie Mandeln auch werden sie oft zu Brotaufstrich und Milchersatz für die vegane Ernährung verarbeitet.

Um ein breites Nährstoffspektrum abzudecken, empfehlen Ernährungsfachleute, möglichst viele Nüsse der unterschiedlichen Arten zu verspeisen.

Denn wer regelmäßig Nüsse verzehrt, lebt offenbar gesünder und somit länger. Mehrere Übersichtsstudien, in denen Daten von Zehntausenden Freiwilligen ausgewertet wurden, belegen, dass Nussessende im Durchschnitt signifikant seltener als andere von gefährlichen Krankheiten wie Herzleiden, Diabetes Typ 2 und einigen Krebsarten betroffen sind.

Um von der Kraft der Kerne zu profitieren, muss man sie keineswegs in großen Mengen verzehren: Schon eine Handvoll pro Tag genügt, das sind rund 25 Gramm. Erhebungen zufolge essen die Deutschen im Schnitt jedoch deutlich weniger.

Nüsse sind so gehaltvoll, dass **eine Handvoll pro Tag** schon zur gesunden Ernährung beiträgt

Wer regelmäßig zu den gehaltvollen Kernen greift, profitiert zudem von einem weiteren verblüffenden Effekt: Obwohl Nüsse mit 600 Kilokalorien pro 100 Gramm zu den energiereichsten Lebensmitteln überhaupt gehören, fällt es bei nussreicher Ernährung offenbar leichter, das Körpergewicht zu halten oder sogar zu reduzieren.

Natürlich ist letztlich immer die Bilanz entscheidend: Nur wer weniger Kalorien aufnimmt, als er verbraucht, nimmt ab – daran ändern auch Nüsse nichts. Allerdings machen sie es uns ein wenig leichter, dieses Ziel zu erreichen. Zum einen sättigen sie besonders gut, sodass wir weniger schnell erneut Appetit bekommen. Zum anderen sorgen ihr hoher Ballaststoffgehalt und ihre stabilen Zellwände offenbar dafür, dass wir das enthaltene Fett gar nicht vollständig verwerten, sondern zum Teil einfach wieder ausscheiden.

Wer Lust auf einen Snack verspürt, kann bei Nüssen also ohne schlechtes Gewissen zugreifen.

Es müssen auch nicht unbedingt teure Arten wie Macadamia, Pekan oder Cashew sein. Gerade Letztere werden häufig in tropischen Ländern unter fragwürdigen Bedingungen in mühsamer und gefährlicher Handarbeit produziert. Dabei müssen oft Frauen die weichen Kerne mit bloßen Händen aus ihrer giftigen Schale befreien. Deshalb sollte man beim Kauf auf ein Fairtrade-Siegel achten oder öfter heimische Arten wie Walnuss, Maronen oder Haselnuss kaufen.

Selbst bei preisgünstigen Erdnüssen, die in großer Menge als Feldfrüchte angebaut werden, lassen sich in Studien zum Teil kleinere, aber noch immer signifikant positive gesundheitsfördernde Effekte beobachten.

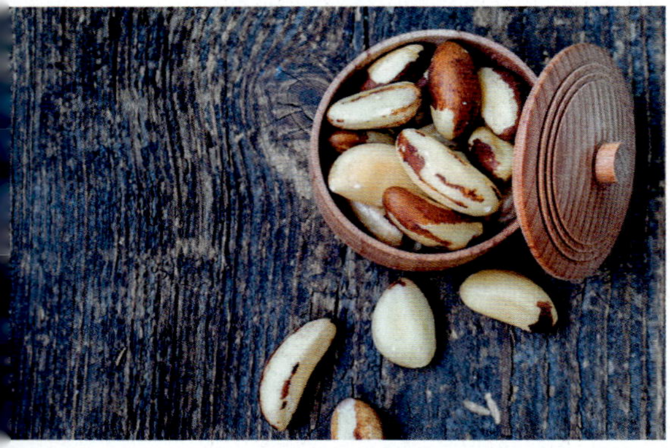

Paranüsse wachsen in tropischen Regenwäldern Südamerikas. Sie sind meist echte Wildfrüchte und müssen mühsam von Hand aufgelesen werden

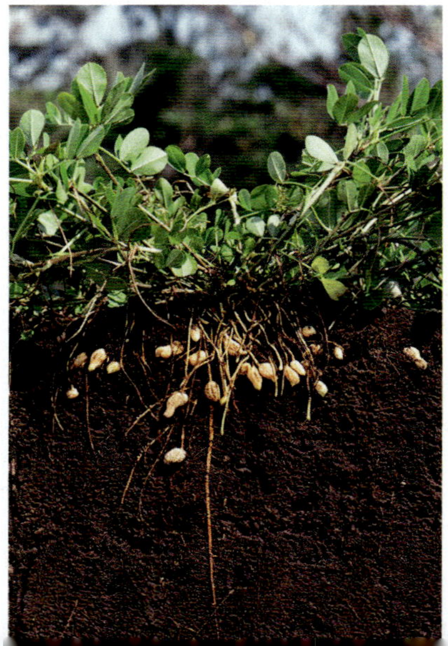

Erdnüsse wurden schon vor Jahrtausenden in den Anden kultiviert. Nach Europa gelangten sie – über Umwege – erst gegen Ende des 18. Jahrhunderts

Vor allem im Herbst kann man Nüsse auch selber sammeln. Auf *mundraub.org* etwa sind auf öffentlichen Flächen wild wachsende Bäume verzeichnet, unter denen man heruntergefallene Kerne in kleinen Mengen auflesen darf. Zudem kann man bei Walnussbauern manchmal selber sammeln und die Ware anschließend wiegen und bezahlen. Übrigens: Auch Bucheckern und Eicheln zählen zu den heimischen Nussarten und sind nach entsprechender Behandlung durchaus essbar. Bucheckern sollte man mindestens zwei Minuten in der Pfanne rösten, damit – ähnlich wie bei Bohnen – giftige Alkaloide verdampfen; Eicheln hingegen werden zwei Tage getrocknet, geschält (auch die braune

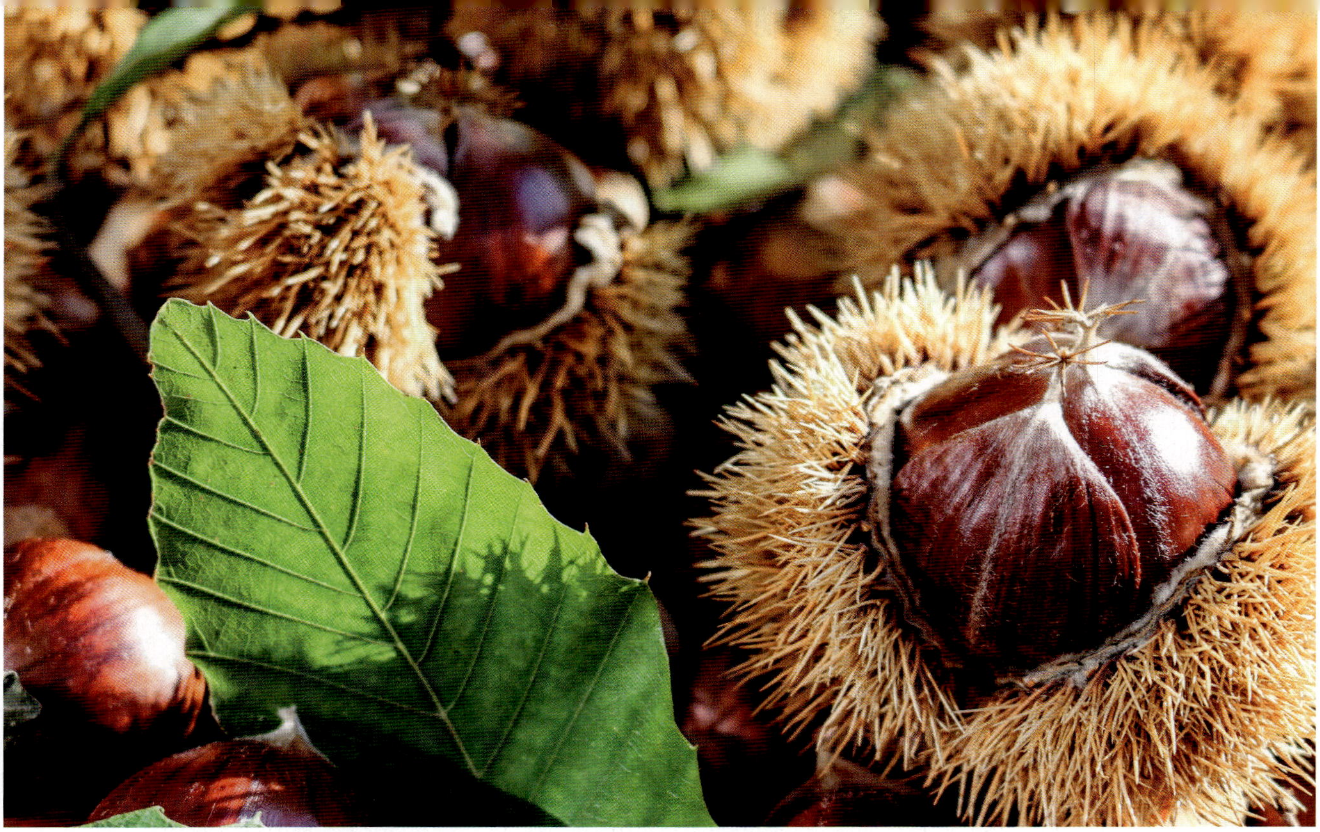

Maronen gehören in vielen Ländern zur traditionellen Küche. Mit der Rosskastanie haben sie wenig gemein: Deren Früchte eignen sich zum Basteln, nicht aber zum Essen

Samenhaut muss dabei entfernt werden), gemahlen und zwei bis drei Tage lang gewässert, um ihnen unbekömmliche Gerbstoffe zu entziehen. Sobald das Wasser nach regelmäßigem Wechseln klar bleibt, können sie getrocknet und weiterverarbeitet werden, zum Beispiel als Backzutat.

Die allermeisten anderen Nussarten lassen sich aber problemlos roh verzehren. Allerdings schimmeln sie zuweilen, und dann entstehen krebserregende Giftstoffe.

Wer selber Walnüsse oder Haselnüsse sammelt und lagern möchte, sollte die Kerne daher möglichst frisch auflesen und für einige Wochen in einem warmen und dunklen Raum sorgfältig trocknen. In den Einzelhandel gelangt heutzutage nur noch selten problematische Ware. Wenn, dann sind meist Pistazien betroffen. Allerdings sind schimmelige Exemplare oft leicht an grünlichbraunen Stellen, einem muffigen Geruch sowie an einem Bitterton zu erkennen.

Am Geschmack lässt sich auch ein anderer Mangel identifizieren, der zwar nicht direkt der Gesundheit, wohl aber dem Genuss schadet: Noten von Pappe oder Wandfarbe sind ein eindeutiges Zeichen dafür, dass das Nussfett ranzig geworden ist. Dabei zerfallen die Fettsäuren in kleinere Fragmente, die die unerwünschten Aromen erzeugen.

Besonders anfällig sind Arten mit vielen mehrfach ungesättigten Fettsäuren wie etwa Wal- und Pekannüsse, aber auch Erdnüsse und Cashewkerne. Äußere Beschädigungen sowie Wärme und Feuchtigkeit beschleunigen diesen Prozess.

Daher sollte man bereits beim Kauf darauf achten, dass die Nüsse unversehrt sind. Wer sie für längere Zeit frisch halten will, sollte sie gut durchgetrocknet in licht- und luftdichten Behältern aufbewahren. Kerne ohne Schale halten sich am besten im Kühlschrank. Da sie allerdings leicht Gerüche aus der Umgebung annehmen, empfiehlt es sich, sie auch hier sorgfältig einzupacken, damit sie nicht am Ende nach Käse oder Fisch schmecken.

Wer all diese Regeln beherzigt, kann sich schließlich ganz dem Genuss der feinen Nussaromen hingeben – und dem Gefühl, etwas Gutes für die eigene Gesundheit zu tun. •

Sind Bittermandeln genießbar?

„Vielleicht sollte uns der bittere Geschmack eine Warnung sein", so das Fazit von Verifikationsredakteur ***Götz Froeschke*** aus dem **G+J Quality Board** zur Recherche dieser Frage. Bittermandeln enthalten im rohen Zustand Amygdalin, einen Bitterstoff, der insbesondere bei vielen Rosengewächsen zur Abschreckung von Fraßfeinden genutzt wird. Im menschlichen Körper wird Amygdalin zur giftigen Blausäure umgewandelt. Erwachsene sollten daher nicht mehr als 50 bis 60 rohe Bittermandeln auf einmal essen. Für Kleinkinder können bereits fünf bis sechs Fruchtkerne tödlich sein. Durch Kochen und Backen verflüchtigt sich der Bitterstoff und somit auch das Gift. Übrig bleibt die marzipanartige Geschmacksnote, die sich etwa zur Weihnachtszeit im Christstollen großer Beliebtheit erfreut.

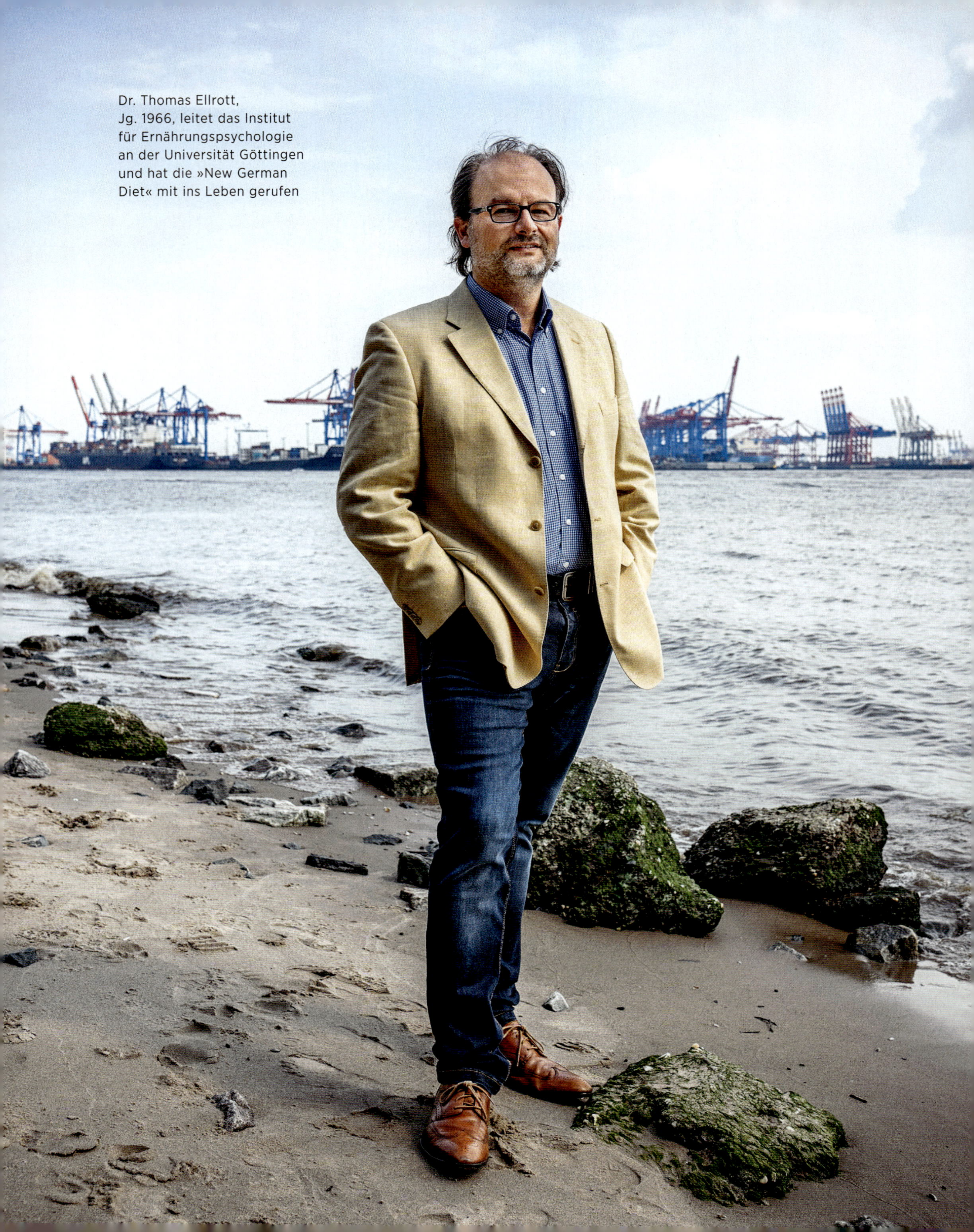

Dr. Thomas Ellrott,
Jg. 1966, leitet das Institut
für Ernährungspsychologie
an der Universität Göttingen
und hat die »New German
Diet« mit ins Leben gerufen

»Regionale Lebensmittel aus Deutschland haben gesundheitlich viel zu bieten«

Mittelmeerkost gilt als eine der gesündesten Ernährungsformen überhaupt. Ihre Vorzüge lassen sich aber auch mit **hiesigen Lebensmitteln** abbilden, sagt der **Ernährungspsychologe Thomas Ellrott**. Er erklärt, welche deutschen Klassiker wir öfter genießen sollten – und worauf wir besser verzichten

Interview: Tilman Botzenhardt und Maria Kirady   Fotos: Julia Knop

GEO WISSEN: ***Herr Dr. Ellrott, viele Menschen achten beim Einkauf verstärkt auf saisonale und regionale Lebensmittel. Halten Sie das medizinisch für sinnvoll?***

Dr. Thomas Ellrott: Unbedingt! Besonders für den Mittelmeerraum haben groß angelegte Studien gezeigt, dass eine regionale Ernährungsweise überaus gesund ist und beispielsweise Herz-Kreislauf-Leiden vorbeugt.

Wie genau sieht die aus?

Was wir heute unter „Mittelmeerkost" verstehen und was auch in den Studien untersucht wurde, geht zurück auf eine Art der Ernährung, die in den 1950er-Jahren auf Kreta verbreitet war. Man hatte festgestellt, dass die dort Ansässigen aufgrund ihrer gesunden Lebensweise besonders alt wurden und lange fit blieben.

Sie ernährten sich damals von sehr viel frischem Gemüse, Obst, Olivenöl, Walnüssen, Fisch, Meeresfrüchten, fermentierten Milchprodukten und eher wenig und unverarbeitetem Fleisch.

Und die typisch deutsche Ernährung?

In Deutschland, Österreich und der Schweiz essen die Menschen im Durchschnitt kalorienreicher, mit einem höheren Anteil tierischer Fette, weniger Gemüse und Obst und weniger gesunden, ungesättigten Fettsäuren aus Pflanzenölen.

Viele unserer Lebensmittel sind zudem stärker verarbeitet. Das geht meist mit einer höheren Kaloriendichte einher. Daher könnten wir von einer an der Mittelmeerküche orientierten Ernährungsweise gesundheitlich durchaus profitieren.

Mediterrane Lebensmittel wie Sardinen oder Oliven sind hier aber nicht regional erhältlich.

Für eine gesunde Ernährung spielen ohnehin nicht einzelne Lebensmittel die zentrale Rolle: Es kommt vielmehr auf die Mischung an, die Nährstoffkombination, welche Speisen wie oft gegessen werden.

Und da hat Deutschland einiges zu bieten. Denn auch hierzulande wachsen überaus gesunde, pflanzliche Nahrungsmittel, wie zum Beispiel Blaubeeren, Rote Bete, Äpfel, Linsen, Chicorée, Möhren, die man frisch auf jedem Wochenmarkt, aber auch in den Supermärkten bekommt. Möhren und Kohl etwa sind nicht weniger nährstoffreich als Auberginen oder Zucchini, ein Apfel ist so gut wie die gleiche Menge an Weintrauben, Birnen ersetzen Orangen.

Wichtig ist, dass diese Lebensmittel möglichst frisch und wenig verarbeitet verzehrt werden.

Ihr Institut hat analog zur Mittelmeerkost die „New German Diet" („Neue Deutsche Diät") entwickelt. Was muss ich mir darunter vorstellen?

Die New German Diet orientiert sich geschmacklich an der deutschen Küche und versucht gleichzeitig, den gesunden Nährstoffmix der Mittelmeerküche zu imitieren. Das heißt zum Beispiel: Wie in der mediterranen Kost ist der Anteil der gesunden ungesättigten Fettsäuren sehr hoch. Allerdings ist nicht Olivenöl die Hauptquelle dieser Fette, sondern es sind Nüsse, Nussöl und das hierzulande gebräuchlichere Rapsöl, das ein sehr gutes Fettsäureprofil hat.

Was sind weitere Merkmale, die die New German Diet besonders auszeichnen?

Natürlich ein hoher Anteil an heimischem Gemüse, Obst und wie gesagt Nüssen – denn die liefern neben gesunden Fettsäuren auch weitere Nähr- und Ballaststoffe.

Überhaupt ist frisches Obst und Gemüse in Relation zur Kalorienmenge ungemein reich an Vitaminen, sekundären Pflanzenstoffen und Mineralstoffen.

> »Sie können statt Olivenöl Rapsöl nehmen, das hat auch **ein sehr gutes Fettsäureprofil**«

Und im Winter?

Da ist vor allem Kohl ein hervorragender Nährstofflieferant, der noch dazu ein riesiges Variantenspektrum aufweist. Hier darf man sich ruhig auf die deutschen Klassiker besinnen: frischen Krautsalat, Kohlsuppe, Rotkohl oder Sauerkraut.

Wie ist es mit Fleisch und Milchprodukten?

Um der Mittelmeerküche näher zu kommen, müssen die tierischen Fette in der deutschen Kost reduziert oder in Teilen ersetzt werden. So kann man beim Backen und Braten statt Butter Rapsöl nehmen. Der Verzehr von Fleisch, vor allem von verarbeiteten Fleisch- und Wurstwaren, muss verringert werden. Und es sollte eher Geflügel als Rind oder Schwein sein.

Im Ergebnis nimmt auf diese Weise der Anteil ungesättigter Fettsäuren in der Ernährung zu – und wir müssen uns geschmacklich kaum von deutschen Vorlieben entfernen. Auch für das Klima ist eine solche Abwandlung sinnvoll.

Die New German Diet ist also keine vegetarische oder vegane Diät?

Nein, wir verteufeln den Konsum von tierischen Lebensmitteln nicht. Dieser ist kulturell tief verwurzelt. Wir haben daher nur die Proportionen zwischen pflanzlichen und tierischen Produkten angepasst, verzichten aber nicht auf Milchprodukte, Eier, Fisch und Fleisch. Das macht auch die mediterrane Kost nicht.

Die berühmte Predimed-Studie zur Risikoreduktion von Herz-Kreislauf-Krankheiten durch Mittelmeerdiät enthielt ebenfalls moderate Mengen von Milchprodukten, Fisch und Fleisch im Speiseplan. Das Ergebnis zeigt eindrucksvoll, dass tierische Produkte Teil einer gesunden Ernährung sein können.

Wie sähe eine konkrete Mahlzeit, etwa das Frühstück, mit der New German Diet aus?

Nehmen Sie zum Beispiel Naturjoghurt mit saisonalem Obstsalat, darüber gestreut ein paar Nüsse, gern auch geröstet, und einige Haferflocken. Das ist eine nährstoffreiche Mahlzeit aus regionalen Produkten, die zu unseren Ernährungsgewohnheiten passt – und die fast jedem schmeckt.

Ein Vollkorntoast mit Hüttenkäse oder Quark und möglichst selbst gemachter Erdbeermarmelade wäre eine Alternative. Das esse ich auch selbst sehr gern. Insgesamt sollte morgens weniger Stärke aus Weißmehl verzehrt werden als hierzulande üblich, also weniger helle Brötchen und Croissants.

Was spricht gegen Stärke? Sie ist ja auch Hauptbestandteil von mediterraner Pasta – oder Kartoffeln.

Wir essen oft große Mengen raffinierter Stärke in Brötchen, Brot, Feinbackwaren oder anderen Snacks. Auf Dauer kann sich das negativ auf die Regulation des Blutzuckers auswirken.

Wesentlich besser wäre es, Stärke in Form von Vollkornprodukten zu essen, denn die enthalten den nährstoffreichen Keimling und eine Menge gesundheitsfördernder Getreide-Bal-

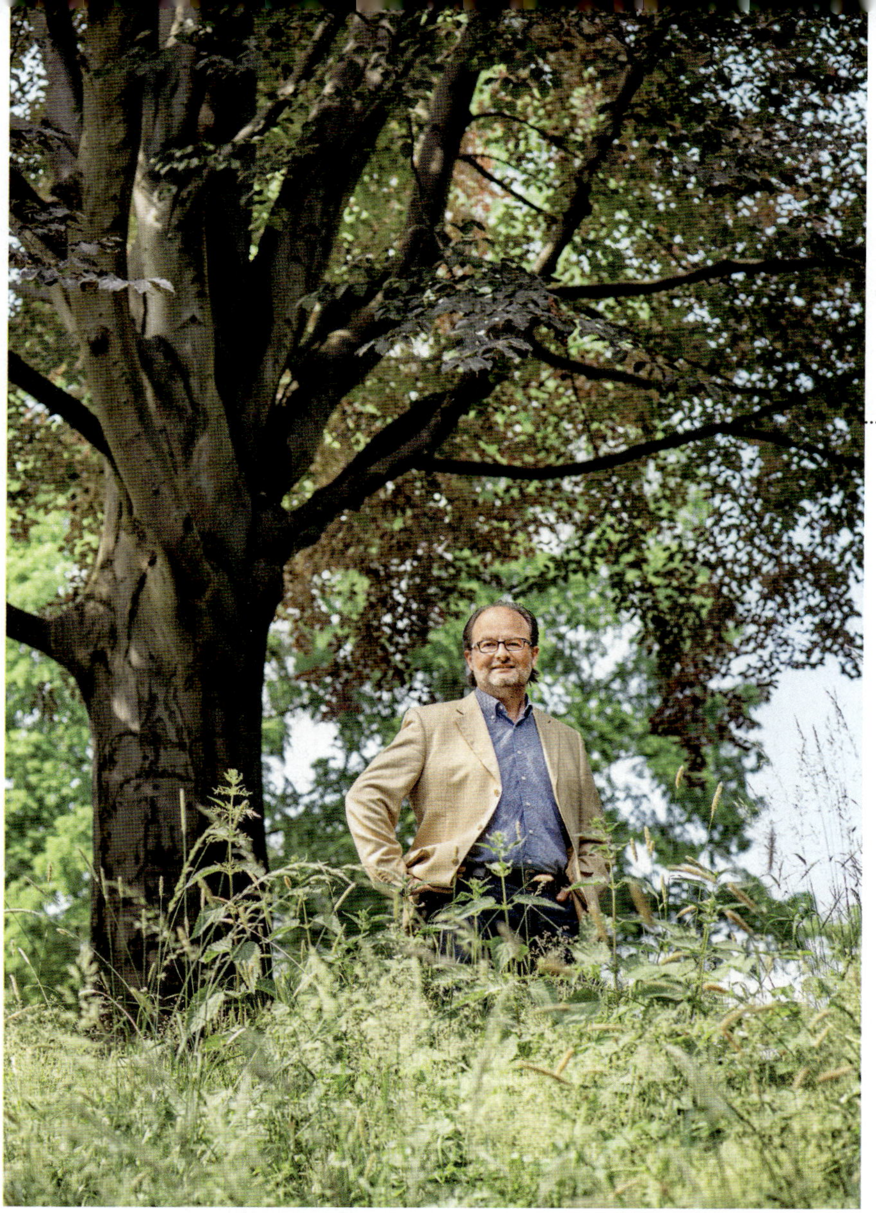

Ellrotts Team arbeitet derzeit an einem aktuellen Speiseplan zur New German Diet, der auch den CO_2-Fußabdruck enthält

laststoffe. In der mediterranen Kost kommt zwar auch Stärke vor, allerdings häufig in Form von Hartweizen-Pasta. Im Vergleich zu Weißmehl-Produkten und Kartoffeln ist der Anstieg des Blutzuckerspiegels nach einer Pasta-Mahlzeit langsamer. Aus diesem Grund gibt es auch Pasta-Gerichte in der New German Diet.

Und wie ersetzt man bei der New German Diet die am Mittelmeer verzehrten Meeresfrüchte?

Auf die haben wir im Konzept ganz verzichtet, weil wir in Deutschland keine wirkliche Tradition dafür haben. Muscheln und Krabben spielen nur an den Küsten eine Rolle. Beim Fisch gibt es aber hervorragende regionale Alternativen zu mediterranen Arten: etwa Ostsee-Hering oder Makrele anstelle von Sardinen. Oder Süßwasserfische wie Zander oder Forellen anstelle von Doraden und Thunfisch.

Haben Sie die gesundheitliche Wirkung der New German Diet wissenschaftlich überprüft?

Wir haben das Konzept in einer Studie an 212 Menschen mit Gewichtsproblemen getestet. Die Teilnehmenden bekamen entweder eine kalorienreduzierte New German Diet oder wurden einer Warteliste zugelost.

Nach 12 Wochen lag das Gewicht in der Studiengruppe 5,2 Kilogramm, in der Wartelistengruppe 0,4 Kilogramm unter dem Ausgangsgewicht. Auch die Blutfettwerte verbesserten sich in der Studiengruppe. Nach einem Jahr lag das Gewicht noch immer 4,2 Kilo unter dem Startgewicht, was für eine gute Durchhaltbarkeit spricht.

Das Konzept ist eine Art fairer Kompromiss aus bisherigen Gewohnheiten und Änderungen in Richtung mediterrane Kost.

Spielte Nachhaltigkeit bei der Entwicklung der Diät eine Rolle?

Uns interessierten in erster Linie die gesundheitlichen Auswirkungen. Extrem eindrucksvoll ist dennoch die starke Konvergenz zwischen Gesundheit und Nachhaltigkeit. Die von uns im Rahmen der New German Diet vorgenommenen Änderungen gegenüber der deutschen Durchschnittskost führen zugleich zu einer geringeren Emission von CO_2-Äquivalenten durch die Ernährung.

Wie essen Sie persönlich? Haben Sie die Erkenntnisse zur New German Diet bei der eigenen Ernährungsweise umgesetzt?

Ja, ich setze zu Hause zum Beispiel grundsätzlich Rapsöl und mehr Nüsse und Nussöle ein. Walnüsse etwa lassen sich hervorragend mit etwas Zucker in der Pfanne karamellisieren. Sie verlieren dann die bittere Note und bekommen köstliche Röstaromen, das ergibt einen sehr schmackhaften süßen Snack. Der hat dann durchaus 20 bis 30 Prozent Zucker, aber der Hauptanteil ist immer noch die Nuss.

Das ist zwar nicht kalorienarm, passt aber gut zur mediterranen Küche, ist gesund und schmeckt. In unserer Studie hatten wir solche Snacks in vorgegebenen Portionsgrößen von etwa 25 Gramm auch eingesetzt. Sie standen dem Erfolg nicht im Wege. •

Einblicke Schweine

Zehntausende Tiere leben auf engem Raum in den Ställen der LFD Holding. Die Firma erlaubte unserem Autor einen Blick hinter die Kulissen der Fleischproduktion

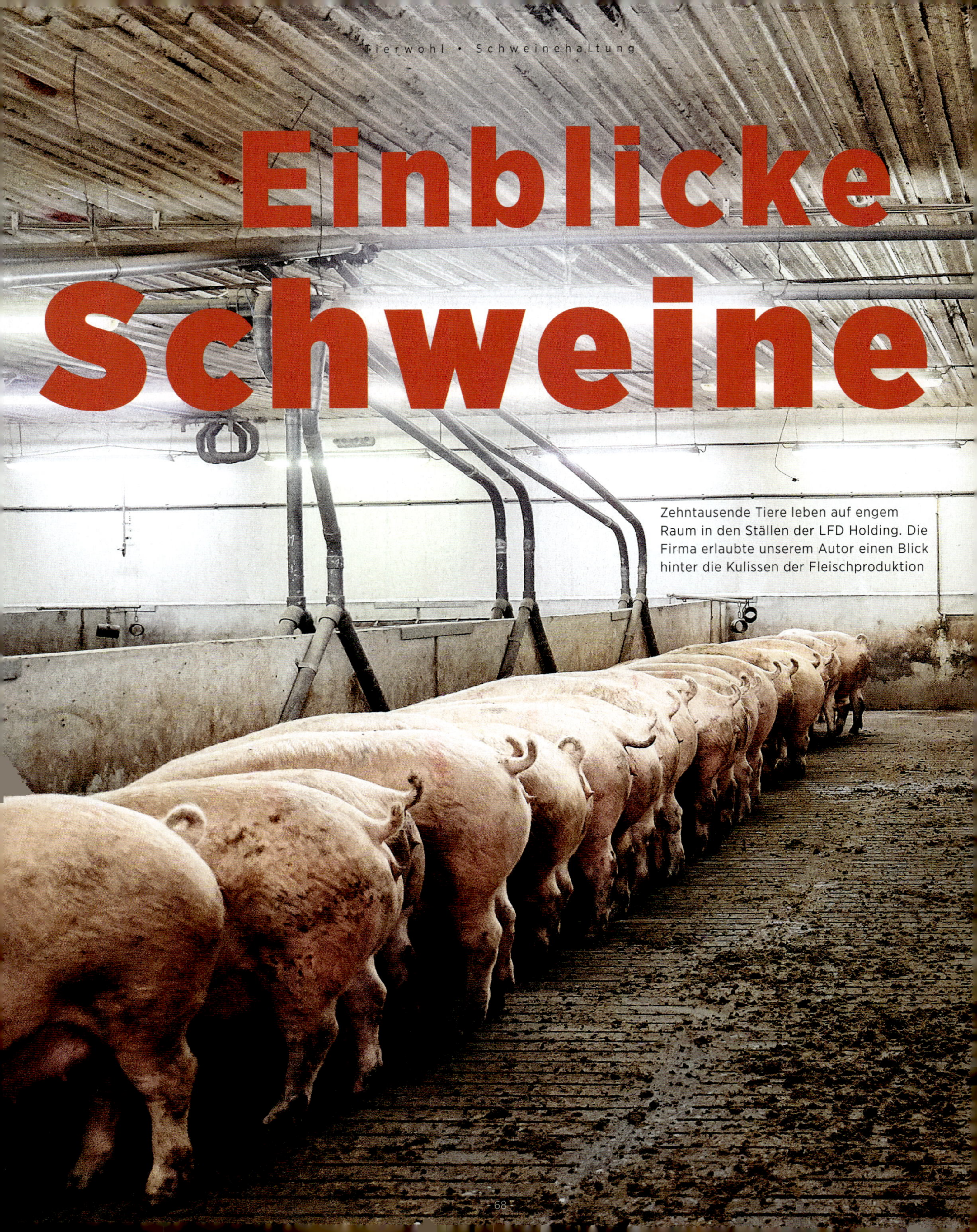

in das system

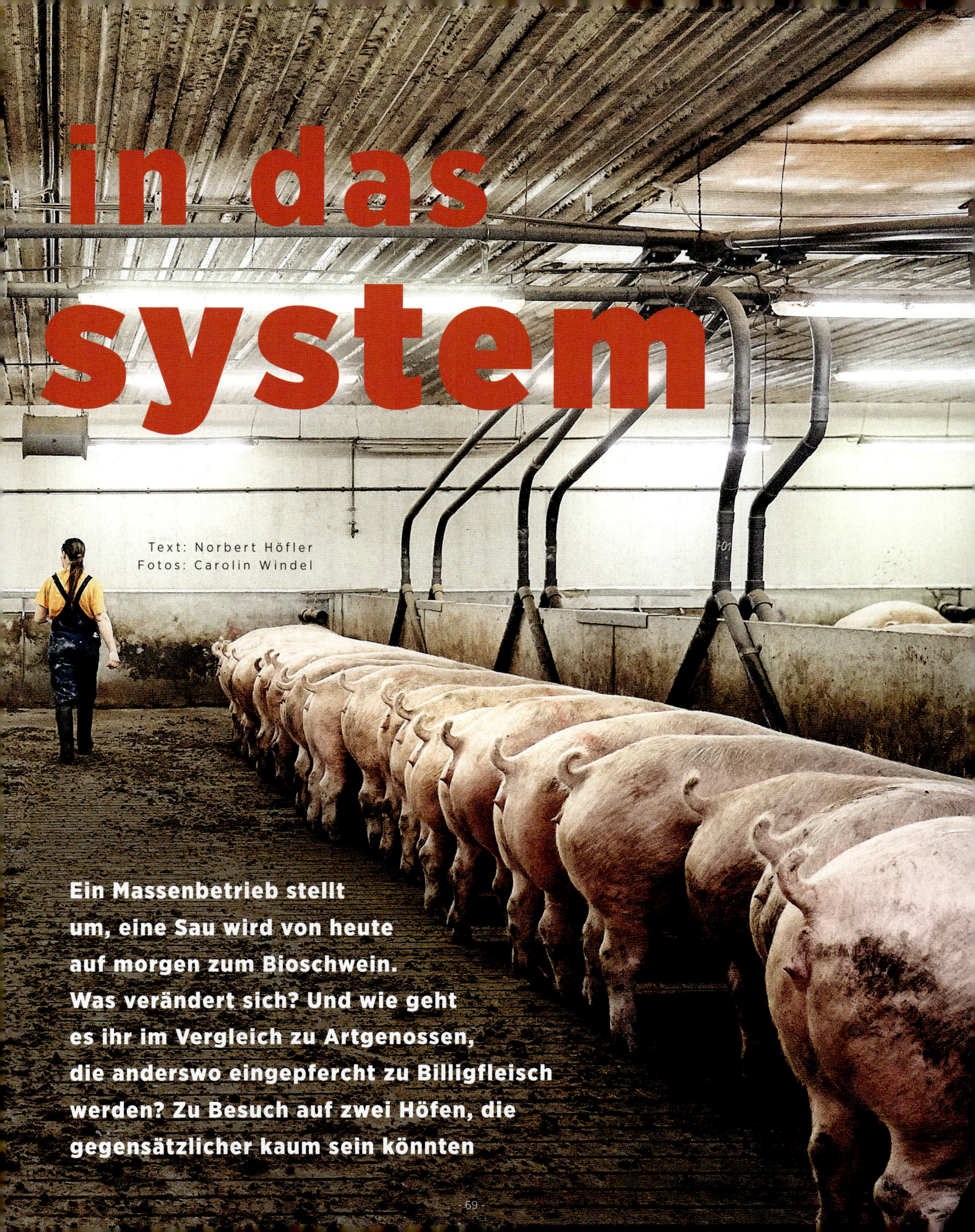

Text: Norbert Höfler
Fotos: Carolin Windel

Ein Massenbetrieb stellt um, eine Sau wird von heute auf morgen zum Bioschwein. Was verändert sich? Und wie geht es ihr im Vergleich zu Artgenossen, die anderswo eingepfercht zu Billigfleisch werden? Zu Besuch auf zwei Höfen, die gegensätzlicher kaum sein könnten

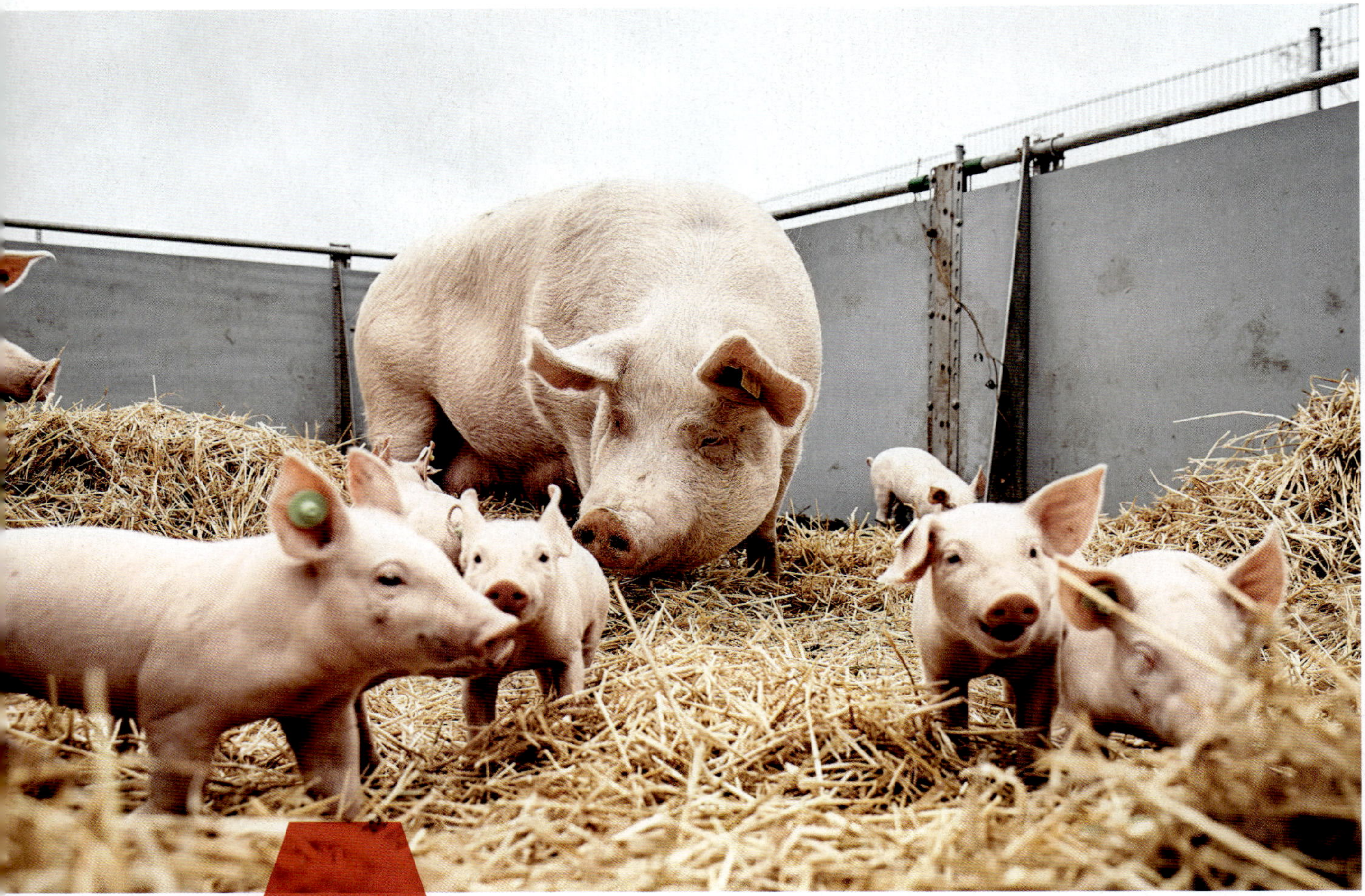

Sau Nr. 136 wurde auf Spaltboden geboren. Jetzt lebt sie mit ihren Ferkeln auf dem Biohof Dietzel. Es ist sauber und riecht nach Stroh

Am Ende dieser Reportage können Sie entscheiden, wie viel Geld Ihnen persönlich ein Schnitzel wert ist, für das kein Schwein leiden musste.

Damit Sie wählen können, besuchen wir zwei Schweineställe. Wir schockieren nicht mit Tierqualfotos, wir beschreiben den Alltag in der Tierproduktion. Und wir tun auch nicht so, als ob eine heile Welt auf den Bauernhöfen nichts kosten würde – oder als ob sie ohne Verzicht machbar wäre. Wie der Grüne Robert Habeck mit dem „Tierschutzcent", den man „an der Kasse kaum merkt". Oder wie die CDU-Landwirtschaftsministerin Julia Klöckner, die mit einem freiwilligen staatlichen Label und „einem kleinen Preisaufschlag" das Leben und Sterben der Tiere erträglicher machen wollte – und gescheitert ist. Mehr Tierwohl wird Milliarden kosten. Aber, die gute Nachricht, damit kann Deutschland darin Nummer eins in Europa werden.

Der erste Schweinestall auf unserer Reise durch ein Land, das mehr Tierwohl wünscht, aber meist Billigfleisch kauft, liegt bei Korbach in Nordhessen. Ein kleiner Familienbetrieb. Jungbauer Christoph Dietzel stellte die Schweinehaltung auf bio um. Eine alte Sau aus der Zeit der Massentierhaltung ist noch am Leben. Sie wurde von einem Hochleistungs- zum Bioschwein.

Diese Sau ist der Grund, warum wir hier sind. Über ihr Leben hat Bauer Dietzel genau Buch geführt. Aus ihrer Geschichte lässt sich viel über Tierwohl lernen – und über dessen Preis.

Der Morgennebel liegt noch in den Talsenken. Aber die Sau steht schon in ihrer gewaltigen Pracht von 250 Kilogramm im Außenbereich des Stalls und schmatzt hörbar an einer

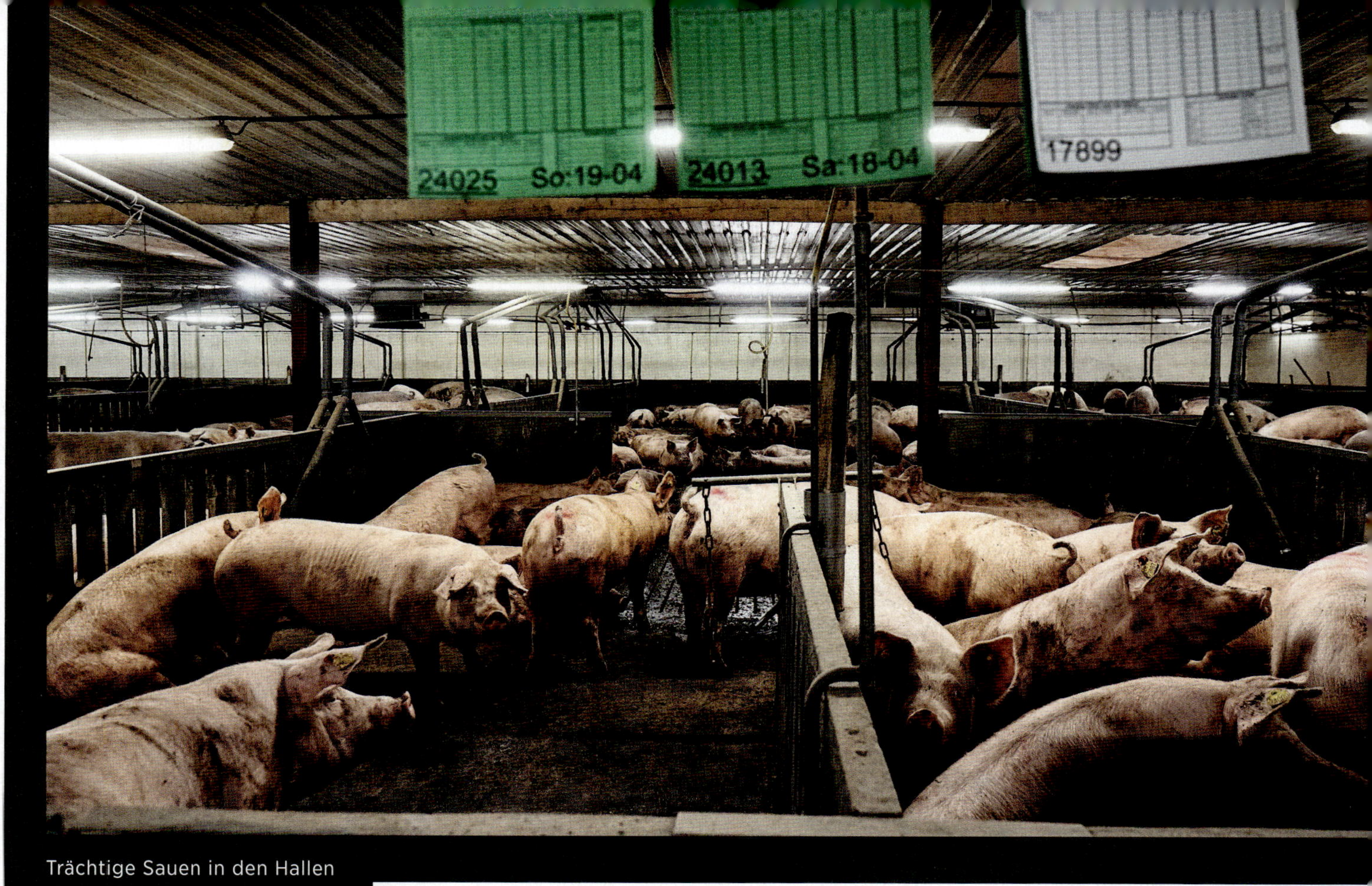

Trächtige Sauen in den Hallen der LFD Holding. Die Tiere stehen in ihrem eigenen Kot. Es stinkt nach Ammoniak. Sonne sehen die Schweine nie

Portion Kleegras. Im Ohr trägt sie eine gelbe Marke mit der Nr. 136. Einen richtigen Namen hat sie nicht.

Nr. 136 kam am 13. März 2014 als konventionelles Schwein zur Welt. Sie wuchs schnell und wurde ein starkes Jungschwein. Der Bauer sah, dass sie gut gewachsen war und dass sich an ihrer Flanke acht schöne Zitzen auf jeder Seite entwickelten. Wenn er in den Stall kam, schaute sie aus ihren Schweineaugen aufmerksam nach ihm.

Dem Bauern gefiel das. Nr. 136 wurde kein Mastschwein, das nach wenigen Monaten in den Schlachthof kommt, sondern eine Zuchtsau. Im Alter von acht Monaten wurde sie zum ersten Mal trächtig, und nach 117 Tagen warf sie ihre ersten Ferkel.

Wie die Mütter der zig Schweinegenerationen vor ihr lag auch Nr. 136 auf dem nackten Betonboden im eigenen Dreck, eingezwängt in einen engen Gitterkorb. Sie hatte bis zum dritten Lebensjahr 54 Ferkel geboren und nie die Sonne und die Sterne gesehen, nur Stalllicht und Dunkelheit.

Schweine können **besser** riechen als **Hunde** – und haben es gern sauber

Im Februar 2017 änderte sich ihr Schweineleben. Der Bauer baute um. Jetzt hatte der Stall von Nr. 136 keine Gitter mehr. Es lag Stroh darin, das sie noch nie gerochen hatte, und andere Sauen waren auch da. In einer dämmrigen Ecke waren die Schlafplätze für die Tiere, weiter vorn gab es Wasser und Fressen, und an einer Stelle war das Klo. Wenn Schweine genug Platz haben, bleibt ihr Bett sauber.

Unter den Sauen gab es zu Anfang Krach und Rangeleien. Vor der Futterstation wurde gekämpft, gebissen, bis klar war, welche von ihnen die Leitsau ist. Am Ende war es Nr. 136.

Der Bauer beobachtete genau, wie sich Nr. 136 zum ersten Mal ins Freie traute. Wie sie vorsichtig mit ihrer Schnauze die Klappe zum Außenstall aufstieß, die Luft tief einsog und ihre Ohren aufstellte. Als sie sich sicher fühlte, schob sie ihren massigen Körper nach draußen. Erst schien sie überwältigt: Der Geruchssinn von Schweinen ist noch besser als der von Hunden. Dann tauchte sie ihren Rüssel tief ins Stroh und wollte nicht mehr aufhören, nach Fressbarem zu schnüffeln. Nr. 136 war jetzt bei jedem Wetter draußen, bei Regen, Sonne oder Schnee.

Nachts lag sie oft Seite an Seite mit anderen Sauen im Stroh. Wenn es kalt ist, schieben sich die Tiere so weit darunter, dass nur noch große Haufen zu erkennen sind, die sich mit dem Atem langsam heben und senken. Schweine träumen. Wovon, ist nicht bekannt.

In ihrem ersten Leben als konventionelle Sau wurde Nr. 136 mit einem langen Schlauch künstlich besamt. Erst als Biosau durfte sie zu einem echten Eber. Eine ruppige Angelegenheit. Nr. 136 trug vom Aufreiten des Ebers ein paar lange rote Striemen auf dem Rücken davon.

Sie wurde trächtig. Da kam es zu dem Gänsehautmoment, von dem der Bauer sagt, er werde ihn nie vergessen: Nr. 136 fing an, Stroh mit dem Maul zu sammeln, um Nester für ihren Nachwuchs zu bauen. Obwohl es ihr zuvor keine Sau gezeigt hatte, wusste sie instinktiv, wie es geht. Die Stimme des Bauern wird weich, als er sagt: „Da war mir klar, es war falsch, was wir früher den Schweinen angetan haben."

Rund 21 000 Biosauen leben derzeit in Deutschland. Der Marktanteil von Bioschwein beträgt ein Prozent. Sau Nr. 136 hat doppelt Glück: Sie ist auf einem Bioland-Hof zu Hause, der Verband hat sich zu besonders strengen Kriterien verpflichtet. Dagegen gibt es immer wieder Berichte, dass Produzenten das gesetzliche Minimum für bio zwar gerade so einhalten – das aber kaum zu besserer Haltung führt.

Aber auch Nr. 136 lebt nicht in Bullerbü. Der Bauernhof ist ein Wirtschaftsbetrieb. Allein der Umbau des Stalls vom konventionellen Schweinebetrieb zum Bioland-Hof kostete 180 000 Euro. Nr. 136 bleibt nur am Leben, solange sie rentabel ist. Bisher hat sie 114 gesunde Ferkel produziert.

> Erst als **Biosau** durfte Nr. 136 mit einem echten **Eber** zusammen sein

Ihre Ferkel werden zu Mastschweinen; deren Koteletts und Schnitzel verkauft Edeka Rhein-Ruhr als Bioland-Fleisch – zum dreifachen Preis von Nichtbioware. Der Bauer bekommt fürs Kilogramm knapp vier Euro statt 1,40 Euro.

Das Tageslicht schwindet. Nun senkt sich der Nebel wieder in die Talmulden. Nr. 136 drückt mit dem Rüssel noch einmal die Klappe ins Freie auf. Sie tritt in die kalte Abendstille. Auf ihren blonden langen Borsten fangen sich Nebeltröpfchen.

Nach einem Tag bei Nr. 136 haben wir das Gefühl: Die Sau lebt ein gutes Leben. Aber fühlt das Schwein auch so? Würde eine Sau, die ganz unten in der Hierarchie landet, womöglich lieber allein in einer engen Box stehen, ohne von den anderen bedrängt und gebissen zu werden? Tierwohl ist ein vager Begriff. Ministerin Klöckners gescheitertem Label zufolge, sollten schon 20 Prozent mehr Stallfläche – zweieinhalb DIN-A4-Blätter – das Tierwohl steigern. Ob das die Tiere auch so wahrnehmen? Dazu wird zu wenig geforscht.

Das gilt auch für die vielen offenen Fragen der Tierethik. Hat das Tier eine Vorstellung von seiner Zukunft? Empfindet es Freude, Glück, Trauer? Hat es Mitgefühl für seinesgleichen? Oder vermenschlichen wir mit diesen Fragen das Schwein nur? In der Wissenschaft wird erst seit den 1970er-Jahren über Tierethik und -rechte intensiv diskutiert. Davor galten Nutztiere den meisten Philosophen als „Werkzeuge" (Aristoteles), „Automaten" (René Descartes), bei denen es keine Rolle spielt, wie wir uns ihnen gegenüber verhalten, da Gott alle Dinge menschlicher Herrschaft unterstellt hat (Thomas von Aquin). Selbst für den Aufklärer Immanuel Kant waren Tiere „Sachen", allerdings wies er darauf hin, dass grausame Behandlung von Tieren uns selbst erniedrige und abstumpfen lasse.

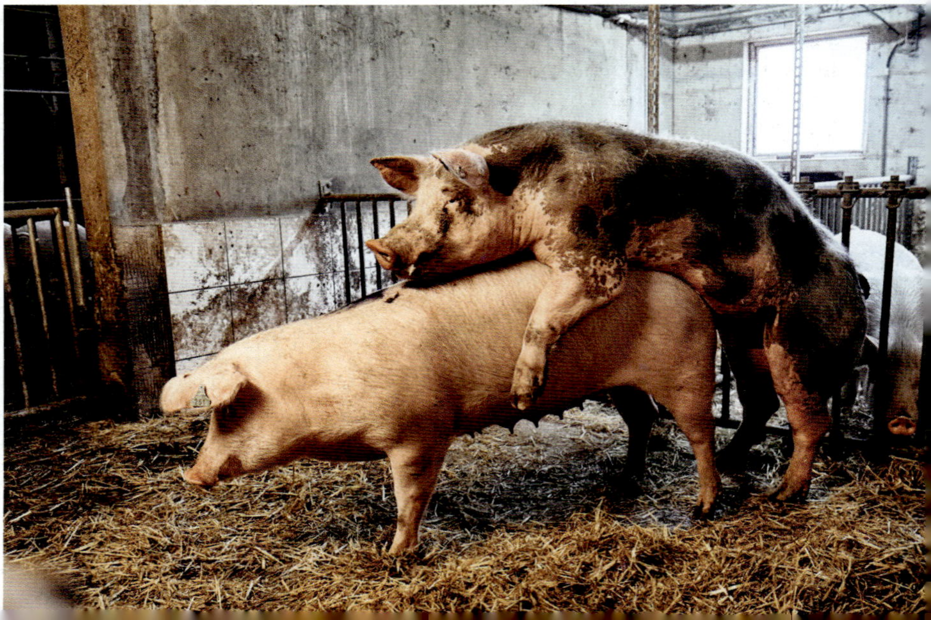

Auf dem Biohof bespringt ein Eber eine rauschige Sau. Es geht ganz schön ruppig zur Sache. Das Weibchen trägt oft rote Striemen auf dem Rücken davon

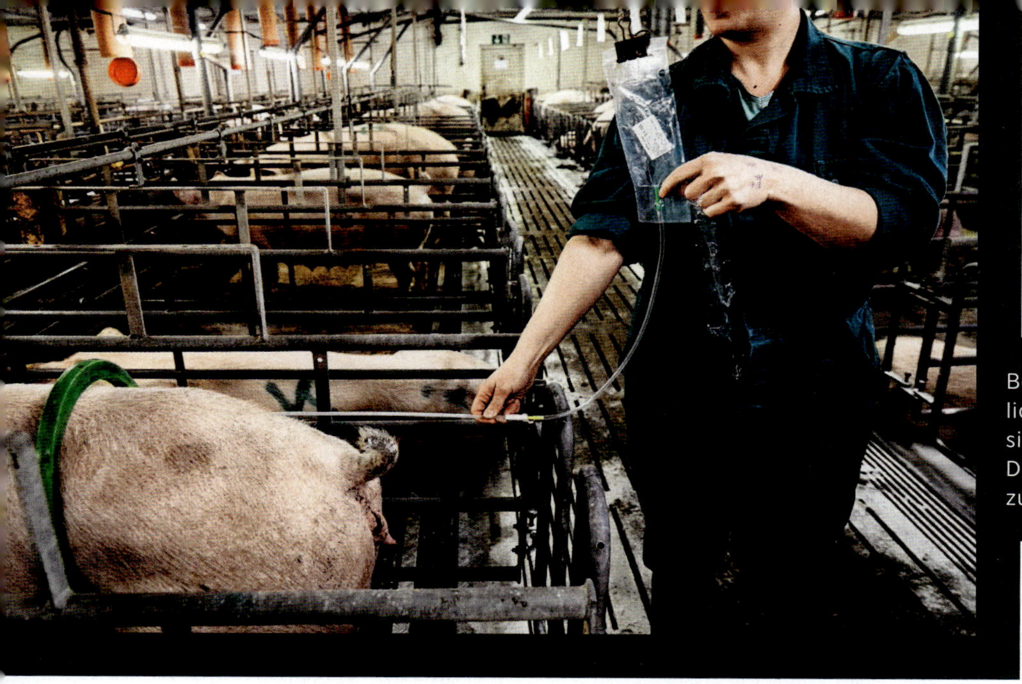

Beim Massentierhalter wird künstlich besamt. Der grüne Plastikbügel simuliert dabei den Ritt des Ebers. Das männliche Tier hatte seinerseits zuvor eine Sauenattrappe bestiegen

Zeitgenössische Denker wie Richard David Precht, der mit seinen Büchern ein Millionenpublikum erreicht, vertreten die Auffassung, dass die „Reichweite unseres Mitgefühls“ stetig größer wird – auch Nutztieren gegenüber. Precht sagt: „Ich glaube, dass vieles von dem, wie wir uns heute gegenüber Tieren verhalten, mit unseren Vorstellungen von Moral, von Liberalität, von Gesellschaft, von Sensibilität nicht mehr vereinbar ist. Und deswegen bin ich sehr optimistisch, dass wir auch noch weiter vorankommen.“

W

Wie weit wir sind, wollen wir uns anschauen. Wir fahren vom Bauernhof in Korbach nach Gladau in Sachsen-Anhalt in den größten Sauenstall Deutschlands. In den Anlagen der LFD Holding leben 50 000 Sauen. Pro Tag kommen 4000 Ferkel zur Welt. Die Jungtiere werden wie Aktien gehandelt. Aktuell lassen sich pro Ferkel Preise von mehr als 50 Euro erzielen.

Der Jahresumsatz der LFD lag in den vergangenen fünf Jahren zwischen 85 und 110 Millionen Euro. Das Unternehmen beschäftigt 380 Mitarbeiter*innen. In den Ställen werden vor allem Billigkräfte aus Osteuropa eingesetzt – für den Mindestlohn.

Ethik

Was wollen wir, und wie handeln wir?

Menschen verhalten sich oft anders, als sie in Umfragen sagen. Sie kaufen billig, denn dafür belohnt sie ihr Gehirn

Das Experiment: Eine Studie in 18 NP-Discount- und Edeka-Märkten wertete mehr als 18 000 Käufe aus: von Discounter-Billigfleisch, mittelpreisigem Fleisch mit Tierwohl-Siegel und hochpreisigem Biofleisch.
Das Ergebnis: Etwa ein Viertel der Kund*innen entschied sich für Tierwohl- oder Biofleisch – drei Viertel griffen beim Billigangebot zu. In Umfragen gibt die große Mehrheit der Verbraucher*innen aber an, sie würden für mehr Tierwohl gern mehr zahlen.
Eine Erklärung: Ulrich Enneking, Professor für Agrarmarketing an der Hochschule Osnabrück, der die Idee zum Fleischkauf-Experiment hatte, vermutet: Die Qualitätsunterschiede zwischen den Produkten seien nicht ausreichend bekannt oder transparent. „Wenn Verbraucher Unterschiede nicht wahrnehmen, wirkt der günstige Preis wie eine Belohnung.“ Die Neurowissenschaft weiß, was Billigangebote im Gehirn auslösen: Das Belohnungssystem wird aktiviert, der Botenstoff Dopamin wird freigesetzt. Der Mensch begehrt und „jagt“ das günstige Angebot, vergisst darüber den Vorsatz, kein Fleisch aus Massentierhaltung zu kaufen.
Konsequenzen: Große Discounter (Aldi, Lidl) und Handelsketten (Edeka, Rewe, Kaufland, Netto) verkaufen in der Initiative Tierwohl mit dem gleichnamigen Siegel bisher Fleisch in vier Qualitätsstufen, von Stufe 1, dem gesetzlichen Standard (also Massentierhaltung) bis 4 (bio). Ab diesem Jahr soll Schweinefleisch der Stufe 1 nach und nach aus dem Handel verschwinden, Stufe 2 wird der neue Standard. Das bedeutet für die Schweine gerade mal zehn Prozent mehr Platz im Stall – etwas mehr als diese Magazinseite.

Nachgefragt

Wie kann ich sicher sein, gutes Fleisch zu erhalten?

Metzger und Ökolandwirt Sven Lindauer über Frische, Qualität und ahnungsloses Verkaufspersonal

Was wird beim Fleischkauf oft falsch gemacht?

Wichtig ist, vorher zu wissen, was man kaufen will. Als Verbraucher fragt man sich vielleicht: Von welcher Rasse stammt das Fleisch? Von welchem Hof kommt es? Wurde das Tier im Freiland oder im Stall gehalten? Wenn es im Stall war, auf wie viel Platz? Wie alt war es? Und wo wurde es geschlachtet?

Muss ein Metzger solche Fragen beantworten können?

Als Direktvermarkter kann ich alle diese Fragen beantworten. An der Ladentheke im Supermarkt bekommt der Kunde darauf jedoch keine Antwort. Übrigens in den allermeisten Fällen auch nicht im Fleischereifachgeschäft. Viele Metzger kaufen Ware im Großhandel. Ich bezeichne sie als „Alibi-Metzger". Ihre Wirtschaftlichkeit hängt vom günstigen Einkauf ab.

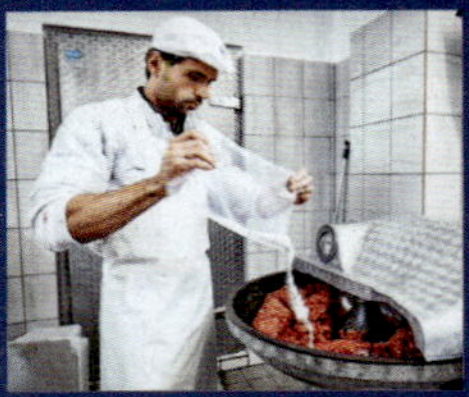

Sven Lindauer bereitet auf Gut Fahrenbach Fleischkäse vor

Aber Bioware wird strenger überwacht, oder?

Ja. Da gelten konkrete Vorschriften bei Haltung, Futter, Platzangebot für die Tiere. Das wird streng kontrolliert.

Woran erkenne ich die Frische des Angebots?

Fleischkauf im Fleischereifachgeschäft ist Vertrauenssache.

Es heißt: Je billiger das Fleisch, desto schlechter die Qualität. Stimmt das?

Ja, in den meisten Fällen.

Ist Fleisch vom Metzger automatisch frischer?

Vor 50 Jahren war der Metzger im Dorf oder in der Stadt der Versorger für Fleisch und Wurst. Heute sind das Aldi, Lidl und Co. Wenn es um Frische geht, dann dreht sich bei denen die Ware viel schneller als bei einem kleinen Metzger. Frische ist aber nicht gleichbedeutend mit Qualität.

Welche Farbe soll Fleisch haben?

Fleisch im Supermarkt ist immer rot, weil es mit Sauerstoff begast wurde. Über die Qualität sagt das aber nichts aus.

Schmeckt Biofleisch besser als Fleisch aus Massentierhaltung?

Grundsätzlich kann man das so nicht sagen. Wichtig ist, wie die Tiere zum Schlachthof transportiert wurden und wie sie getötet wurden. Hatten sie Stress, leidet das Fleisch. Das gilt auch für Biotiere.

Wie kauft man gute Wurst?

Nie geschnitten und in Plastik verpackt kaufen. Lieber am Stück und dann daheim ein Messer und ein Holzbrett zur Hand nehmen und die Wurst selbst aufschneiden.

Statistisch hat ein 80-jähriger deutscher Mann in seinem Leben 748 Tiere gegessen: 661 Hühner, 45 Schweine, 31 Enten, fünf Gänse, drei Schafe und drei Rinder. Ist das zu viel?

Ja. Ein- oder zweimal pro Woche, das reicht. Und das sage ich als Metzger und Landwirt.

Die LFD-Anlage ist mit Mauern, Stacheldraht und Kameras gesichert. Geschäftsführer Jörn Göbert empfängt mit Pressesprecher und Presseassistentin am Werkstor. Er fackelt nicht lange mit Floskeln und hält seinen Kurzvortrag über Tierschutz. Der sei gewährleistet, so Göbert, wenn die Tiere mit ausreichend Futter, Wasser, Licht, Luft und – falls nötig – Medizin versorgt seien. Die LFD beschäftige eigene Tierärzte. Göbert sagt, in seinen Ställen herrsche Recht, Ordnung und das Gesetz. Er betont das, weil die Zuchtanlage in Gladau bis 2015 dem niederländischen Unternehmer Adrianus Straathof gehörte, der wegen Tierquälerei verurteilt wurde.

Ein kühler Wind trägt einen Schwall Schweinegestank heran. Lkw mit Sojafutter aus den USA und Südamerika rollen auf den Hof. Auch Jörn Göbert setzt sich in Bewegung und weist uns den Weg zu den Duschen.

Jeder, der in die Anlage will, muss sich zuerst nackt ausziehen. Eigene Kleidung inklusive Unterwäsche muss draußen bleiben. Wir bekommen grüne Latzhosen, orangefarbene T-Shirts und Gummistiefel. Wir sollen keine Krankheiten in die Ställe tragen. Die Tierbestände sind sehr anfällig.

Als Erstes zeigt Göbert die Stallapotheke. In zwei mannshohen Kühlschränken lagern Antibiotika, Impfstoffe und Schmerzmittel. Der Inhalt reicht etwa für eine Woche.

Die Führung durch die Anlage wird den ganzen Tag dauern. Dunkle Gänge führen zu Dutzenden Ställen. Alle liegen unter einem gemeinsamen Dach, Fenster gibt es keine. Schnell verlieren wir hier die Orientierung.

Vor einer weiß gestrichenen Eisentür macht Göbert halt und öffnet sie mit einem Ruck. Er hat versprochen, beim Rundgang alles zu zeigen.

In einer grünen Plastikwanne hocken drei Ferkel. Damit sie nicht frieren, hängt eine Wärmelampe über ihnen. Die drei werden gleich getötet.

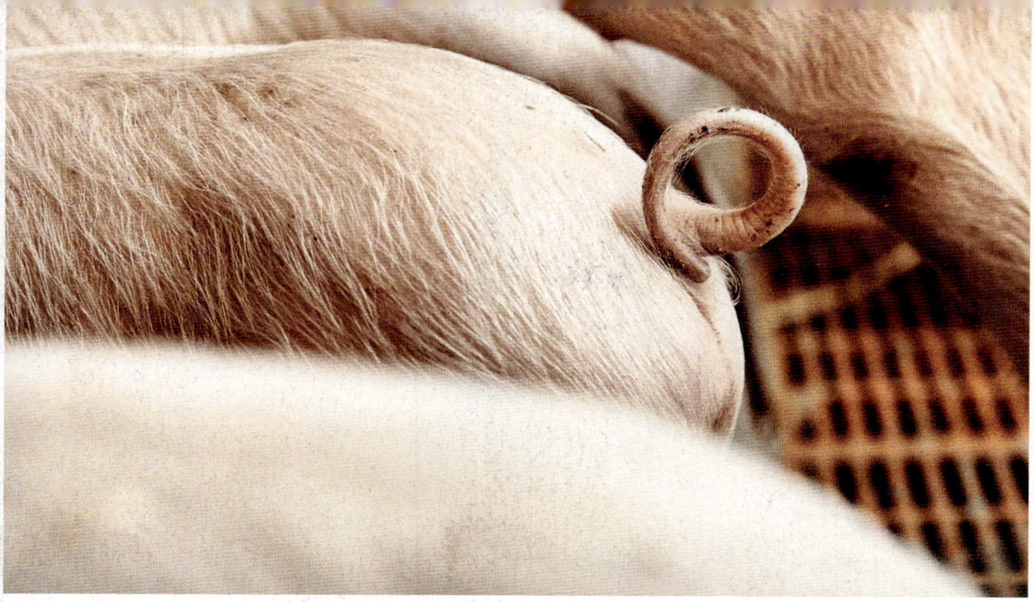

Ein Bioschwein erkennt man meist an seinem Ringelschwanz. Der bleibt dran. Denn es besteht kaum Gefahr, dass andere Tiere ihn im Stress blutig beißen

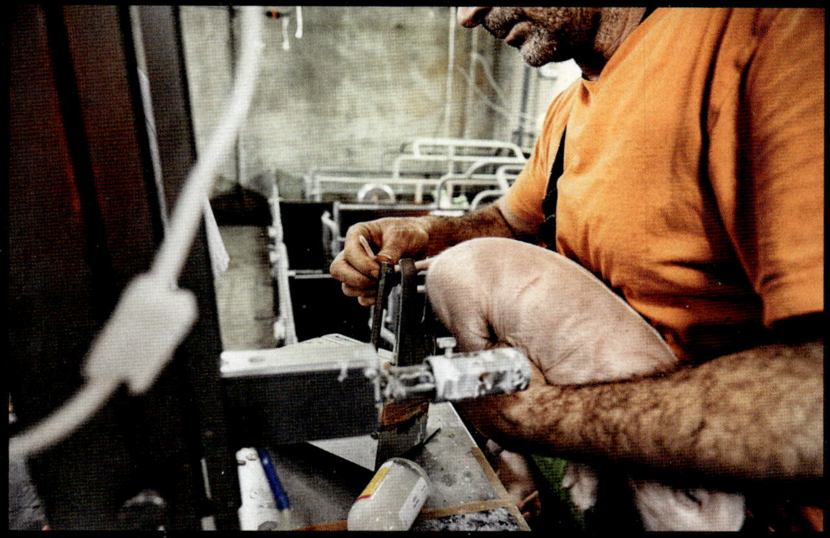

Eigentlich ist die tierschutzwidrige Prozedur nur im Einzelfall erlaubt. Dennoch werden beim Massentierhalter die Ringelschwänze im Akkord mit einer Stanzmaschine abgeschnitten

Eines hat eine Schwellung am linken Hinterbein. Eine Behandlung wäre teuer, vielleicht auch unmöglich. Die anderen beiden wirken lethargisch. Wie man richtig merzt (also tötet), zeigt ein Plakat für die Arbeiter*innen mit Fotos und Text in deutscher, polnischer und rumänischer Sprache: erst einen „kräftigen stumpfen Schlag auf den Kopf“ geben, dann „durch einen tiefen Kehlschnitt die Halsschlagadern durchtrennen“.

Acht bis zwölf Prozent eines Wurfs sterben in den ersten vier Wochen. Das ist in der industrialisierten Fleischproduktion normal. Aber auch im Biostall kommen fast nie alle Jungtiere durch.

Die Schweinezucht funktioniert wie eine Fabrik. Anweisungen an die Arbeiter sind so eindeutig wie möglich formuliert. Aber dennoch kommt es zu Fehlern und Skandalen. In einem heimlich aufgenommenen Video der Tierschutzorganisation Animal Rights Watch ist unter anderem zu sehen, wie LFD-Mitarbeiter kranke Schweine töten und dabei lange leiden lassen.

Beim **Kupieren** der Schwänze **quieken** die Ferkel vor Pein

Jörn Göbert entließ die Tierquäler. Er räumt aber ein, dass solche „individuellen Fehler“ auch in Zukunft nicht auszuschließen seien. Das ist der Preis einer Tierproduktion, die in erster Linie kostengünstig sein soll.

Nun öffnet Göbert die Tür zu einem Stall, in dem Sauen gebären. Eisenstangen hindern sie am schnellen Aufstehen und Hinlegen, damit die Ferkel nicht erdrückt werden. Den Sauen wird eine schmale Matte aus saugfähigem Gewebe untergeschoben, so fallen die Neugeborenen nicht auf

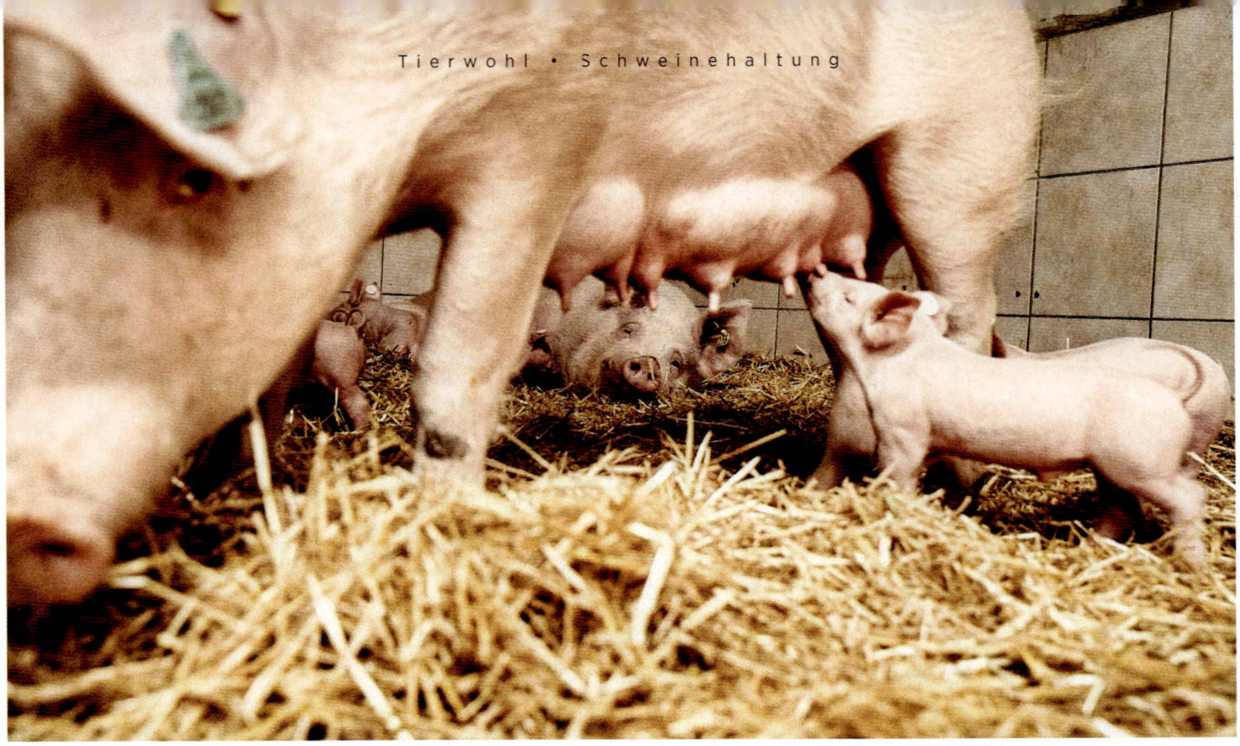

Die Sauen säugen ihre Ferkel fast jede Stunde. Sie können sich dabei frei bewegen. Als Nr. 136 im Biostall das erste Mal trächtig war, baute sie instinktiv ein Nest aus Stroh

den Betonboden mit den breiten Spalten, durch die Kot und Urin über unendlich scheinende unterirdische Kanäle träge in die Güllegrube fließen.

Einen Stall weiter sind die Ferkel ein paar Tage älter. Zwei Männer schieben einen Metallkarren von Koben zu Koben. Messer liegen darauf, Infusionsbeutel hängen daran und Werkzeuge, die aussehen wie Bohrmaschinen. Das Gefährt ist Jörn Göberts ganzer Stolz. „Ein Eigenbau“, sagt er. „Kostet 20 000 Euro, locker.“ Seine Pressereferentin macht Notizen.

Wir schauen und hören zu, als die Männer mit ihrer Arbeit beginnen: Den Ferkeln wird bei Bewusstsein mit einer Stanzmaschine der Ringelschwanz abgeschnitten. Sie quieken. Die Prozedur verstößt gegen den Tierschutz, sie ist nur im Einzelfall erlaubt. Und alle in der Branche inklusive der Landwirtschaftsministerin wissen davon. Trotzdem wird das in fast allen Ställen so gemacht. Die Tiere sollen sich nicht aus Stress gegenseitig blutig beißen.

Es folgt Arbeitsschritt zwei: Die Vorderzähnchen der Ferkel werden mit der Bohrmaschine abgeschliffen, damit sie die Zitzen der Sau nicht verletzen. Die Schweinchen sind starr vor Stress, und sehr wahrscheinlich empfinden sie auch großen Schmerz. Den männlichen Ferkeln werden sodann auch noch mit einem Skalpell die Hoden herausgetrennt. Schnitt. Fertig.

Weiter geht es durch das Stalllabyrinth. Im Deckzentrum werden an diesem Vormittag Dutzende rauschige Sauen mit Plastikschlauch und Spermabeutel besamt. Damit sie in Stimmung kommen, werden drei Eber mit Hoden so groß wie Handbälle auf einem vergitterten Laufsteg an ihnen vorbeigetrieben. Weibchen und Männchen dürfen sich bei der Peepshow kurz durch die Gitter beschnuppern.

Zur zusätzlichen Stimulation bekommen die Sauen grüne Plastikbügel über den Rücken gespannt. Sie sollen den Druck des aufgesprungenen Ebers simulieren. Die Sauen stehen in engen Gitterkörben, den Kastenständen. Die sind in den meisten Sauställen zu klein, verstoßen gegen den Tierschutz. In den LFD-Ställen, die wir besuchen, bleibt daher jeder zweite Kasten leer.

In den nächsten Ställen raufen trächtige Sauen um den besten Platz am Futtertrog. Das Fressen kommt über ein Rohrsystem fertig in die Tröge. Es ist eine schleimige Pampe aus Getreide und Soja. Für mehr Tierwohl stecken an den Stallwänden Holzpflöcke in Metalllaschen. Die Sauen können sie mit den Schnauzen auf und ab bewegen – das soll die klugen Tiere bei Laune halten. Oder sie kauen an Eisenketten, die an Eisengittern hängen. Es klappert und klirrt tagein, tagaus.

S

So wie die Gladauer Sauen leben in Deutschland 1,8 Millionen Schweine oder 99 Prozent.

Göbert verteidigt die Quälereien nicht. Er sagt, er finde Schwänzekupieren und das betäubungslose Kastrieren auch nicht gut. Genauso wenig gefalle ihm, dass fast alle Sauen im Land in viel zu kleinen und gesetzlich nicht korrekten Kastenständen stünden. Aber auch dieser Missstand wird von Ministerin Klöckner geduldet. Nach aktueller Gesetzeslage haben die Betriebe noch sieben Jahre Zeit, um die zu engen Gitterverschläge umzubauen.

Von Beruf ist Jörn Göbert gar kein Landwirt. Er ist Wirtschaftsingenieur, auf die Optimierung von Produktions-

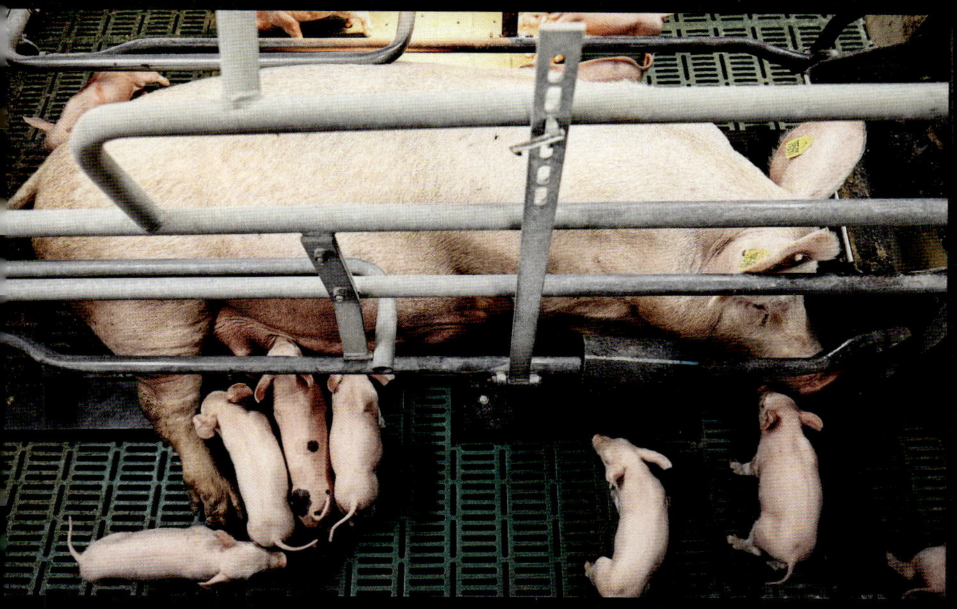

Eine LFD-Sau ist im Ferkelkorb eingezwängt. Stahlbügel hindern sie am Umherlaufen, damit sie ihre Jungen nicht erdrückt. So verbringt das Tier einen großen Teil seines Lebens

prozessen spezialisiert. Bevor er zur LFD Holding kam, sanierte er eine Gipskartonfabrik und eine Biosupermarktkette. Welchen Job er als Nächstes macht, weiß Göbert noch nicht. Wenige Wochen nach den Recherchen für diese Reportage wurde die LFD an einen Schweizer Investor verkauft.

Wir duschen wieder. Der Schweinegeruch haftet drei Tage auf der Haut.

Es wird Zeit, sich zu entscheiden. Wie soll Fleisch produziert werden? Teuer und mit viel Tierwohl wie bei Sau Nr. 136? Oder billig, wie bei der LFD? Wie soll unsere Tierhaltung in zehn oder 20 Jahren aussehen? Die Weichen dafür werden jetzt in Brüssel und Berlin gestellt.

Folkhard Isermeyer ist seit 2009 Präsident des Thünen-Instituts, gewissermaßen der wichtigste Thinktank des Landes für Fragen der Landwirtschaft. Isermeyers Rat an Bauersleute, Konsumierende und Regierung läuft darauf hinaus, eine Revolution zu wagen. Er würde es nie so nennen, schließlich ist er Beamter. Aber sein Plan würde die Bauernhöfe radikal verändern – und das Leben von Millionen Nutztieren. Wir treffen Isermeyer zum Gespräch in seinem Büro in Braunschweig. Er skizziert den Plan: Für jedes Kilogramm Fleisch wird an der Ladenkasse ein Zuschlag von 40 Cent erhoben. Bei Käse beträgt die Abgabe 15 Cent pro Kilo, bei Milch zwei Cent je Liter. So kämen im Jahr rund drei Milliarden Euro zusammen. Das Geld speist einen Fonds, daraus werden Betriebe unterstützt, die ihre Ställe im Sinne der Tiere umbauen. Das Programm solle viele Jahre laufen, sodass nach und nach alle Höfe ein höheres Tierwohlniveau erreichen.

Preisaufschläge sollen **Bauern** unterstützen, ihre **Ställe** tierschutzkonform umzubauen

Wie diese Ställe aussehen? Das weiß Isermeyer selbst noch nicht. Zunächst sollten 100 Modellställe gebaut werden, in denen verschiedene Haltungsformen ausprobiert werden: zum Beispiel Offenställe mit Einstreu wie bei Sau Nr. 136, aber auch geschlossene Anlagen wie bei der LFD, allerdings tierfreundlicher. Forschende sollen das 100-Ställe-Programm begleiten. „So wird man über die Zeit gemeinsam schlauer", sagt Isermeyer. Und in der Gesellschaft könnte die Vorstellung einer Nutztierhaltung entstehen, mit der eine große Mehrheit der Menschen einverstanden ist.

Wie schnell geht es? Auch hier wählt Isermeyer die optimistische Variante: „Wenn wir es klug anstellen, können wir mit Erprobungsställen sofort starten. Bis alle Details geregelt sind … vielleicht zwei Jahre."

Die zentrale Frage sei, ob sich Bundesregierung, Landesregierungen, Parteien und Verbände auf eine große Lösung einlassen.

Und wie viel würde die Tierwohl-Revolution jeden von uns kosten?

Deutsche essen durchschnittlich 60 Kilogramm Fleisch im Jahr. Bei einem Aufschlag von 40 Cent je Kilogramm wären pro Person und Jahr 24 Euro fällig. Bei einer vierköpfigen Familie also knapp 100 Euro.

Der Tierwohl-Aufschlag für Käse und Milch würde auch noch dazukommen. Das sind bei einem durchschnittlichen Verbrauch aufgerundet vier und zwei Euro im Jahr. Am Ende steht dieser Betrag auf der Tierwohl-Rechnung: 30 Euro im Jahr für einen Single-Haushalt, 120 Euro für eine Familie mit vier Personen. So viel würde uns weniger Tierleid kosten. •

Besessen vom perfekten Brot

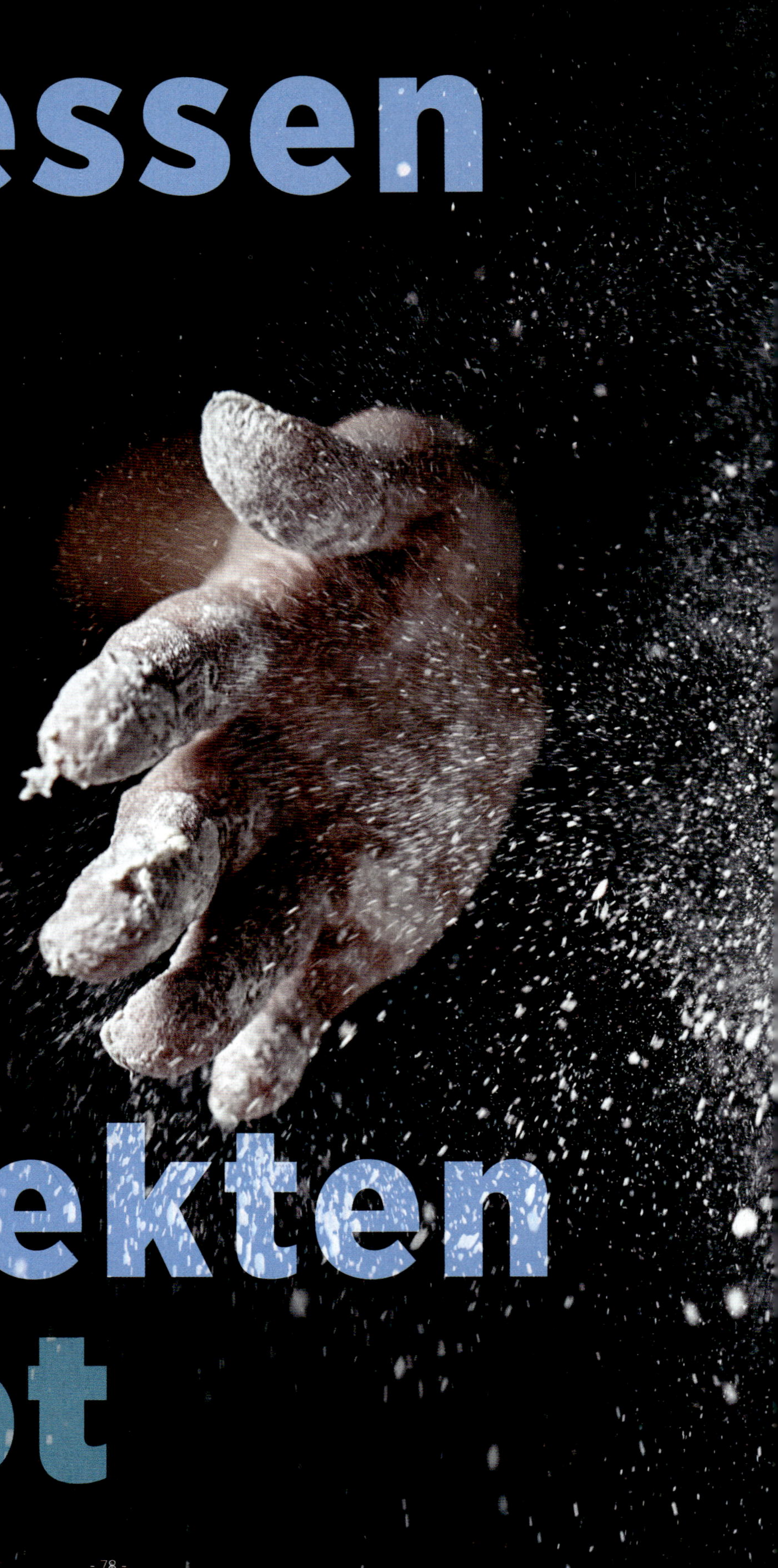

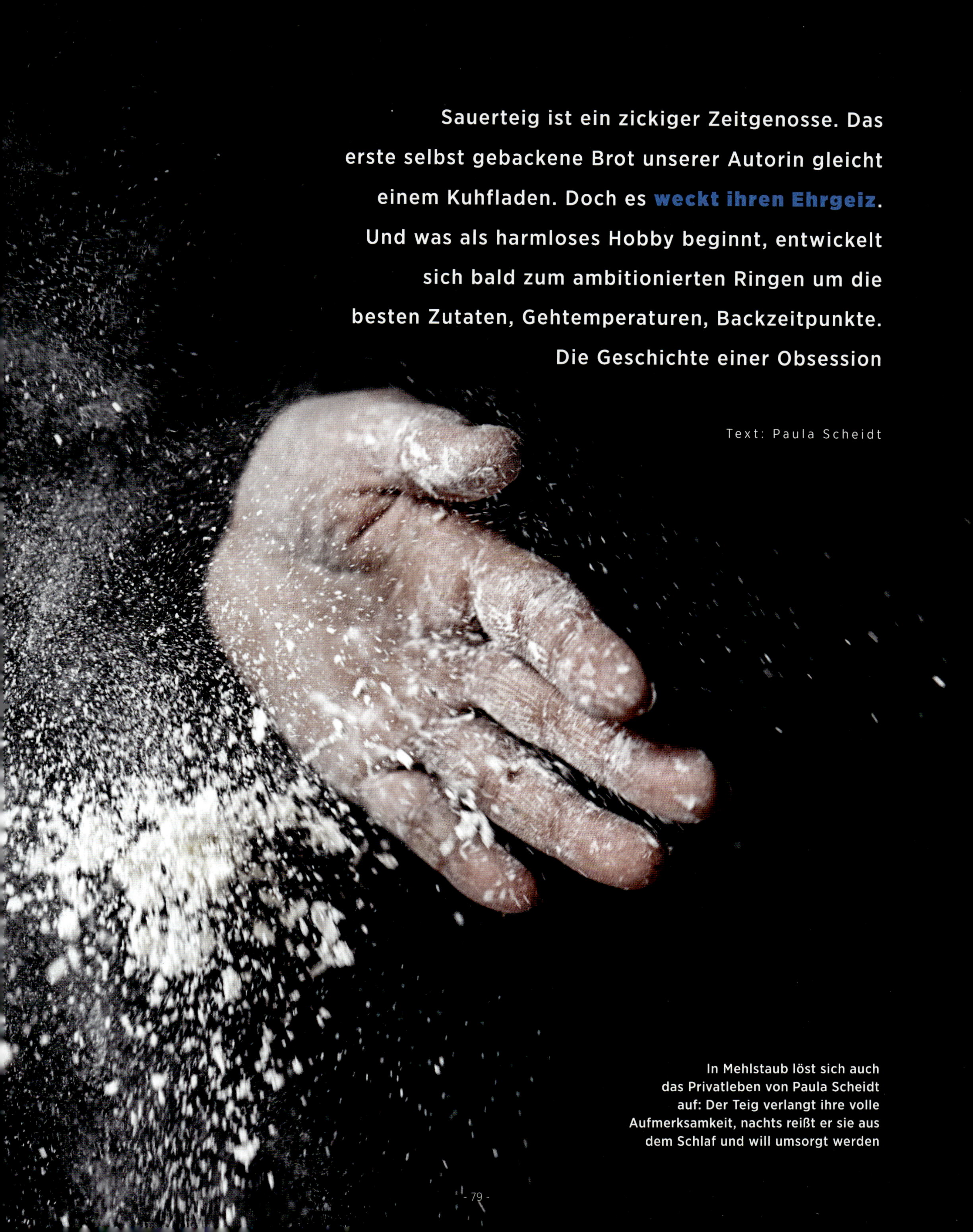

Sauerteig ist ein zickiger Zeitgenosse. Das erste selbst gebackene Brot unserer Autorin gleicht einem Kuhfladen. Doch es weckt ihren Ehrgeiz. Und was als harmloses Hobby beginnt, entwickelt sich bald zum ambitionierten Ringen um die besten Zutaten, Gehtemperaturen, Backzeitpunkte. Die Geschichte einer Obsession

Text: Paula Scheidt

In Mehlstaub löst sich auch das Privatleben von Paula Scheidt auf: Der Teig verlangt ihre volle Aufmerksamkeit, nachts reißt er sie aus dem Schlaf und will umsorgt werden

E

Es begann in der Berliner Küche meiner schwedischen Freundin Malin Elmlid. Ein Vormittag im März, noch bevor die Coronapandemie begann. Gleich würden wir zusammen durch den Prenzlauer Berg schlendern. Einen Espresso im Café trinken, später auf der Museumsinsel in die Sonne blinzeln. Woran ich mich aber am meisten erinnere, ist eine Scheibe Brot.

In Malins Küche war es warm und roch verbrannt. Der Grund: Zwei dunkelbraune Brotlaibe kühlten auf dem Ofen ab. Malin setzte ein scharfes Messer an und blickte auf die kippenden Scheiben. Hoch konzentriert. Dann nickte sie und gab mir eine Scheibe, dick mit Butter bestrichen.

Die Kruste krachte. In meinem Mund wurde es süß, salzig, fruchtig. Ich kaute und schwieg. Ich verstand nichts von Kochen und Backen. Die Fixierung aufs Essen ist der Sex des Alters, dachte ich, aber: Noch nie hatte ich so köstliches Brot gegessen.

Zurück zu Hause stellte ich ein Einmachglas auf die Fensterbank, füllte 50 Gramm Roggenmehl hinein, rührte Wasser unter und wartete. Ich würde lernen, dieses Brot zu backen. Und wenn es mich Jahre kosten würde.

Nach ein paar Tagen begann der Brei zu stinken wie vergorene Milch, das Mehl sackte ab, und an der Oberfläche bildete sich eine schleimige Brühe. Sonst passierte wenig. Es war ein bisschen wie früher im Chemieunterricht: Ich starrte auf ein Glas und wartete, ohne zu wissen, worauf.

Mehl, Wasser, Salz – mehr braucht es nicht für das perfekte Sauerteigbrot. Keine Farbstoffe, keine Schimmelverhüter, keine Emulgatoren und vor allem: keine Hefe. Hefe im Sauerteig ist wie Doping bei der Tour de France – ein Verrat an den Idealen.

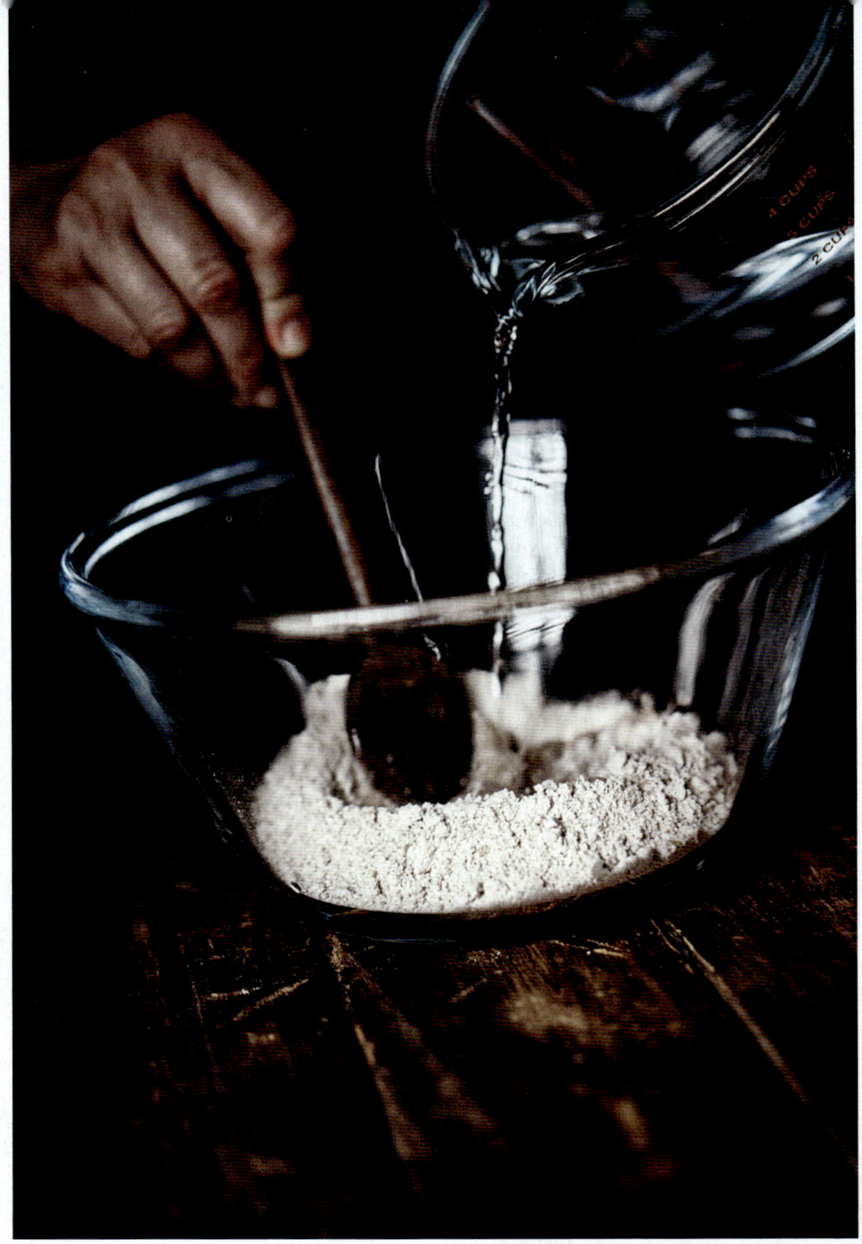

Die Mischung aus Wasser und Mehl entwickelt nach ein paar Tagen ein komplexes Eigenleben: Beim Sauerteigansatz siedeln sich von selbst unter anderem Milchsäurebakterien an, die den Teig gären und aufgehen lassen

Klar, Hefe ist zuverlässig, da kann wenig schiefgehen. Ideal für ein simples, schnelles Brot. Doch bei dem langen Gärprozess, der bei Verzicht auf extra Hefe notwendig ist, damit der Teig aufgeht, entstehen viel mehr Aromen, und das Brot bleibt länger frisch. Mit Sauerteig zu backen, ist gewissermaßen die Königsdisziplin des Brotmachens und hat außerdem eine längere Tradition als jede Hefekultur.

Doch es braucht vor allem eines: Zeit. Und die ist heute eine teure Ressource. In dem Tempo, in dem die Tiefkühlbackwaren Restaurants und Supermarktregale erobern, verschwinden die Traditionsbäckereien und mit ihnen der ursprüngliche Brotgeschmack. Deshalb war es für mich keine Frage – ich wollte ein echtes Sauerteigbrot erschaffen, ohne jede Schummelei.

Schritt eins also: den Sauerteig züchten. Die Hefepilze und die Milchsäurebakterien, die sich von allein im

Einmachglas auf meiner Fensterbank bilden würden, wenn ich lange genug wartete, würden den Teig später gären und aufgehen lassen.

Malin hatte angeboten, ich dürfe sie bei Fragen jederzeit anrufen. Sehr großzügig, fand ich. Über Jahre hatte sie sich mühsam Tricks und Kniffe angeeignet, hatte in ihrer Freizeit in Bäckereien in Paris und San Francisco gelernt und mehr als 1000 Brote gebacken. Sie hat sogar ein Buch übers Backen geschrieben. Später würde ich begreifen, dass die besten Ratschläge der Welt ohne monatelanges Üben nichts wert sind.

Nach zehn Tagen entdeckte ich am Rand des Einmachglases einzelne Bläschen. Es ging los! Anders als früher im Chemieunterricht war ich nun neugierig. Jeden Abend, wenn ich nach Hause kam, schüttete ich einen Teil des Breis in die Toilette und rührte neues Mehl und Wasser in das Glas.

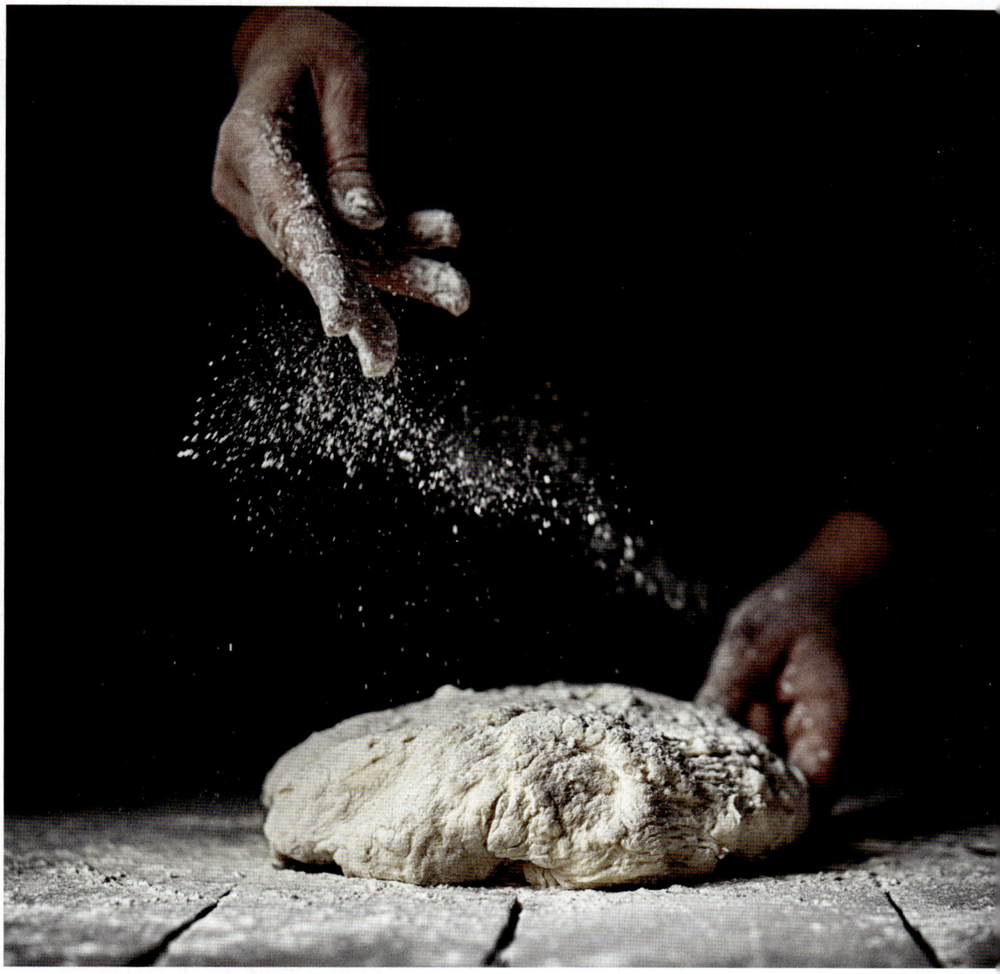

Der Teig muss wie ein Haustier täglich gefüttert werden, gierig verlangt er nach immer neuen Mehlgaben. Dennoch verzichtet Scheidt auf einen zärtlichen Eigennamen, nennt ihn nur »die Kultur«

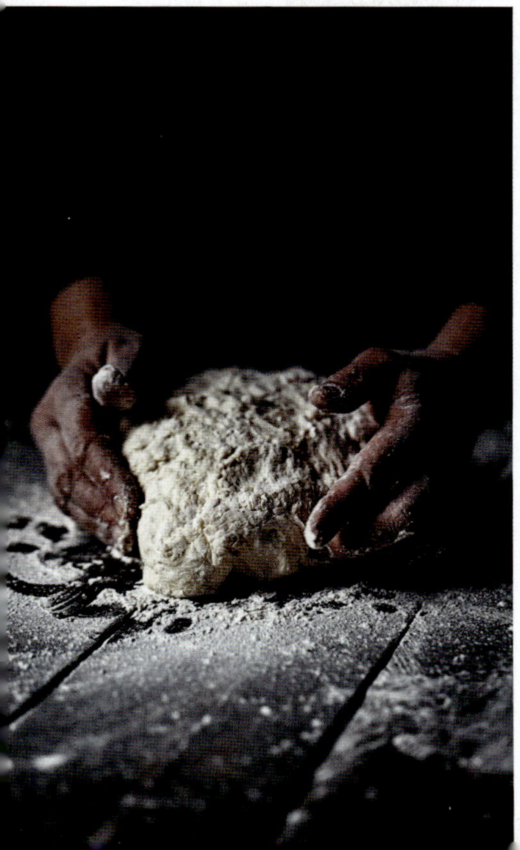

Ob anspruchsvolles Weizen- oder einfaches Roggenmehl, bis sich aus der zu Anfang schleimigen Brühe ein wohlgeformter Teigfladen bildet, braucht es Zeit, Geduld und Hingabe

Hefe im Brot ist wie Doping bei der **Tour de France – ein Verrat** an den höchsten Idealen

Kiloweise spülte ich Mehl in die Kanalisation, was für eine Verschwendung.

Aber langsam vermischten sich im Glas der Brei und die schleimige Brühe. Die Oberfläche hob sich, der Gestank wurde penetranter, durch die Glaswand sah ich mehr und mehr Blasen. Die Pampe begann zu leben. Ab jetzt würde sie meine Fürsorge brauchen wie ein Haustier. In den Internetforen, in denen ich mich nun regelmäßig informierte, kursierten dafür zärtliche Eigennamen. Ich hingegen sagte etwas unsicher weiterhin „die Kultur“. Eine Kultur, ahnte ich, die mich bald dominieren würde.

Mein erstes Brot glich einem trockenen Kuhfladen und hatte auch dessen Konsistenz. Es kam steinhart aus dem Backofen und war mit meinem Ikea-Brotmesser kaum zu bezwingen. Mit den luftigen, wohlgeformten Brotlaiben, die in Malins Buch abgebildet waren, hatte es so viel gemein wie der Aufsatz eines Primarschülers mit einem Roman von Flaubert.

Dabei hatte ich Malins Angaben präzise befolgt. Ich hatte die Kultur täglich gefüttert, Mehl und Salz aufs Gramm genau abgewogen, vermischt, Stunden gewartet, den Teig gefaltet, wieder gewartet, kontrolliert, gefaltet, den Ofen vorgeheizt, belüftet, Wasserdampf erzeugt.

Ich kaute auf dem gummiartigen gebackenen Teigstreifen herum und akzeptierte die niederschmetternde Wahrheit: Ich konnte nichts.

Ehrgeiz in der Freizeit war mir bis dahin fremd. Wenn meine Beine im Yoga zu zittern begannen, ließ ich mich auf die Matte sacken. Wenn ein Buch mich langweilte, legte ich es weg. Warum sich das Leben schwer machen, wenn man es leicht haben kann? Aber nun ging es mir wie Alan Rusbridger, dem Ex-Chefredakteur der britischen Zeitung „The Guardian", der sich in den Kopf setzte, Chopins „Ballade Nr. 1 g-Moll op. 23" auf dem Klavier zu beherrschen. Es dauerte ein Jahr, und er hat darüber ein Buch geschrieben. Auch ich hatte Lust auf eine Herausforderung.

Ein reines Weizensauerteigbrot ist unglaublich schwierig herzustellen, weil Timing und Temperatur während des ganzen Prozesses stimmen müssen, die Bedingungen aber immer andere sind. Je nach Tages und Jahreszeit schwankt die Luft-Temperatur. Mit der Luft-Temperatur variiert die Gärung. Je nach Gärgeschwindigkeit gelten für die Arbeitsschritte andere Zeiten. Das Ganze dauert mindestens zwölf, eher 24 Stunden, in denen man sein Leben um die schwer vorhersehbaren Wünsche des Brots herum drapieren muss. „Der Teig muss in der richtigen Laune sein, wenn man mit ihm backt", sagt Malin. Wie ein verwöhntes, unausgeglichenes Kind.

Was sonst noch schiefgehen kann: Enthält das Mehl zu wenig Gluten, bindet es Wasser schlecht, und das Brot wird matschig. Drückt man den Teig zu kräftig, platzen die Luftblasen. Ist der Teig zu fest, schmeckt das Brot später trocken. Gerät beim Formen des Laibes Mehl zwischen die Teigfalten, kriegt das Brot Risse.

Steht die Ofentür zu lange offen, entweicht die Hitze, und der Laib geht zu langsam auf. Liegt er im Ofen auf der falschen Höhe, bräunt er einseitig. Wird das Brot beim Abkühlen feucht, verliert es seine knusprige Kruste.

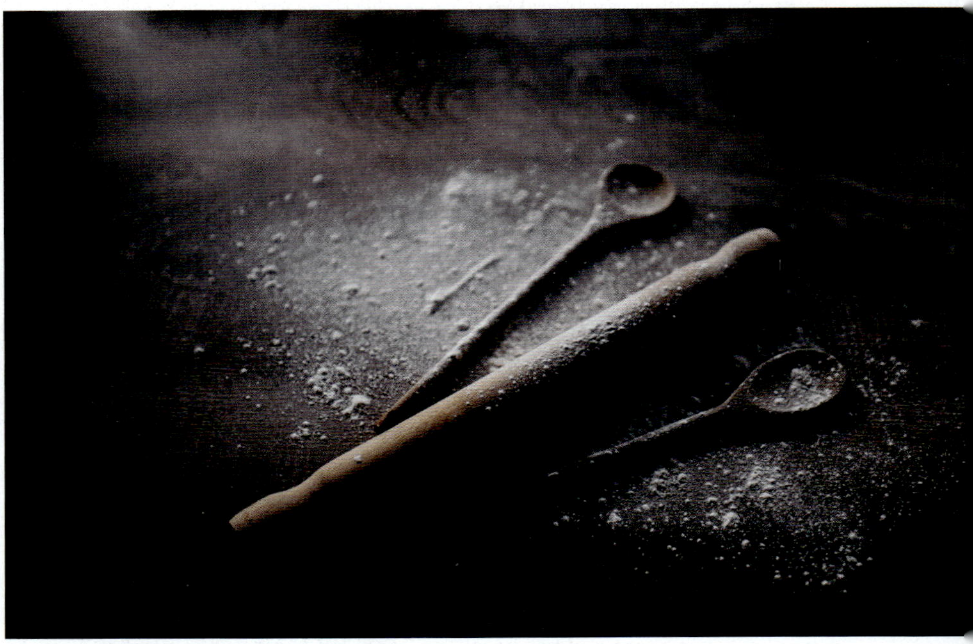

Die eigenen Hände und ein einfaches Nudelholz sollten eigentlich reichen. Doch Scheidt versucht es mit Gärkörbchen, Spachtel, Teigschieber, Brotstein, Ofenthermometer und selbst zugeschnittenen und gesäumten Tüchern

Verbissen übte ich weiter. Zuerst mit dem Anfängermehl Roggen. Ich mischte: 100 Gramm Kultur, 400 Gramm Roggenmehl, 300 Gramm Wasser und elf Gramm Salz.

Roggeneiweiße können – im Gegensatz zum Weizen – keine dreidimensionale Kleberstruktur bilden, was bedeutet, dass der Teig nur wenig aufgeht. Man kann nicht brillieren, aber auch nicht scheitern: Ein kompaktes Roggensauerteigbrot, wie das traditionelle Walliser Brot, ist sozusagen Beethovens Klavierkomposition „Für Elise". Mit Geduld schafft es jeder.

Mit meinem neu gekauften Brotmesser sägte ich die kleinen, festen Laibe in dünne, gleichmäßige Scheiben. Abends duftete es in der ganzen Wohnung nach Karamell und Popcorn – wer mich besuchte, kommentierte das bereits an der Tür.

Das noch warme Brot roch säuerlich und schmeckte besonders gut zu kräftigem Weichkäse, zum Beispiel Roquefort. Dazu ein Schnitz Birne. Die Kruste trainierte die Kiefermuskeln, und wenn sie leicht verbrannt schmeckte wie bei Malin, war ich ein bisschen stolz.

Es hat mir freundlicherweise niemand ins Gesicht gesagt, aber die Sache nahm Züge von Besessenheit an. Ich hatte mir nicht nur ein hochwertiges Brotmesser gekauft, sondern auch einen Leinenbeutel, um das Brot aufzubewahren, außerdem mindestens fünf Backbücher.

Ganz zu schweigen von den Tüchern, die ich von Hand zugeschnitten und gesäumt hatte, den Gärkörbchen, Spachteln, Teigschiebern, Schüsseln, der Waage und dem Brotstein sowie dem Ofenthermometer.

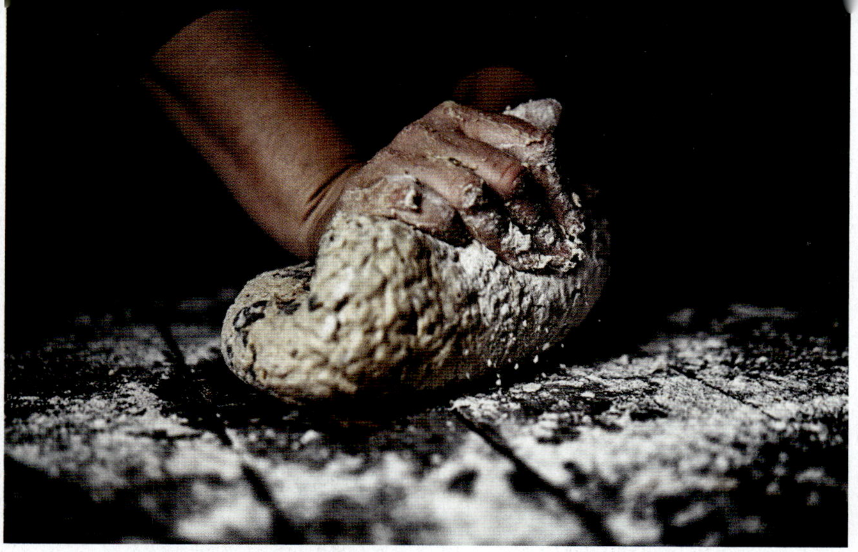

Kneten, warten, füttern, kneten. Der Teig wird nie müde, Scheidt dagegen schon. Oft ist die Kultur zur Unzeit in der richtigen Laune, um gebacken zu werden. Sogar Verabredungen mit Freunden richten sich nach ihrem unberechenbaren Willen

Wer es mag, bestreut das Brot mit Sonnenblumenkernen. Auch die Autorin lässt nichts unversucht, um dem Teig noch mehr Aroma zu entlocken. Selbst einen Fachmann zieht sie zu Rate

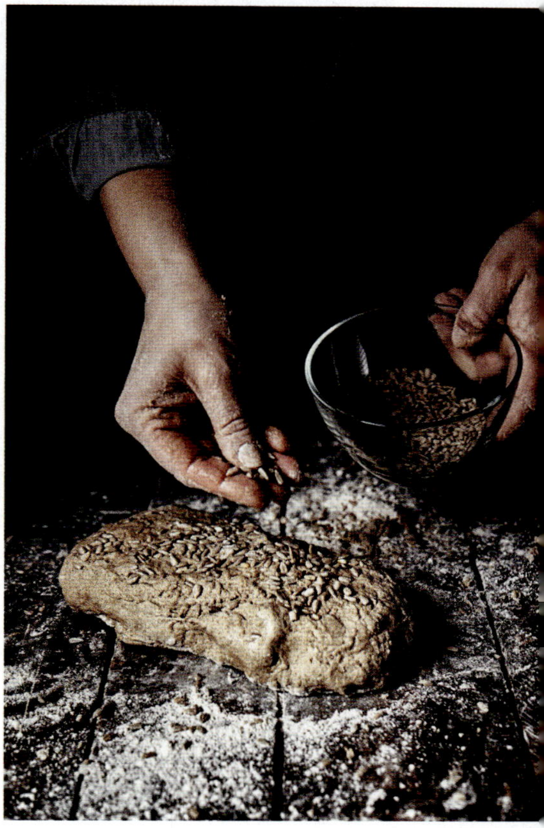

Meine Freunde fragten nicht mehr: „Was recherchierst du gerade?“ Sondern: „Wie geht’s dem Brot?“ Dankbar setzte ich zu Erklärungen an: wie gut die Unterseite bräunte, seit ich das Blech unter die Brennstäbe am Ofenboden schob, um Wasserdampf zu erzeugen, statt darüber! Was ein bisschen Weizenmehl geschmacklich bewirkte! Welchen Unterschied es machte, die Gärung mehrstufig anzusetzen, also die Hälfte des Mehls erst zwölf Stunden später hinzuzufügen!

Oft backte ich nachts um eins, wenn ich zwar müde war, der Teig aber in der richtigen Laune. Verabredungen mussten kurzfristig nach hinten verschoben werden, weil noch ein Brot im Ofen war. Ich stellte den Wecker zwei Stunden früher, um noch vor der Neun-Uhr-Sitzung zweimal zwei Brote backen zu können.

Spontane Drinks rächten sich. Kam ich gegen elf Uhr abends heim, überzog den Teig bereits eine ledrige Haut, darunter nur noch ein schwabbeliges, in sich zusammengefallenes Etwas. „Du kommst zu spät!“, schrie der Teig mir beleidigt entgegen.

An meinen Händen verheilten Brandblasen. Nachts schreckte ich hoch, weil ich die Teigschüssel auf dem Balkon vergessen oder die Kultur nicht gefüttert hatte. Ich besuchte zum ersten Mal in meinem Leben einen Backkurs. Verreiste ich übers Wochenende, brachte ich die Kultur mit einem Paket Mehl und genauen Instruktionen zu meinem Bruder, der kürzlich Vater geworden war. „Dann haben wir jetzt noch ein zweites Baby“, sagte er.

Im Alter von neun Monaten, sagt man, erlangt eine Sauerteigkultur ihre volle Kraft. Meine war jetzt älter als ein Jahr, ausgewachsen also. Auf keinen Fall durfte sie Schimmel ansetzen, denn das hieße: alles auf Anfang.

Immer wieder erlitt ich Rückschläge. Das Brot sah dann aufgeschnitten aus wie die Tropfsteinhöhlen, die ich als Kind in der Dordogne besichtigt hatte. Beim Frühstück saß ich meinem Freund gegenüber und starrte deprimiert auf die Zitronenkonfitüre, die durch riesige Löcher, besser gesagt: durch das eine riesige Loch, auf seinen Teller tropfte. War ich die schlechteste Bäckerin der Welt?

Spontane Drinks rächen sich. **»Zu spät!«** **schreit mir der Teig** beleidigt entgegen

Ich brauchte eine Einschätzung. Von ganz oben. Ich würde den Schweizer Brotgott fragen, Michael Kleinert, Professor an der ZHAW, Schwerpunkt: Aromaforschung Brot. Mit wissenschaftlichen Methoden erforscht er die Eigenschaften von Brot. Er hat das Brot-Aroma-Rad erfunden, zig Brotinterviews gegeben, berät die Brotindustrie und sitzt in diversen Brotexperten-Gremien. In seinem Büro in Wädenswil hat er sofort ein Holzschneidebrett und ein Sägemesser zur Hand, als ich ihm mein Brot überreiche. Er schneidet den Laib routiniert einmal quer und einmal längs durch.

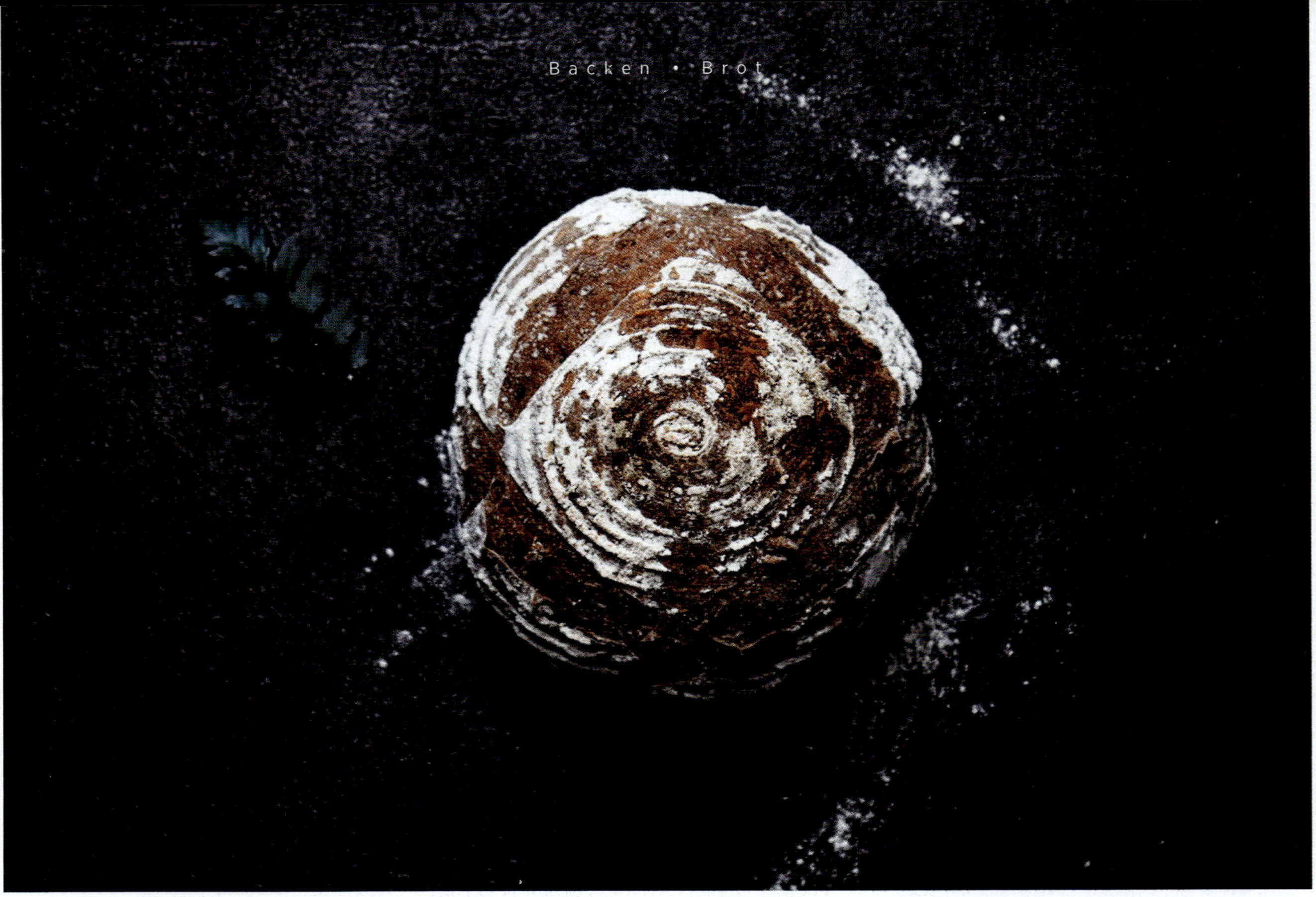

Fertig ist das Brot. Perfektion ist bei der Königsdisziplin Sauerteig ein nahezu unerreichbares Ziel, wie Scheidt nach vielen teils fehlgeschlagenen Versuchen endlich feststellt. Aber gut ist eben doch auch gut genug

Vor ihm liegt der Testbogen, die Bewertungsskala reicht von eins bis zehn. „Eine dicke Kruste, bei acht. Könnte sein, dass Sie einen zu kalten Ofen haben", sagt er mit prüfendem Blick. „Jetzt kommt etwas Spannendes: Sie haben einen hochgezogenen Rand." Auf ein Flipchart zeichnet er den Winkel zwischen der Unterseite des Brots und dem Tisch. „Dieses Gebäck war noch nicht ausreichend gegangen. Vielleicht schaffen Sie sich ein Teigthermometer an."

Ich habe unsinnig viel Zeit investiert, **Triumphe gefeiert,** Niederlagen erlitten. Es reicht!

Wir schnüffeln an der Krume. Ein Brot enthält 300 bis 500 Aromastoffe. Kleinert kennt sie alle. „Ganz wenig Bitterkeit", urteilt er, während er auf der herausgepulten Krume kaut, „eine feine Säure, ausgewogen für meinen Geschmack, wenig Salz. Mittlere Süße, Umami ist ganz schwach. Eine frische Getreidenote. Auch eine leicht fruchtige Note. Das hängt mit Ihrem Sauerteig zusammen. Und die Kruste: eine milde Popcornnote, leicht karamellig."

Ich bin ratlos. Mein Brot scheint gut zu sein, aber nicht überragend. Ein Teigthermometer also? Die Suche danach führt mich in Fachgeschäfte, in denen es japanische Messer nur für Sushi gibt und Schneidebretter zum Preis einer Monatsmiete. Aber selbst in einem Laden für Profiköche erklärt mir der Verkäufer, höflich, so etwas könne er leider nicht bestellen, er bezweifle aber auch, dass man es benötige. Da erkenne ich: Er hat recht, es reicht.

Das Brot, das ich am nächsten Tag ohne Teigthermometer und ohne den Anspruch backe, es müsse besser werden als alle je gegessenen, je gebackenen Brote, schmeckt mir so gut wie lange nichts mehr. Noch immer ist der Winkel unter dem Brot größer null. Aber wie hat Kleinert gesagt? „Ein Expertentest ist etwas völlig anderes als ein Beliebtheitstest."

Ich habe unsinnig viel Zeit investiert, mir abseitiges Expertenwissen angelesen, Triumphe gefeiert, Niederlagen erlitten. Dabei habe ich gelernt, das Brot zu backen, das ich am liebsten esse. Es gelingt nicht immer, aber oft.

Und das fühlt sich gut an. An den besten Tagen schmeckt es sogar wie damals in Malins Küche in Berlin. •

Die Kunst des Haltbarm

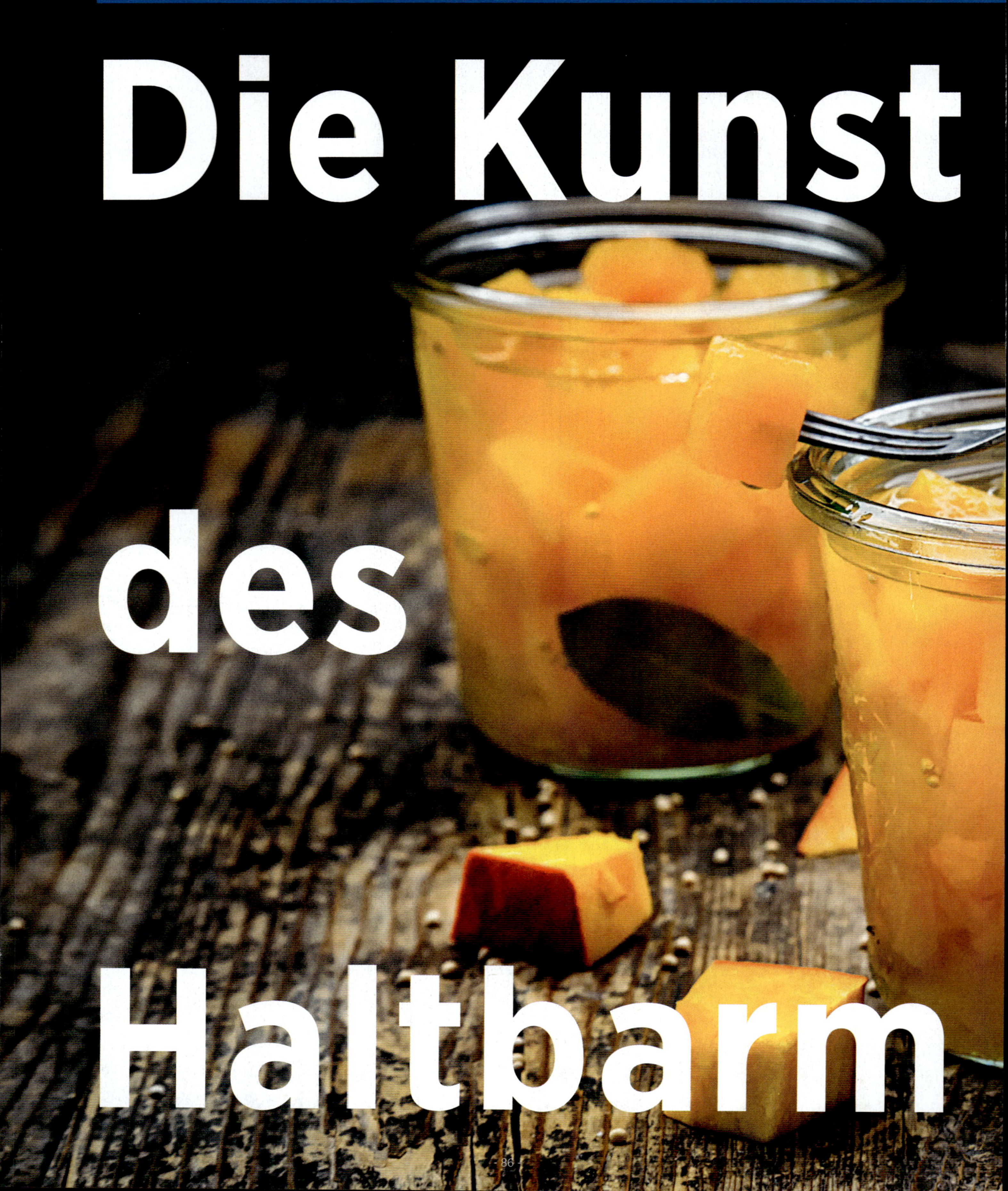

Ob zur Verwertung von Ernteüberschüssen, als Vorrat für den Winter oder einfach aus Freude am Experimentieren: Das Konservieren von Lebensmitteln hat in vielen Kulturen Tradition und bietet eine überwältigende geschmackliche Vielfalt. In diesem Dossier finden Sie alles, was Sie über Einkochen, Fermentieren und Co wissen müssen

Text: Ruth Hoffmann

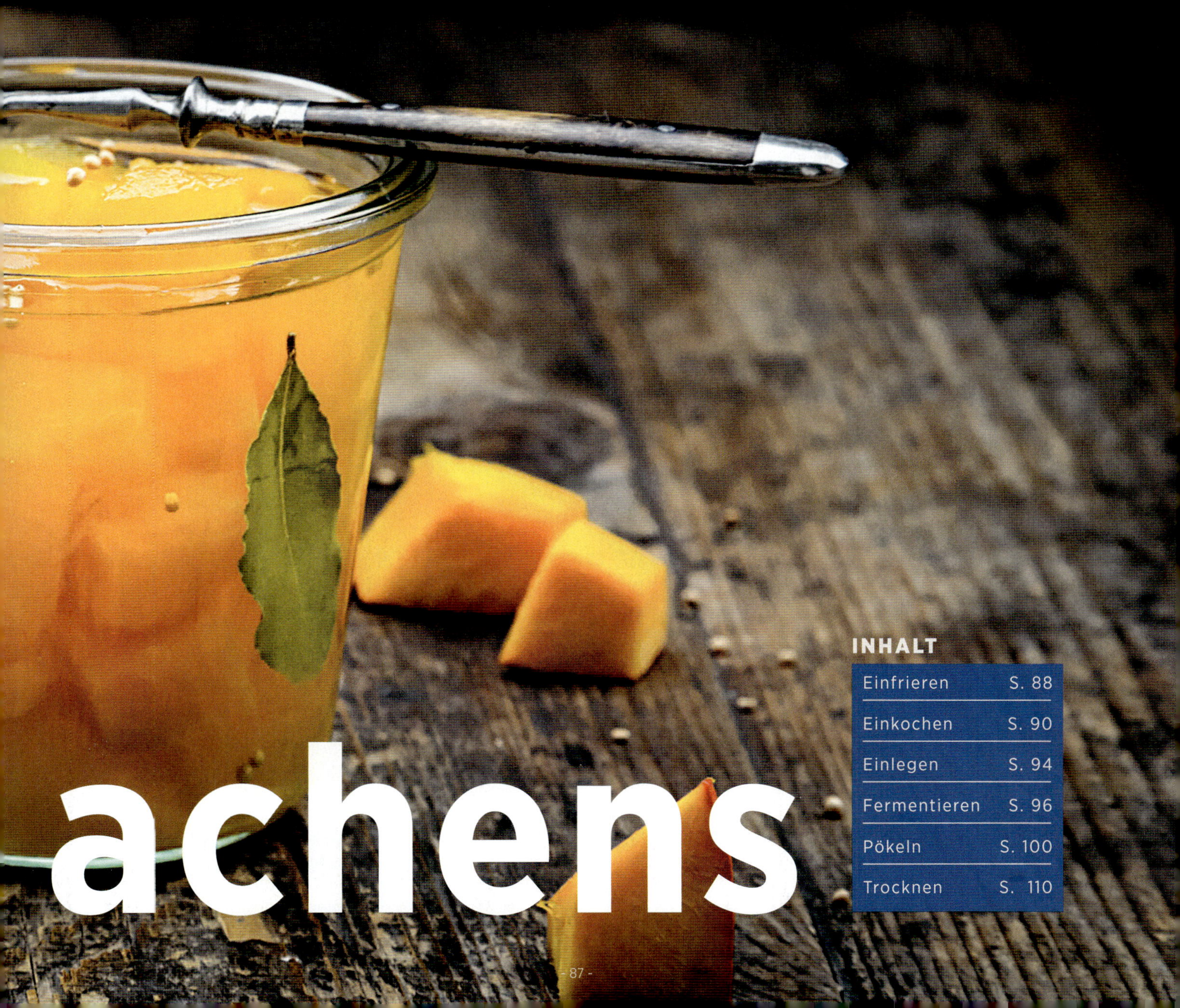

achens

INHALT

Im schützenden Frostmantel

Einfrieren ist die bequemste Art des Haltbarmachens und zugleich hocheffektiv. Denn bei Temperaturen weit unter null Grad Celsius werden Verfallsprozesse nahezu gänzlich gestoppt

TRADITIONELLE VERWENDUNG

Einfrieren, so wie wir es heute kennen, gehört zu den jüngsten Methoden des Haltbarmachens. Zwar gab es schon im 19. Jahrhundert erste Versuche, um Fisch und Fleisch besser transportieren zu können, den Durchbruch brachte aber erst der amerikanische Forscher und Erfinder Clarence Birdseye in den Zwanzigerjahren. Er hatte einige Jahre in Neufundland gelebt und beobachtet, dass die Inuit ihre gerade gefangenen Fische in den arktischen Wind hängten. Bei bis zu –45 °C waren sie innerhalb kürzester Zeit gefroren, schmeckten aber Monate später, als kämen sie direkt frisch aus dem Wasser.

Nach einigen Fehlschlägen gelang es Birdseye, Obst und Gemüse zu frosten. 1930 verkaufte ein Geschäft in Springfield, Massachusetts, erstmals Birdseyes Tiefkühlerbsen, doch die Amerikaner fremdelten mit der neuen Darreichungsform.

Bis sich die Methode durchsetzte und Tiefkühlgeräte auch in Privatküchen Einzug fanden, vergingen noch einmal gut drei Jahrzehnte.

In Deutschland kamen die ersten Tiefkühl-Lebensmittel 1955 auf den Markt, aber der Erfolg verlief auch hier schleppend: Um 1960 lag der Pro-Kopf-Verbrauch bei 400 Gramm pro Jahr, heute sind es mehr als 40 Kilo.

Am Prinzip hat sich seit Birdseyes Zeiten nichts geändert. Sogar die bis heute übliche Lagertemperatur für Tiefkühlkost von –18 °C geht auf seine Erkenntnisse zurück. Bei dieser Temperatur werden die Alterungsprozesse in den Zellen massiv gebremst, so bleibt vieles fast ohne Geschmacksverlust frisch.

Auch Nährstoffe, vor allem Vitamine, werden durch die Kälte weitgehend konserviert – ein Vorteil gegenüber vielen anderen Methoden.

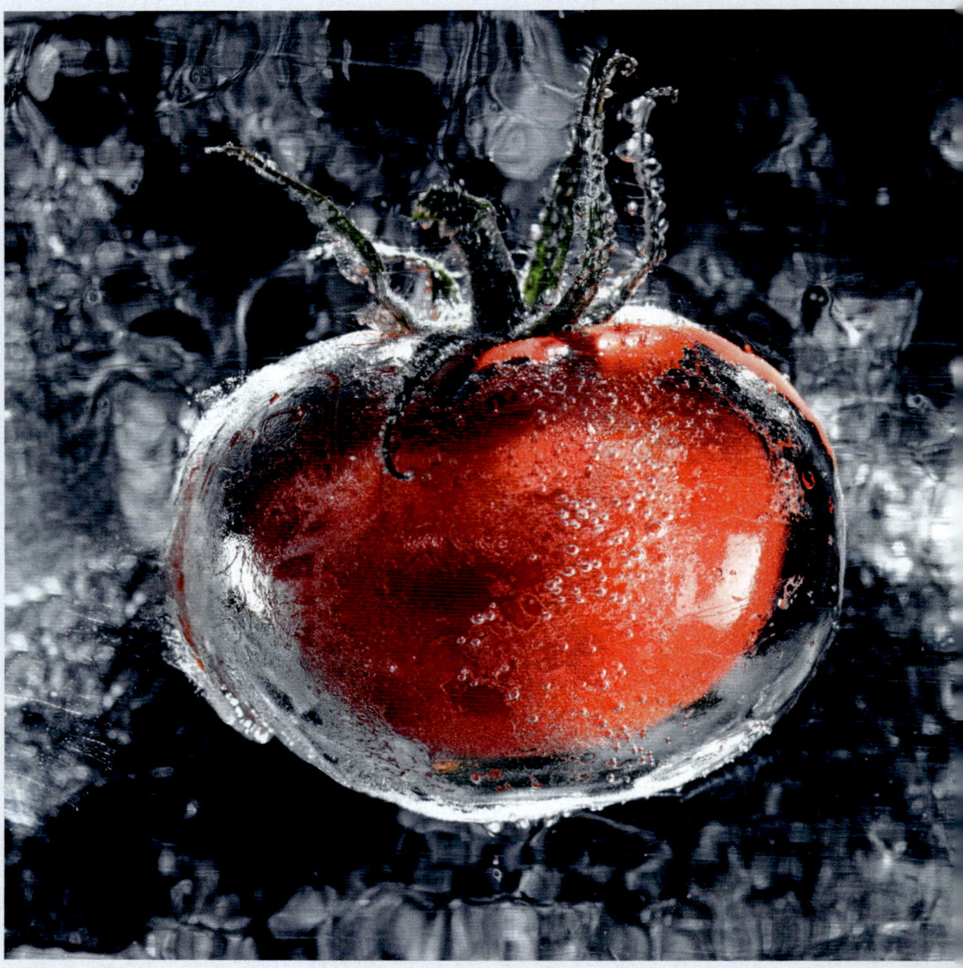

Gemüse sollte man vor dem Einfrieren blanchieren und in Eiswasser abschrecken. Tomaten werden am besten püriert oder gestückelt eingefroren

Doch der eisige Schein trügt. Zwar lähmt die Kälte Bakterien und Pilze, ganz gestoppt ist der Verderb aber nicht: Die in jedem Lebensmittel enthaltenen Enzyme treiben den Abbau von Nährstoffen weiter voran, wenn auch erheblich langsamer. Erst Temperaturen von unter –40 °C bringen sie zum Stillstand. Die meisten Haushaltsgeräte schaffen allerdings nur –28 °C.

DIE GRUNDTECHNIK

Gemüse klein schneiden und ein bis vier Minuten in kochendem Salzwasser blanchieren (nur nicht bei Spargel), in Eiswasser abschrecken, trocken tupfen. Das deaktiviert vitaminabbauende Enzyme und tötet Bakterien; das Gemüse bleibt knackig und behält seine Farbe. **Obst** übersteht die Kälte besser mit einem Zuckermantel: Früchte waschen, vorsichtig mit Zucker mischen. Äpfel, Birnen und Steinobst mit einer Zuckerlösung übergießen. Die Früchte einzeln ausbreiten, durchfrieren lassen und erst dann in Gefriergefäße füllen.

Kräuter fein hacken, in Eiswürfelformen geben und mit etwas Wasser bedecken. **Pilze** nach dem Putzen vierteln oder in Scheiben schneiden und direkt einfrieren. Pfifferlinge kurz in kochendem Salzwasser blanchieren, dann ausgebreitet durchfrieren lassen. **Hartkäse** gerieben, Blauschimmel und Feta in Stücken einfrieren. **Fleisch** vom Fett befreien, es wird sonst leicht ranzig. **Fisch** ausnehmen oder filetieren. Gegen Gefrierbrand kurz in Wasser tauchen, vorfrieren, bis sich eine dünne Eisschicht bildet, dann endgültig einfrieren.

GEEIGNETE LEBENSMITTEL

Beeren und Obst, blanchiertes Gemüse, gegarte Kartoffeln und Hülsenfrüchte, Tomatenpüree und -stücke, Kräuter, Brot, Brötchen, Kuchen, Butter, viele Käsesorten, Fleisch, Schinken, Speck, Brühe, Soßen, Pesto.

UNGEEIGNETE LEBENSMITTEL

Unverarbeitetes Obst und Gemüse mit hohem Wasseranteil (etwa Gurke, Melone, Salat, Trauben), manches rohe Gemüse, rohe Kartoffeln, frisch Frittiertes, viele Milchprodukte (außer im Gericht), Mayonnaise, durchgekochte Pasta und Reis, Eier in der Schale.

DAS RICHTIGE ZUBEHÖR

Gefriergerät, das die Temperatur konstant unter −18 °C hält. Zum Vor-Gefrieren ein kleines **Tablett**, das in den Tiefkühler passt.

Gefrierbeutel sparen Platz, umweltfreundlicher sind aber wiederverwendbare **Gefrierdosen** aus Plastik oder kältebeständige Gläser. Diese sollten nur bis zwei Zentimeter unter den Rand befüllt werden und müssen eine gerade Form haben, weil sich der Inhalt beim Einfrieren ausdehnt und das Glas sonst kaputtgehen kann.

Schwankt die **Temperatur im Kühlfach stark**, kommt es zu Gefrierbrand

Eiswürfel- oder Muffinformen bieten sich zum Einfrieren von Kräutern an. Wenn sie aus Silikon sind, lassen sich die Portionen leicht herausnehmen. Außerdem: kälte- und feuchtigkeitsbeständige **Etiketten**.

Ein **Vakuumierer** hilft, Lebensmittel noch platzsparender einzufrieren, und schützt sie vor Gefrierbrand.

HÄUFIGE FEHLER

Schwankt die Temperatur im Gefrierfach stark, etwa durch häufiges Öffnen, oder kommt während des Gefrierens Luft an die Lebensmittel, kann Gefrierbrand entstehen: trockene, gräulich-weiße Stellen, die den Geschmack beeinträchtigen. Den Tiefkühler daher so selten und so kurz wie möglich öffnen.

HALTBARKEIT

Fertige Gerichte sollten innerhalb von zwei bis drei Monaten verbraucht werden. In dieser Zeit haben sie meist noch keinen Gefrierbrand entwickelt oder Fremdaromen angenommen. Gefrorenes Obst und Gemüse hält sich bis zu etwa ein Jahr, Kräuter rund ein halbes. Tiefkühlgemüse kann sofort verwendet werden und braucht etwa ein Drittel weniger Garzeit als frisches.

Für Fleisch liegt die maximale Lagerdauer bei einem (fettes Hack) bis zwölf (Rind) Monaten. Fisch hält sich etwa vier Monate. Fisch und Fleisch immer im Kühlschrank auftauen lassen und die austretende Flüssigkeit wegschütten.

Einmal Aufgetautes zügig verbrauchen und nicht wieder lange einfrieren, da die Mikroorganismen schnell wieder aktiver werden.

REZEPT-TIPP

SCHWARZWÄLDER KIRSCH-DESSERT IM GLAS

Kochzeit: 50 Minuten
8 Sturzgläser (à 290 ml) mit Deckel
Butter zum Einfetten
300 g Dinkelmehl Type 630
2 EL Kakaopulver (Backkakao)
1 Päckchen Backpulver
220 g Rohrohrzucker
1 TL Vanillezucker
1 Prise Salz
200 ml Pflanzenöl
4 Eier
2 EL Rum (nach Belieben)
300 g ungezuckerte Sauerkirschen (gefroren)
240–320 g flüssige Sahne
Puderzucker zum Anrichten

Backofen auf 180 °C Ober-/Unterhitze (160 °C Umluft) vorheizen. Passende Gläser (siehe „Zubehör“) einfetten.

Für den Rührteig das Mehl mit Kakao und Backpulver in eine Schüssel sieben. Rohrzucker, Vanillezucker, Salz, Öl, Eier, 100 ml Wasser und nach Belieben Rum zugeben und kurz verrühren. Dann 2 Minuten auf höchster Stufe aufschlagen.

Gefrorene Kirschen unterheben, die Masse in die Gläser füllen, auf ein Backblech stellen und im vorgeheizten Backofen auf dem mittleren Einschub 25–30 Minuten backen. Anschließend abkühlen lassen.

Zum Einfrieren die Gläser mit den Deckeln nur leicht verschließen. Hält sich bis zu drei Monate. Bei Bedarf drei Stunden bei Zimmertemperatur auftauen oder ohne Deckel im vorgeheizten Backofen 10 Minuten bei 180 °C Ober-/Unterhitze (160 °C Umluft) erhitzen. Zum Servieren pro Portion etwa 30–40 g flüssige Sahne mit etwas Puderzucker steif schlagen. Einen Klecks Sahne auf jedes Glas geben.

Weitere Rezepte: Susann Kreihe »Meal Prep on Ice. Vorkochen. Einfrieren. Mitnehmen. Genießen«, Christian Verlag, 144 Seiten, 19,99 Euro

Steril dank Hitze und Vakuum

Bei »Einmachen« denken viele vermutlich sofort an gefüllte Gläser im großelterlichen Vorratsschrank. Tatsächlich hält sich Eingekochtes nahezu ewig – sofern man die Grundregeln beachtet

TRADITIONELLE VERWENDUNG

Aus der Einnahme Toulons 1793 lernte der damals noch unbekannte Napoleon Bonaparte zweierlei: Erstens, dass er zweifellos der Größte war, dass aber zweitens die Feldzüge, die ihm wohl da schon vorschwebten, wegen der miserablen Versorgung der Soldaten kaum machbar sein würden. Die damals übliche Lösung durch Plünderungen lehnte er ab, jedoch nicht aus Menschenfreundlichkeit, sondern weil sie für die gewaltige Größe der Truppen schlicht nicht mehr ausreichte.

1795, inzwischen Oberbefehlshaber der Armee des Inneren, setzte er daher 12 000 Goldfrancs für denjenigen aus, dem es gelang, Lebensmittel dauerhaft haltbar zu machen. Just damit hatte sich der Konditor Nicolas Appert bereits seit einiger Zeit befasst: In alten Champagner-Flaschen, die er luftdicht verschloss, kochte er Obst und Gemüse ein, das auf diese Weise tatsächlich viele Monate später noch genießbar war – und sogar schmeckte.

Appert setzte damit die Entdeckung von Lazzaro Spallanzani um, einem italienischen Universalgelehrten, der 1768 die Theorie einer spontanen „Urzeugung" von Leben widerlegte, indem er Brühe gründlich abkochte und luftdicht verschloss. Auch nach mehreren Tagen hatten sich keine Mikroorganismen gebildet.

Apperts Methode funktionierte und hatte gegenüber herkömmlichen Verfahren wie Trocknen, Räuchern oder Pökeln den Vorteil, dass sie den Geschmack der Lebensmittel kaum veränderte. Lange zuvor Eingekochtes schmeckte fast wie frisch.

Das befand 1810 auch eine Expertenkommission der Marine, nachdem mehrere Schiffe monatelang mit den Konserven herumgeschippert waren. So gingen die 12 000 Goldfrancs samt Ehrentitel „Wohltäter der Menschheit" an den Zuckerbäcker, der das Geld in eine Konserven-Manufaktur investierte. „Herr Appert hat das Geheimnis entdeckt, die Jahreszeiten festzuhalten", schwärmte eine französische Zeitung. „Bei ihm leben Frühling, Sommer und Herbst in Flaschen!"

Für die Armee waren Flaschen allerdings nicht ideal. Wer letztendlich die Idee hatte, statt Glasflaschen Dosen aus Zinnblech zum Einkochen zu nutzen, ist umstritten; umgesetzt wurde sie schließlich von zwei Briten. Sie bauten 1813 eine Konservenfabrik, kochten Fleisch in verzinnten Blechbüchsen ein und liefen so Appert den Rang ab, der dann auch bald auf Dosen umstieg.

Zwar kam es immer wieder vor, dass der Inhalt einer Dose verdorben war, doch das größere Problem zeigte sich erst nach einiger Zeit. Denn es trat, niemand ahnte es, Blei aus den Lötstellen aus: Tausende Soldaten litten an schleichender Vergiftung.

Auch das Expeditionsteam des englischen Seefahrers und Polarforschers Sir John Franklin, das 1845 ins ewige Eis aufbrach, um die Nordwestpassage zu finden, hatte immense Dosen-Vorräte an Bord und galt als die am besten ausgestattete Forschungsreise aller Zeiten. Trotzdem kehrte keiner der über 120 Männer aus der kanadischen Arktis zurück. Lange Zeit nahm man an, eine schleichende Bleivergiftung habe das Unheil ausgelöst. Doch moderne Analysen widersprechen dem – die Konserven waren nicht die Übeltäter. Womöglich starben die Männer an chronischem Zinkmangel.

In puncto **Haltbarkeit ist Einkochen** allen anderen Methoden überlegen

Ende des 19. Jahrhunderts entwickelte der Chemiker Rudolf Rempel spezielle Konserven-Gläser und einen Apparat, der sie während des Einkochens mit einer Feder geschlossen hielt. Nach seinem Tod gingen Geschäft und Patent an Johann Carl Weck, der die Technik für Privathaushalte weiterentwickelte. Mit gewaltigem Erfolg: Von der Jahrhundertwende bis weit in die 1960er-Jahre hinein versorgte sich ein Großteil der Deutschen mit selbst gemachten Konserven.

Zur Rekordernte 1968 wurden „Weck-Gläser" so knapp, dass eine Lieferung nach Reutlingen mit Polizeischutz vom Lastwagen geladen werden musste. „Einwecken" wird noch heute synonym zu „einkochen" gebraucht und ist eine der beliebtesten Methoden des Haltbarmachens.

Ihr Clou: Das Erhitzen tötet zuverlässig sämtliche Mikroorganismen, und beim Abkühlen entsteht ein Vakuum, wodurch der Deckel so fest schließt, dass keine Keime mehr eindringen können. In puncto Haltbarkeit ist Einkochen darum allen anderen Methoden überlegen. Auch gehen kaum mehr Vitamine und Mineralstoffe verloren als beim normalen Kochen.

DIE GRUNDTECHNIK

Gläser und alle anderen Utensilien sterilisieren (siehe „Einlegen", Seite 94). Die Gläser nur bis zwei Zentimeter unter den Rand füllen; bei Flüssigem wie Püree oder Soße vier Zentimeter Luft lassen: Wenn etwas davon hochkocht und zwischen Glas und Deckel gerät, kann kein sicheres Vakuum entstehen.

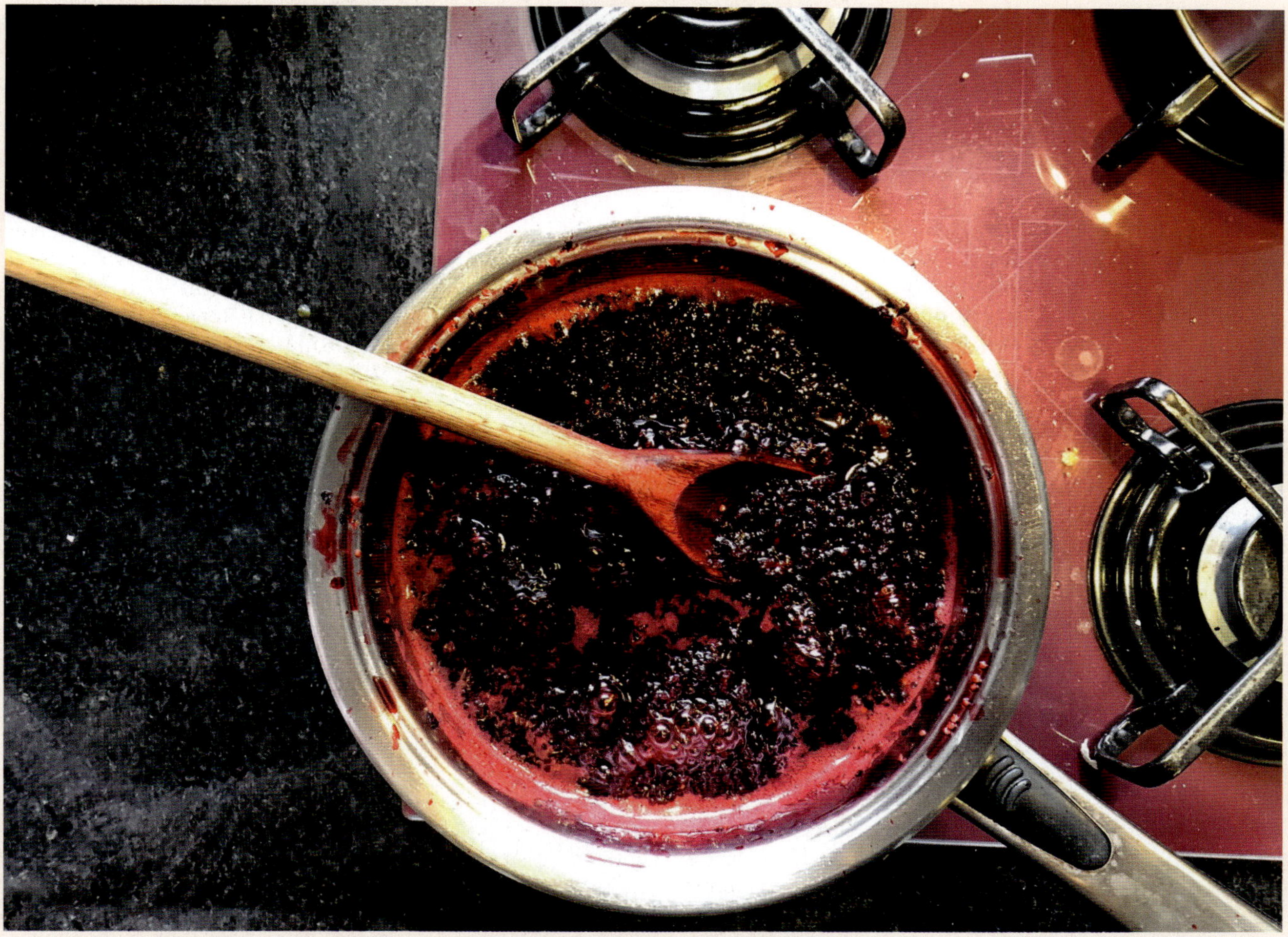

Marmelade ist der Klassiker des Einkochens. Zugesetzter Zucker erhöht die Haltbarkeit. Dabei wird das Einmachgut zunächst im Topf vorgegart, bis eine sämige Masse entsteht. Auch Gemüse, Chutneys, Soßen und Brühen aller Art lassen sich so konservieren

Daher auch prüfen, dass nichts auf den Rand getropft ist, und gegebenenfalls abwischen. Gläser fest verschließen.

Auf dem Herd: Die Gläser in einen großen Topf stellen. Am besten auf einen Drahtuntersetzer, damit das Wasser sie umsprudeln kann. Sie können gestapelt werden, sollten aber nicht so eng stehen, dass sie sich nicht mehr bewegen können – Bruchgefahr! Eventuell ein Küchentuch zwischen die Lagen legen. Wasser einfüllen, bis die höchsten Gläser zu Dreiviertel bedeckt sind, Topfdeckel auflegen und erhitzen. Die im Rezept angegebene Einkochzeit – meist um die 30 Minuten – beginnt erst, wenn die erforderliche Temperatur (mindestens 90 °C) erreicht ist. Unbedingt Uhr und Thermometer im Auge behalten.

Das Bundeszentrum für Ernährung empfiehlt zudem, Gemüse und Fleisch zweimal im Abstand von mindestens 24 Stunden einzukochen, um einer Lebensmittelvergiftung durch das Toxin des Bakteriums *Clostridium botulinum* vorzubeugen. Zusätzlich kann man auch vor dem Verzehr das Eingemachte nochmals erhitzen, wobei im Inneren des Lebensmittels mehr als 80 °C für mindestens fünf Minuten erreicht werden müssen, um die Bakteriengifte sicher und komplett zu zerstören (siehe im Internet: *bzfe.de/nachhaltiger-konsum/haltbarmachen/einkochen*).

Im Backofen: Mit einem Ofenthermometer vorher testen, ob die Einstellungen des Gerätes den tatsächlich erreichten Temperaturen entsprechen oder man nachregulieren muss. Gleich große Gläser verwenden und nach dem Befüllen und Verschließen in eine Auflaufform oder ein Backblech stellen, ohne dass sie sich berühren. Etwaige Gummiringe dick mit feuchtem Zeitungspapier schützen.

Ungefähr zwei Zentimeter hoch heißes Wasser in die Form gießen und den Ofen auf 175 °C heizen. Die Einkochzeit beginnt erst, wenn in den Gläsern Bläschen aufsteigen. Am Ende der Einkochzeit die Gläser sofort herausholen und zum Abkühlen auf ein

Küchentuch stellen. Nicht abdecken, sonst gart der Inhalt nach. Gläser mit Schraubverschluss umdrehen, damit sich der Deckel ins Vakuum zieht.

GEEIGNETE LEBENSMITTEL

Sämtliches Obst und Gemüse, im Ganzen, püriert oder zerkleinert, sauer Eingelegtes, Kompott, Chutneys, Tomaten- und Würzsoßen, Eintöpfe, Brühen, Fleisch, Geschmortes, Suppe.

UNGEEIGNETE LEBENSMITTEL

Milch, Sahne, Joghurt, Käse, mit Mehl oder Stärke gebundene Suppen und Soßen, Fleisch mit Knochen.

DAS RICHTIGE ZUBEHÖR

Es gibt **Einkochautomaten** mit Zeit- und Temperaturregler, ein **großer Topf mit Deckel** reicht aber auch.

Damit die Gläser nicht auf dem Topfboden aufliegen, ist ein **Untersetzer aus Draht** nützlich, außerdem ein **Küchenthermometer**, um die Temperatur konstant zu halten.

Praktisch sind **Gläser mit Buttondeckeln**, also mit einer runden Erhöhung in der Deckelmitte, die sich beim Abkühlen nach innen zieht – Zeichen für ein intaktes Vakuum. Wenn es beim ersten Öffnen nicht Plopp macht, könnte der Inhalt womöglich verdorben sein.

Das Wichtigste beim Abfüllen in Einmachgläser ist, dass alle Utensilien steril sind. So haben Keime keine Chance, das Eingekochte zu kontaminieren

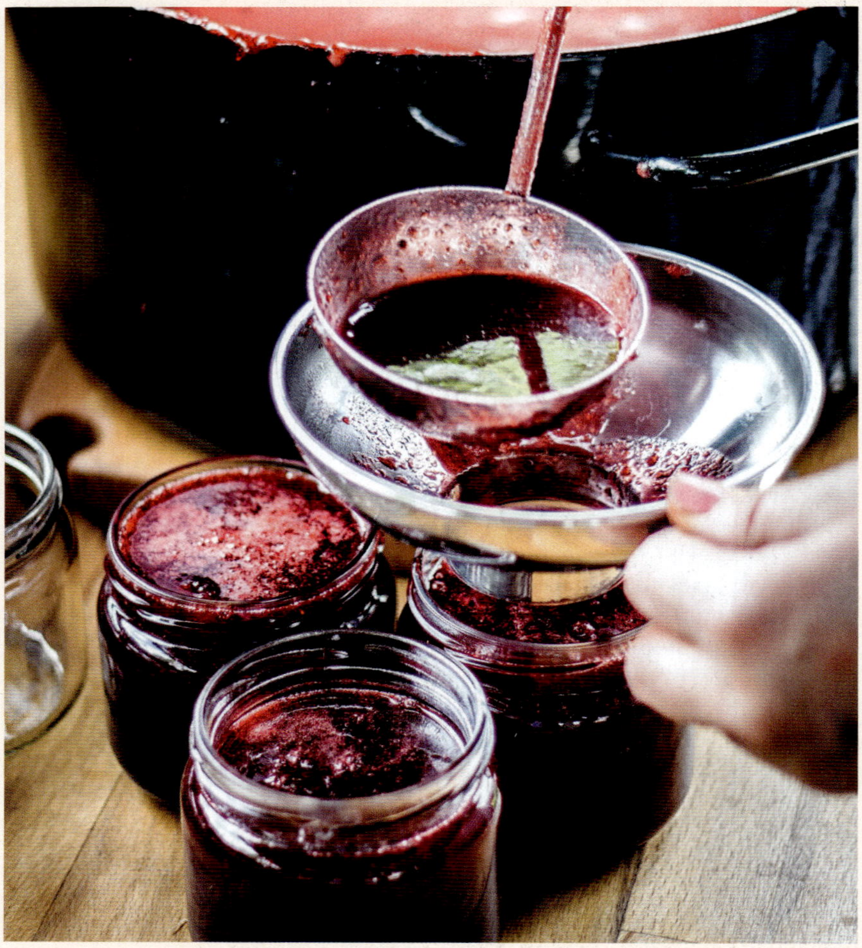

Klassische **Weckgläser** haben einen Gummiring unter dem Glasdeckel, der zusätzlich mit einer Klammer am Rand fixiert wird. Das Vakuum zieht alles fest zusammen und die Lasche am Gummiring nach unten. Wenn man an ihr zieht, kommt Luft unter den Deckel – das Vakuum löst sich und das Glas lässt sich öffnen.

Saubere gebrauchte **Schraubgläser** eignen sich ebenfalls, vorausgesetzt die Deckel sind unbeschädigt und schließen gut. Gläser mit Gummiring und **Bügelverschluss** sind zwar geeignet, aber das Vakuum lässt sich bei ihnen nicht überprüfen.

HÄUFIGE FEHLER

Der Erfolg steht und fällt damit, dass alle Utensilien hygienisch sauber sind, die Einkochzeit exakt eingehalten wird und die Temperatur konstant bleibt.

Damit das für die Haltbarkeit notwendige Vakuum entsteht, müssen die Gläser direkt nach dem Einkochen aus dem Wasser genommen werden und abkühlen. Das kann mehrere Stunden dauern, sollte aber auf keinen Fall durch Kühlen oder Abschrecken beschleunigt werden – die Gläser könnten aufgehen oder zerspringen. Aus demselben Grund dürfen sie nicht geschüttelt oder auf einen kalten Untergrund gestellt werden.

Nach dem vollständigen Abkühlen das Vakuum kontrollieren: Bei Einmachgläsern mit einem Gummiring und Klammern muss der Deckel bombenfest sitzen und die Lasche eindeutig nach unten zeigen. Die Deckel von Schraubgläsern sollten leicht nach innen gebogen sein und dürfen auf Druck nicht nachgeben.

HALTBARKEIT

Solange das Vakuum intakt ist, sind sterilisierte Lebensmittel theoretisch nahezu unbegrenzt haltbar. Aus geschmacklichen Gründen sollte man sie aber innerhalb eines Jahres vollständig verbrauchen.

Ungeöffnet, können die Gläser bei Zimmertemperatur lagern, sollten aber

Nach dem Abkühlen sollte der **Deckel bombenfest** auf dem Glas sitzen

vor direkter Sonne geschützt werden, damit das Einmachgut nicht ausbleicht und Vitamine verliert.

Geöffnete Gläser sollten im Kühlschrank gelagert und zügig geleert werden. Vorräte regelmäßig kontrollieren und den Inhalt wegwerfen, wenn das Vakuum nachgelassen hat.

REZEPT-TIPP

PFLAUMEN-KETCHUP

Kochzeit: 1 Stunde 35 Minuten
2 Flaschen (à etwa 290 ml)
100 g rote Zwiebeln
500 g Pflaumen oder Zwetschgen, entsteint (von etwa 600 g heimischen Früchten, diese haben mehr Aroma)
1 EL Rapsöl zum Anschwitzen
1 in Öl eingekochte oder frische Knoblauchzehe, fein gewürfelt
70 g Muscovado- oder braunen Zucker
70 g Weißweinessig
¼ TL Korianderkörner
½ TL gelbe Senfsamen
2 Pimentkörner
1 Sternanis
1 TL Worcestersauce
¼ TL Piment d'Espelette
Salz
frisch gemahlener schwarzer Pfeffer

Zwiebeln schälen und in Streifen schneiden. Die Zwetschgen oder Pflaumen halbieren. Etwas Öl in einem Topf erhitzen und die Zwiebelstreifen glasig darin anschwitzen. Den Knoblauch unterrühren, dann die Pflaumen- oder Zwetschgenhälften hinzufügen und alles bei mittlerer Hitze etwa 5 Minuten köcheln lassen.

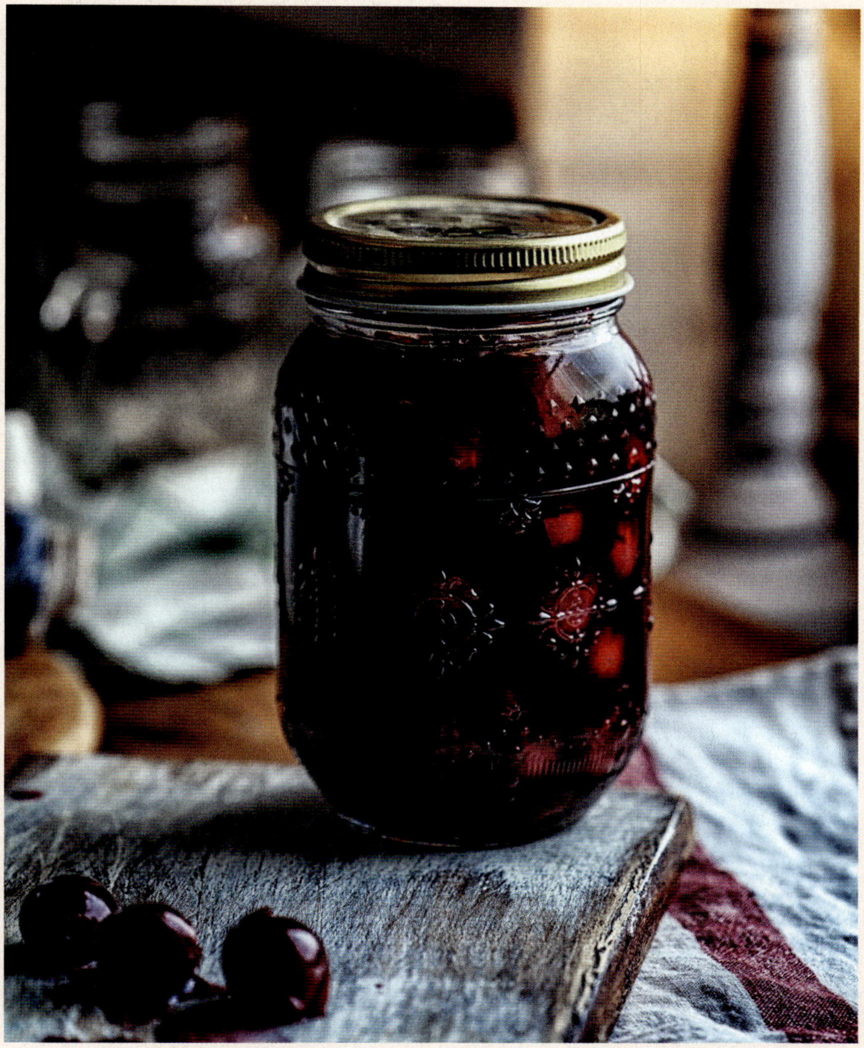

Nach dem Einkochen müssen die Gläser langsam abkühlen. Macht es vor dem Verzehr beim Öffnen des Schraubdeckels Plopp, ist das ein Zeichen für ein intaktes Vakuum

Muscovado- oder braunen Zucker unterrühren und 1 Minute karamellisieren, dann mit Essig ablöschen.

Korianderkörner, Pimentkörner, Senfsamen und Sternanis zusammen in einen kleinen Stoffbeutel füllen. Den Beutel zuknoten und in den Topf geben. Die Mischung mit schräg aufgelegtem Deckel bei mittlerer Hitze etwa 45 Minuten köcheln lassen, bis die Pflaumen zerfallen.

Das Gewürzsäckchen entfernen und die Fruchtmischung anschließend mit dem Stabmixer fein pürieren. Den Ketchup mit Piment d'Espelette und Worcestersoße würzen und mit Salz und Pfeffer abschmecken.

Den Pflaumen-Ketchup in sterilisierte Flaschen füllen. Diese verschließen und 45 Minuten bei 90° C einkochen. Das Ergebnis schmeckt herrlich aromatisch und fruchtig. Auch für alle geeignet, die keine Tomaten mögen oder vertragen. Hält ein Jahr.

Weitere Rezepte: Stephanie Kosten »Das kleine feine Einmachbuch. Das Beste aus allen Jahreszeiten im Glas«, DK Verlag, 192 Seiten, 16,95 Euro.

Saures hält länger

Praktisch sämtliches Obst und Gemüse lässt sich einlegen. Essig, Zucker, Salz und Alkohol konservieren dabei nicht nur, sie verleihen Gurken, Möhren, Zwiebeln oder Erdbeeren auch das gewisse Extra

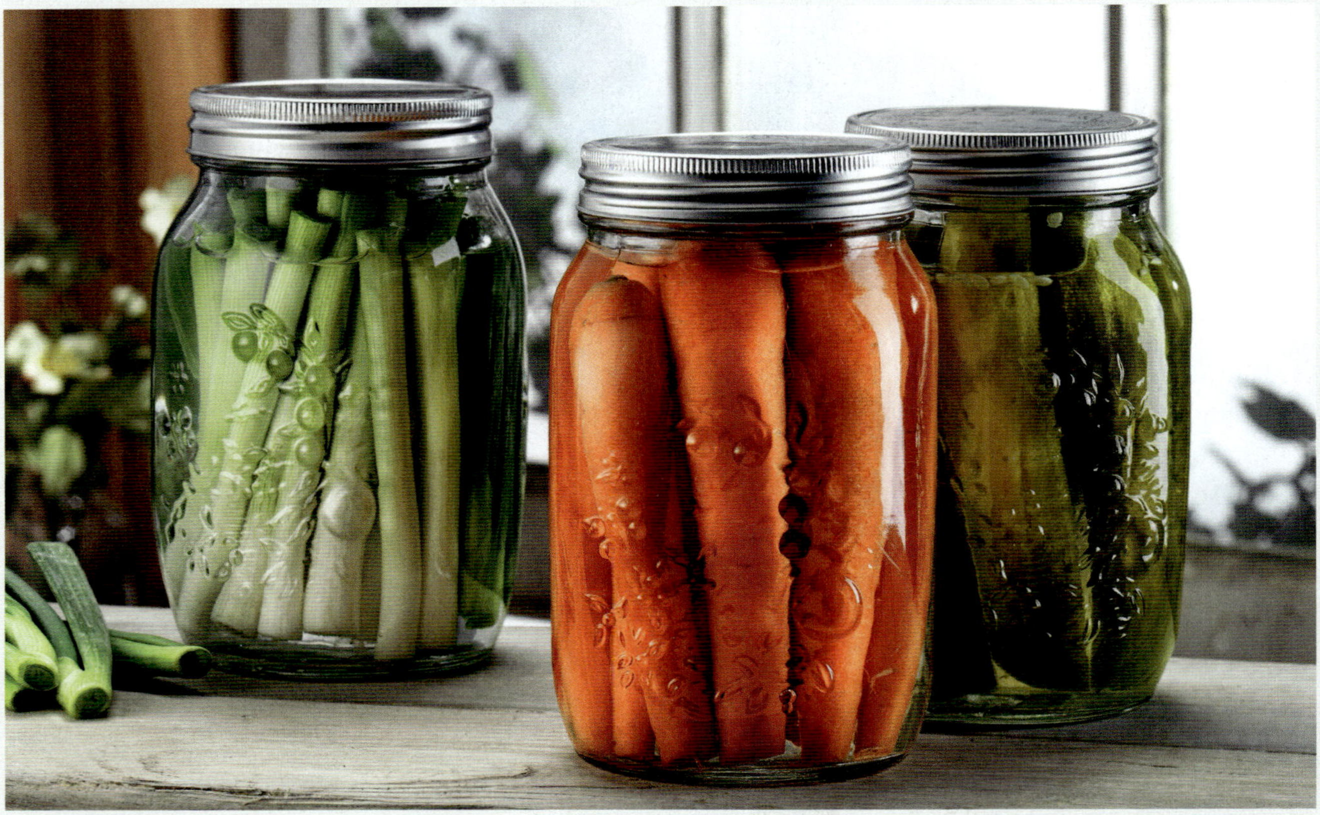

Säure macht den allermeisten Pilzen und Bakterien den Garaus. Für längere Haltbarkeit sollte das Einmachgut allerdings vollständig mit Flüssigkeit bedeckt sein oder nach dem Anbrechen im Kühlschrank gelagert und zügig aufgebraucht werden

TRADITIONELLE VERWENDUNG

Lebensmittel lassen sich sehr gut vor Verderb schützen, indem man eine unwirtliche Umgebung erzeugt, die Pilzen und Bakterien nicht behagt: Essig schafft ein ausgesprochen bakterienfeindliches Milieu; Salz entzieht den Mikroben Wasser; Konzentrierter Zucker und hochprozentiger Alkohol sind ihnen ebenfalls ein Graus.

Öl dagegen bildet lediglich eine Barriere gegen Sauerstoff und Keime. Vor allem im Mittelmeerraum wird seit Jahrhunderten Gemüse in Öl konserviert. Für daheim ist die Methode dennoch nur bedingt geeignet, weil sich in der sauerstofffreien Umgebung in seltenen Fällen das Bakterium *Clostridium botulinum* entwickeln kann – tückischerweise meist unbemerkt, denn das Lebensmittel verändert sich oft weder optisch noch geschmacklich. Die Stoffwechselprodukte von *Clostridium botulinum* können lebensbedrohlichen Botulismus verursachen.

In Deutschland werden zwar jedes Jahr nur wenige Fälle gemeldet. Das Bundesinstitut für Risikobewertung rät trotzdem davon ab, etwa Kräuteröle oder in Öl eingelegte Gemüse auf Vorrat selbst zu machen. Die sollte man lieber fertig kaufen. Denn unter industriellen Herstellungsbedingungen wird die Vermehrung des Bakteriums zuverlässig gestoppt.

Deutlich sicherer sind hohe Konzentrationen von Säure in Kombination mit Salz oder Zucker, denn dagegen hat der Erreger keine Chance. Auf diese Weise kann man auch andere Keime, denen Säure allein nichts anhaben kann, abwehren.

Mit dem Einlegen eröffnet sich ein Universum an Geschmacksvariationen, das weit über das bloße Konservieren hinausgeht. Nicht nur die Kombination der Früchte und Gemüse, auch das

Experimentieren mit Gewürzen wie Rosmarin, Lorbeer, Knoblauch, Meerrettich, Chili- oder Vanilleschoten, Sternanis und Ingwer bringen überraschende, neue Akzente ins Glas.

Zum Einlegen in Alkohol eignen sich vor allem Früchte. Auch dabei entstehen einzigartige Köstlichkeiten. Die konservierende Wirkung beruht hier einerseits auf dem Entzug von Wasser, zugleich tötet Alkohol viele Keime ab oder hemmt ihr Wachstum. Allerdings muss der Alkoholgehalt im fertigen Produkt mindestens 14 Prozent betragen, sonst fängt es an zu gären.

DIE GRUNDTECHNIK

Faustregel: 500 ml **Essig** auf ein Kilo Gemüse. Am besten eignen sich Weißweinessig, Obst- oder Sherryessig mit 5–6 Prozent Säure. Der Essig kann mit 250–500 ml Wasser verdünnt werden, solange der Säuregehalt des Suds am Ende nicht unter 3 Prozent liegt, was sich mit gängigen pH-Teststreifen messen lässt. **Salz und Zucker** konservieren zusätzlich und wirken außerdem als Geschmacksverstärker.

Gemüse kurz blanchieren, hartes wie Möhren oder Rote Bete vorkochen, dann in Gläser schichten und mit heißem Sud übergießen. **Bohnen** nicht roh einlegen – erst durch Hitze wird das enthaltene giftige Phasin abgebaut. **Gurken** bleiben knackig, wenn man sie vor dem Einlegen über Nacht mit Salz bestreut (und dann abspült). Nach 4–6 Wochen ist das Gemüse fertig durchgezogen.

Für **Obst** je nach Grundsüße pro Kilo 375–750 Gramm Zucker in 375 ml Essig lösen und kalt über die Früchte gießen. Robustere Fruchtarten wie Quitten, Birnen, Zwetschgen oder Aprikosen im Sud bissfest garen.

Alkohol eignet sich nur für Obst, etwa als **Rumtopf.** Dafür beginnend mit Erdbeeren und dann der Saison folgend schichtweise Früchte in einem großen Steinguttopf mit 54-prozentigem Rum bedecken. Dazu jeweils 250 g Zucker auf 500 g Früchte geben (nur bei Erdbeeren Verhältnis 1 : 1). Die Früchte bleiben knackiger, wenn man sie erst einige Stunden im Zucker ziehen lässt und dann Alkohol dazugibt.

Trauen Sie sich ruhig, mit Gewürzen wie **Ingwer oder Chili** zu experimentieren

GEEIGNETE LEBENSMITTEL

Pilze, fast alles Gemüse (vor allem Blumenkohl, Gurken, Möhren, Paprika, Radieschen, Rettich, Tomaten, Weißkohl, Zwiebeln), alle Obstarten.

UNGEEIGNETE LEBENSMITTEL

Fleisch, Salat, Spinat und andere empfindliche Blättchen.

DAS RICHTIGE ZUBEHÖR

Gefäße aus Glas, Keramik, Steingut oder Holz mit normalen Verschlüssen. Bei Metallen können durch den Essig chemische Reaktionen stattfinden, die unangenehme Geschmäcker und mitunter gesundheitsschädliche Stoffe freisetzen. Gegebenenfalls pH-**Teststreifen** zum Messen des Säuregehalts.

HÄUFIGE FEHLER

Obst und Gemüse müssen frei von Druck- oder Faulstellen sein. Die Gläser sollten gesäubert und sterilisiert werden. Dafür Gläser, Deckel und Zubehör in einem großen Topf vollständig mit Wasser bedecken und 10 Minuten lang kochen. Auf einem sauberen Geschirrhandtuch an der Luft oder bei 80° C im Backofen (Umluft) trocknen.

Beim Füllen darauf achten, dass der Sud ein bis zwei Finger über dem Eingelegten steht und es vollständig bedeckt. Falls sich mit der Zeit trotz aller Vorsicht Schimmel bildet oder es zu gären beginnt, Inhalt entsorgen.

HALTBARKEIT

Sauer Eingelegtes (Essig in Kombination mit Zucker oder Salz) hält sich ungeöffnet bis zu einem Jahr, vorausgesetzt die Gläser stehen kühl und dunkel. Für längere Haltbarkeit können sie nachträglich eingekocht werden. Angebrochenes gehört in den Kühlschrank und ist zügig zu verbrauchen.

REZEPT-TIPP

EINGELEGTE ZUCCHINI

Kochzeit: 15 Minuten + 3 Stunden Ziehen
2 Einmachgläser
3 kleine Zucchini (ca. 450 g)
1 Schalotte
1 TL gelbe Senfkörner
1 TL Korianderkörner
150 ml Weißweinessig (oder Apfelessig)
50 g Zucker
½ TL gemahlene Kurkuma
1 TL Salz

Zucchini putzen, waschen und längs in 3–4 mm dünne, 10 cm lange Scheiben schneiden (je dünner, umso weicher werden sie). Die Schalotte ebenfalls in feine Streifen schneiden.

Senf- und Korianderkörner nacheinander im Mörser oder mit einem Löffel leicht andrücken.

Essig, 150 ml Wasser, Zucker, Salz, Senf- und Korianderkörner sowie Kurkuma in einen Topf geben und zum Kochen bringen. Zucchinischeiben und Schalotte dazugeben und unter Rühren nochmals aufkochen.

Die Gemüsestreifen auf die Gläser verteilen und mit dem heißen Sud auffüllen, sodass alles vollständig bedeckt ist. Die Gläser verschließen und abkühlen lassen. Nach drei Stunden sind die Zucchini essfertig, mit längerem Ziehen werden sie aber noch besser. Kühl gelagert halten sie rund drei Monate.

Weitere Rezepte: Ursula Schersch »Die Welt im Einmachglas. Hausgemachtes von nah und fern – einkochen, einlegen, fermentieren und vieles mehr«, Gräfe und Unzer, 192 Seiten, 24 Euro

Die Arbeit der kleinen Helferlein

In vielen Kulturen wie auch in der Spitzengastronomie ist Fermentation ein Muss. Denn die kontrollierte Gärung durch Bakterien entlockt Lebensmitteln neue, aufregende Aromen

TRADITIONELLE VERWENDUNG

Vor zehn Millionen Jahren fand im Genom unserer Vorfahren eine bahnbrechende Mutation statt. Sie führte offenbar dazu, dass ihre Körper dank eines bestimmten Enzyms auch überreifes, von Mikroorganismen vergorenes Fallobst verdauen konnten. Damit waren sie nun in der Lage, Alkohol zu verstoffwechseln, was ihren Speiseplan enorm erweiterte und ihre Überlebenschancen erhöhte.

Wann unsere Ahnen damit begannen, die natürlichen Fermentationsprozesse gezielt zu steuern, ist unklar. Den bisher ältesten Hinweis darauf liefern 13 000 Jahre alte Gefäße mit typischen Braurückständen aus Getreide, die Forschende in einer Höhle in Israel fanden. Eine Ewigkeit bevor der Mensch wusste, dass es Hefen, Schimmelpilze und Bakterien überhaupt gibt, lernte er also, sich ihrer Wirkung auf Nahrungsmittel zu bedienen.

Die Menschheit hat über Jahrtausende mit einer Mischung aus Zufall, Not und Experimentierfreude einen überreichen Fundus an Köstlichkeiten geschaffen. Bier und Wein machen dabei nur einen kleinen Teil aus. Auch Sauerkraut, das einem beim Stichwort Fermentieren als Erstes einfällt, ist nur ein winziger Ausschnitt. Fermentiertes gehört so sehr zu unserem Alltag, dass wir uns meist gar nicht bewusst sind, womit wir es zu tun haben: Käse, Joghurt, Senf und Schokolade, Schwarztee, Kaffee und Sojasoße, Salami, Essig, Oliven und Sauerteigbrot – überall waren Mikroorganismen mit am Werk. Etwa ein Drittel unserer Lebensmittel ist fermentiert.

Der Begriff Fermentation kommt vom lateinischen Wort für Kochen oder Aufwallen, *fervere* – das schien den Römern vermutlich die treffendste Beschreibung zu sein für das rät-

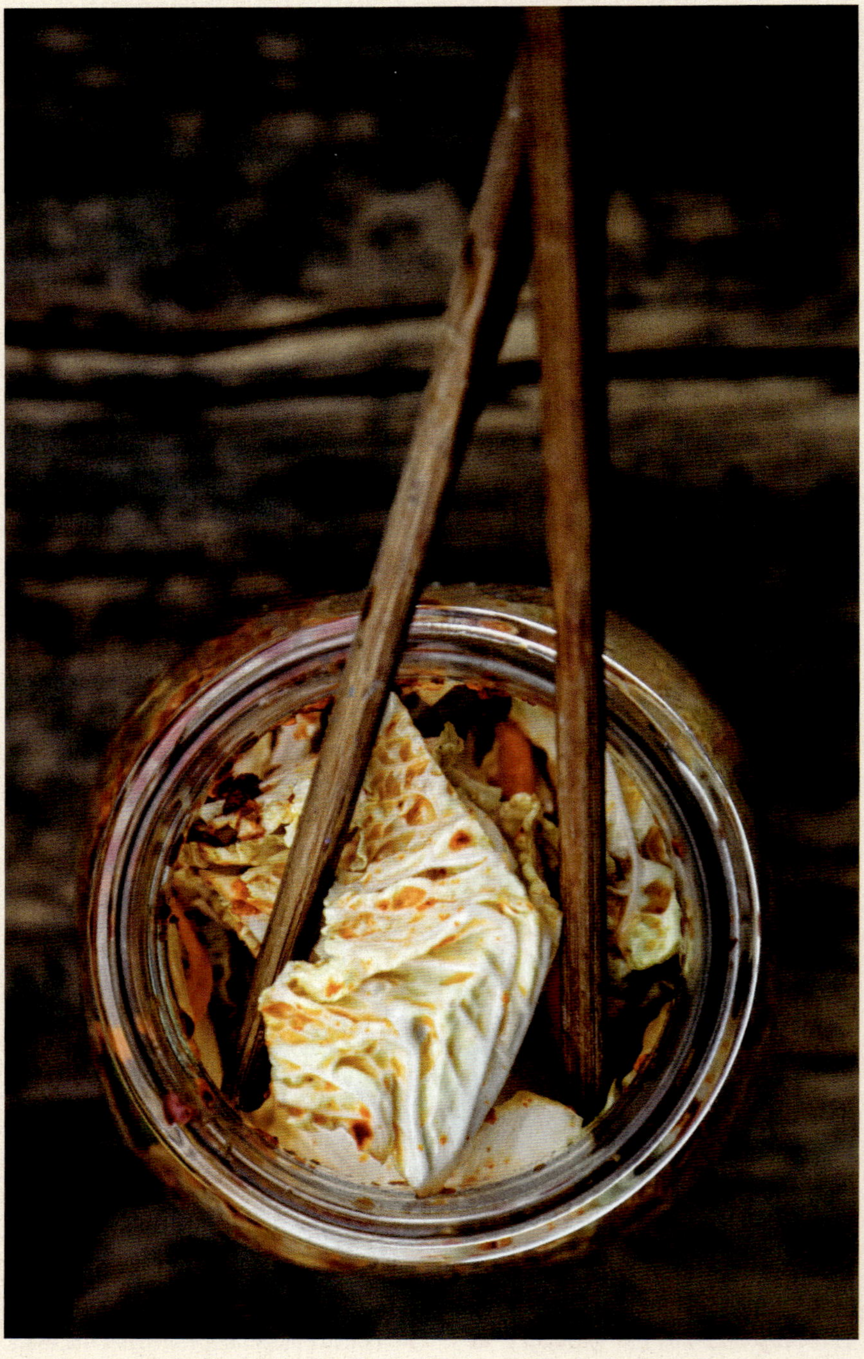

Kimchi, eine Spezialität aus Korea, macht Sauerkraut Konkurrenz: Knoblauch oder Fischsoße verleihen dem fermentierten Kohl einen neuartigen Geschmack selhafte Geblubber im Traubensaft. Tatsächlich wird ein Lebensmittel, ähnlich wie beim Kochen, durch Fermentation komplett verwandelt und in manchen Fällen sogar überhaupt erst essbar gemacht. Diese „Vorverdauung" übernehmen dabei Mikroorganismen, genauer: die von ihnen produzierten Enzyme. Sie wandeln in erster Linie Kohlenhydrate, also Zucker, aber auch Eiweiße in Säuren, Alkohol und andere Stoffe um. Dieser Prozess lässt sich steuern.

Die einfachste Methode ist die Milchsäuregärung (Lacto-Fermentation), da Lactobazillen praktisch überall vorkommen. Sie leben auf unserer Haut, aber auch auf Gemüse und Früchten – bereit, sich darüber herzumachen. Man muss ihnen nur ein Milieu schaffen, in dem sie gedeihen und sich gegen konkurrierende Bakterien durchsetzen können, den Rest erledigen sie. Die Lebensmittel werden nicht nur haltbar, sondern entwickeln völlig neue, komplexe Aromen. Das Ergebnis wirkt sich noch dazu positiv auf Darmflora und Verdauung aus.

Empfindlichere Fermentationskulturen kommen nur unter bestimmten Bedingungen natürlicherweise vor. Der Pilz *Aspergillus oryzea* beispielsweise braucht feuchtwarmes Klima, um sich auf Soja, Reis oder Getreide zu entwickeln. Es ist kein Zufall, dass die Auswahl an fermentierten Lebensmitteln in asiatischen Ländern größer ist als bei uns. Seit vielen Jahrhunderten entstehen dort mithilfe regionaler Bakterien- und Pilzkulturen so unterschiedliche Produkte wie Tempeh, Miso, Sake, Kimchi, Umeboshi-Pflaumen, Kombucha-Tee, Fisch- und Sojasoße oder das für europäische Zungen gewöhnungsbedürftige Natto.

In den meisten Teilen Europas dagegen sind die jahreszeitlichen Temperaturschwankungen so stark, dass das Fermentieren traditionell vor allem dazu diente, Lebensmittel haltbar zu machen, nicht neue zu kreieren. Trotzdem entwickelte sich schon allein durch die regionale Mikroflora und die klimatischen Bedingungen eine gewaltige Bandbreite von Spezialitäten.

Etwa **ein Drittel der Lebensmittel** auf unserem Speiseplan ist fermentiert

Salami (Italienisch: „Salzwurst") beispielsweise wird im Süden (nach der Fermentation durch einen Schimmelpilz) meist nur luftgetrocknet, im Norden aber geräuchert. Obergärige Biere wie Weiß- oder Altbier verdanken ihr Aroma einer Hefe, die es gern etwas wärmer hat, und sind vor allem in südlicheren Gefilden beliebt, während die für den Norden typischen untergärigen Biere wie Lager oder Pils mit einer Hefe gebraut werden, die kältere Temperaturen bevorzugt.

Um den Fermentationsprozess zu starten, versetzt man das Ausgangsprodukt also entweder gezielt mit spezifischen Organismen wie Hefe, Edelschimmel-, Kefir- oder Kombucha-Pilz oder aber man bedient sich der Keime, die ohnehin da sind: Milchsäure- beziehungsweise Lactobakterien. Mit ihnen lassen sich vor allem Gemüse, aber auch Früchte unkompliziert in ungewöhnliche Köstlichkeiten verwandeln, die außerdem noch als äußerst gesund gelten.

Zu Beginn vermehren sich vor allem aerobe, also sauerstoffliebende Bakterien. Sobald der Sauerstoff aufgebraucht ist, der im Gefäß noch enthalten war, kommen Lactobazillen zum Zuge, die sich am besten unter Ausschluss von Sauerstoff entwickeln. Manche Arten wandeln den Zucker ausschließlich in Milchsäure um, andere produzieren daneben auch Alkohol, Essigsäure und Kohlendioxid.

Dadurch wird das Milieu immer saurer und sauerstoffärmer, was den meisten schädlichen Bakterien den Garaus macht, während sich Milchsäurebakterien unter diesen Bedingungen besonders gut vermehren und den anderen bald auch schlicht den Platz wegnehmen.

Ganz nebenbei entstehen bei alledem Geschmäcker, die im Ausgangsprodukt noch nicht einmal zu ahnen waren – ein lebendiger, geradezu magischer Prozess, der durch sein komplexes Eigenleben immer wieder neue, überraschende Aromen hervorbringt.

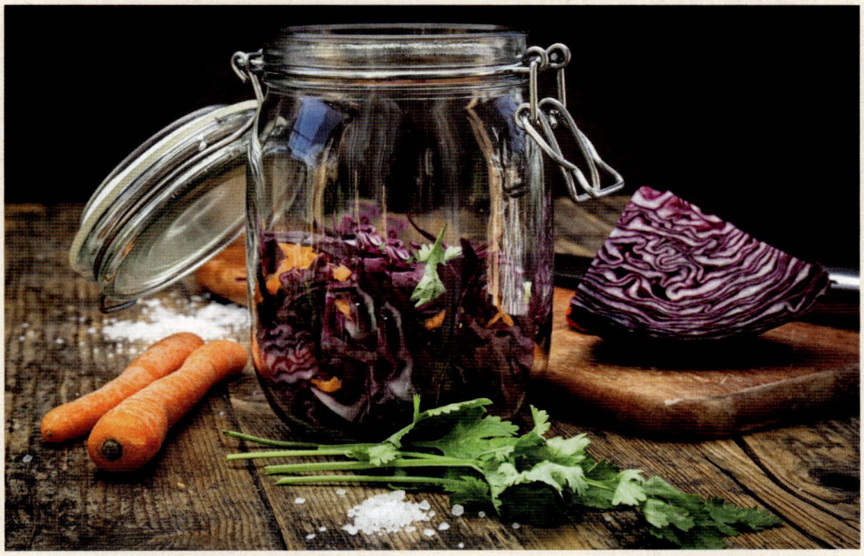

Salz ist eine wichtige Zutat beim Fermentieren. Es sorgt dafür, dass sich gute Milchsäurebakterien optimal vermehren können und schädliche Keime verdrängen

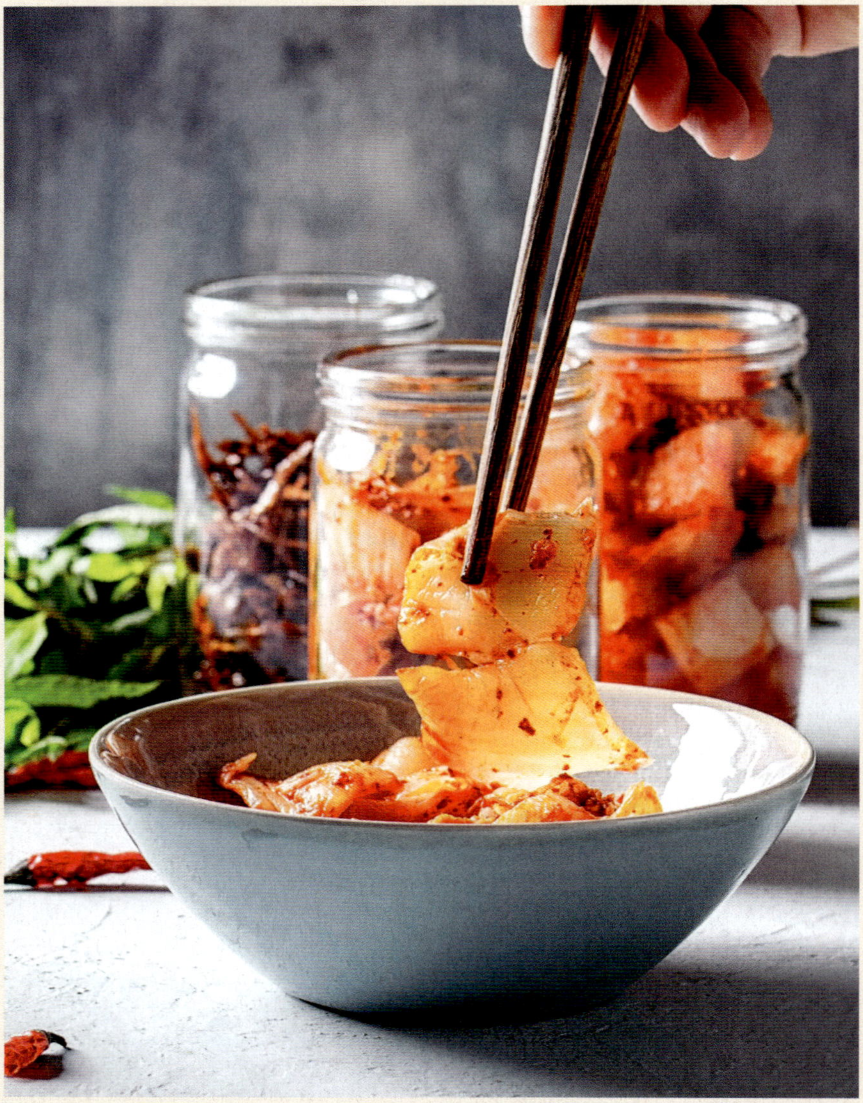

Rettich und andere Gemüse lassen sich hervorragend fermentieren. Wichtig ist, dass die Lebensmittel zuvor nicht gespritzt, überdüngt oder zu stark gewaschen wurden

DIE GRUNDTECHNIK

Für die milchsaure Fermentation oder Gärung mischt man klein geschnittenes Gemüse oder Obst mit Salz (20 g Salz auf 1 kg). Dann lässt man es im eigenen Saft ziehen, Beispiel: Sauerkraut.

Größere Stücke übergießt man mit einer 3-prozentigen Salzlake (also 30 g Salz auf 1 Liter Wasser), wie bei Salzgurken. In beiden Fällen beginnt innerhalb weniger Stunden die Gärung, wobei das Salz dafür sorgt, dass die Lactobazillen gegenüber unerwünschten Keimen im Vorteil sind, weil ihnen Salz nichts anhaben kann.

So können sich die Lactobazillen in Ruhe ausbreiten und ihre Umwandlungsarbeit vollbringen. Diese kann man ihnen zusätzlich erleichtern, indem man das Gemüse klein schneidet, knetet und stampft, damit die Zellstrukturen aufbrechen und die Kohlenhydrate schneller zugänglich werden.

Auch sollte das Obst und Gemüse zuvor vorsichtig gewaschen werden; nicht schrubben und keine Waschsubstanzen verwenden, sonst werden die Mikroorganismen mit abgespült. Dann klein schneiden, wiegen, mit der entsprechenden Menge unjodiertem (!) Salz vermischen und einige Minuten durchkneten. Zusammen mit dem ausgetretenen Saft und eventuell Gewürzen in heiß gespülte oder sterilisierte Gläser geben und fest zusammenpressen, damit alle Luftbläschen verschwinden. Zwischen Gefäßdeckel und Füllung 1–2 Zentimeter Platz lassen, denn die entstehenden Gase dehnen sich aus. Mit Gewichten, etwa aus Glas (siehe „Das richtige Zubehör"), beschweren und vollständig unter die Lake drücken. Ein Kohlblatt oder ein kleiner Teller verhindern, dass Stücke aufschwimmen. Falls die Flüssigkeit nicht reicht, alles mit einer 2-prozentigen Salzlösung aufgießen.

Bei Zimmertemperatur (ungefähr 21 °C) läuft die Fermentation sehr gut; höhere Temperaturen beschleunigen den Prozess, können aber das Gleichgewicht der Organismen verändern. Weil UV-Strahlen auch viele nützliche Bakterien abtöten, darf Fermentiertes in Glasgefäßen nicht der Sonne ausgesetzt sein. Indirektes Licht ist jedoch kein Problem.

Bei luftdicht schließenden Gläsern nach 2–3 Tagen den Deckel kurz etwas öffnen, damit die Gase entweichen können, dann schnell wieder verschließen.

Je nach Rezept und persönlichen Vorlieben einige Tage oder mehrere Wochen gären lassen. Sobald einem der Geschmack zusagt, die Gläser in den Kühlschrank stellen, um den Gärprozess zu stoppen. Gänzlich zum Stillstand kommt er so allerdings nicht, Fermentiertes säuert auch gekühlt immer noch etwas nach. Nur Einfrieren stoppt den Prozess ganz.

Obst mit einer 2-prozentigen Salzlösung versetzen. Es entwickelt durch die Fermentation besonders ungewöhnliche Geschmäcker. Auch die

Konsistenz verändert sich, was ebenfalls zu reizvollen Effekten führt. So werden **Beeren** beispielsweise zu Brei, der aber voller spannender, nie geschmeckter Aromen steckt. Nur reifes Obst verwenden, sonst haben die Bakterien nicht genug Futter.

GEEIGNETE LEBENSMITTEL

Im Prinzip lässt sich alles milchsauer vergären, was Kohlenhydrate enthält. Gemüse, Obst (inklusive Beeren), Hülsenfrüchte, Pilze – die Möglichkeiten sind schier endlos und lassen sich mit Gewürzen oder Kräutern immer wieder aufs Neue erweitern. Auch Reste, unansehnlich Gewordenes und sogar Schalen (etwa von Wassermelonen) kann man durch Fermentation neues Leben einhauchen und vor der Tonne retten, solange nichts angefault oder verschimmelt ist.

UNGEEIGNETE LEBENSMITTEL

Auf Obst und Gemüse, das gespritzt, gewachst oder bestrahlt wurde, leben nicht genug Mikroorganismen, um die Fermentation in Gang zu setzen. Am besten also zu Bio- beziehungsweise zu möglichst unbehandelten Produkten greifen.

DAS RICHTIGE ZUBEHÖR

Aus **Gefäßen mit Gärverschlüssen** wie zum Beispiel Weckgläsern kann der Überdruck der entstehenden Gase entweichen, ohne dass Sauerstoff ans Innere gelangt. **Luftdicht schließende Gefäße** müssen ab und zu geöffnet werden. Solange das Fermentationsgut von Lake bedeckt ist, kommt es ohnehin nicht mit Sauerstoff in Berührung. In jedem Fall sollten die Gefäße sauber und aus **Keramik, Glas oder Steingut** sein, da Metall durch die Säuren erodieren würde und sich auf Holz oder anderen Naturmaterialien unerwünschte Organismen ausbreiten können. Um Luftblasen zu verhindern und das Gemüse oder Obst unter der Lake zu halten, wird es mit **Gewichten** aus Glas oder Keramik beschwert, die es

> Die nützlichen Milchsäurebakterien kommen **von Natur aus auf Gemüse** vor

passend für Fermentationsgläser zu kaufen gibt. Alternative: mit sauberen Steinen gefüllte Stoffsäckchen oder Plastikbeutel mit Wasser.

HÄUFIGE FEHLER

Konventionell angebautes Obst und Gemüse kann überdüngt sein, was Fehlgärungen produziert, und hat wegen der Spritzmittel unter Umständen nicht mehr genug lebende Mikroorganismen, um die Fermentation zu starten. Jod im Salz erschwert die Gärung, daher nur unbehandeltes Salz ohne Zusätze verwenden. Ansonsten kann beim milchsauren Fermentieren wenig schiefgehen, denn sobald die Lactobazillen das Ruder übernehmen, haben schädliche Keime schlechte Karten. Auch das zu Recht gefürchtete *Clostridium botulinum* fühlt sich im stark sauren Milieu nicht wohl.

HALTBARKEIT

Fermentiertes hält sich, kühl und dunkel gelagert, von einigen Monaten bis zu einem Jahr.

Manchmal bildet sich eine weißliche Schicht auf der Oberfläche. Das ist harmlose Kahmhefe – einfach vorsichtig abschöpfen. Echter Schimmel hingegen ist pelzig. Wenn man ihn entdeckt, muss das ganze Ferment entsorgt werden. Um Schimmel zu vermeiden, das Ferment immer mit Lake bedeckt halten, auch wenn es schon fertig und essbar ist. Moussieren ist ebenfalls kein Zeichen von Verderb, sondern von Kohlendioxid, das entsteht, wenn sich die Bakterien im Fruchtfleisch auflösen.

REZEPT-TIPP

MILCHSAUER VERGORENE MELONENSCHALE

Kochzeit: 3–10 Tage
500 g Biowassermelonenschale
etwa 300 ml 2-prozentige Salzlake (6 g unjodiertes Meersalz auf 300 ml Wasser)
Besonderes Equipment: luftdicht verschließbares Gärgefäß (etwa 1 l Inhalt; säureunempfindlich, zum Beispiel ein Glas mit Gummidichtung), Gewicht

Die Wassermelonenschalen entweder mit einem Sparschäler schälen, sodass die äußere dunkelgrüne Rinde entfernt wird, oder waschen und mitsamt der Schale fermentieren.

Die Schalenstücke in das Gärgefäß packen und mit dem Gewicht beschweren. Alles mit Salzlake auffüllen, sodass die Schalen mindestens 2 cm hoch bedeckt sind. Das Gefäß luftdicht verschließen und die Melonenschalen je nach gewünschtem Ergebnis 3–10 Tage bei Raumtemperatur fermentieren. Bis zur Verwendung im Kühlschrank oder einem entsprechend kalten Kellerraum aufbewahren. Dort sind die Schalen mehrere Monate haltbar, können aber noch leicht nachsäuern, sollten daher nicht zu lang unbeaufsichtigt bleiben. Auf der Oberfläche gewachsene Schimmelpilze weisen auf eine Verunreinigung des Fermentierguts hin, dieses dann unmittelbar entsorgen!

Wer von Wassermelonen die Schale fermentieren möchte, sollte die Melonen vor dem Aufschneiden immer gut waschen und trocken reiben, um anhaftende Schadstoffe zu entfernen. Die Schale ist pur eine perfekte Ergänzung zur Brotzeit, passt aber auch ideal in Salate oder Currys. Durch die Zugabe von Gewürzen kann den fermentierten Wassermelonenschalen ein spannender Twist gegeben werden.

Weitere Rezepte: Antje de Vries und Anne-Cathrine Preißer »Fermentieren. Gekonnt kochen«, Teubner/Gräfe und Unzer, 208 Seiten, 34 Euro

Von Wurst, Schinken und Speck

Der Konservierung mithilfe von Salz verdanken wir zahlreiche köstliche Fleischspezialitäten. Doch beim Pökeln und anschließenden Erhitzen ist Vorsicht geboten

TRADITIONELLE VERWENDUNG

So lästig es ist, dass sich über jede Frucht, jedes Stück Gemüse, Fleisch oder Fisch bald eine Armee unheilbringender Mikroorganismen hermacht – es hat den Menschen immerhin stets zu kulinarischer Kreativität gezwungen. Denn ohne die Not, dem unweigerlichen Verfall genug Vorräte abzutrotzen, wären viele herrliche Dinge nie entwickelt worden. Gerade das Haltbarmachen von Fleisch hat den menschlichen Speisezettel enorm bereichert: Schinken, Eisbein, Speck, Salami oder Bündnerfleisch – erst die konservierende Behandlung mit Salz macht sie zu dem, was sie sind.

Wurst und Fleischstücke werden dazu in Kochsalzlösung gelegt oder damit eingerieben. Das entzieht ihnen Wasser, was wiederum Mikroben im Wachstum hemmt. Um diese jedoch tatsächlich abzutöten, müsste die Salzkonzentration allerdings so hoch sein, dass das Lebensmittel ungenießbar wäre. Also behilft man sich mit den bakteriziden Stoffen Kalium- oder Natriumnitrit/nitrat: aus Koch- wird Pökelsalz. Dieses bekämpft einige der schlimmsten Keime des Verderbs, bremst die Oxidation des Fettes und gibt dem Fleisch eine appetitlich rötliche Farbe und einen neuen, charakteristischen Geschmack.

Viele Wurst- und Schinkenspezialitäten beruhen auf einer Kombination aus Pökeln, Trocknen und/oder Räuchern, was die Haltbarkeit oft zusätzlich verbessert. Denn eine trockene Oberfläche entzieht den Bakterien die Lebensgrundlage. Beim Heißräuchern wird auch der ein oder andere Keim getötet, doch zum wirklichen Konservieren reicht Räuchern allein nicht aus.

Die Verfahren sind relativ aufwendig und daher nur etwas für Menschen mit einiger Kocherfahrung. Vor allem beim Pökeln ist Sorgfalt geboten, denn Nitrit ist in höheren Dosen giftig und darf nur in sehr geringer Menge verwendet werden. Räuchern lässt sich mit Spänen geeigneter Hölzer, aber auch mit unbehandeltem Heu oder Tee.

DIE GRUNDTECHNIK

Trockenpökeln: Bei dieser schonenden Methode wird das Fleisch direkt mit einer Mischung aus Pökelsalz und Gewürzen eingerieben und reift einige Tage oder Wochen im eigenen Saft. Faustregel: pro Zentimeter Fleischdicke mindestens einen Tag, pro Kilogramm rund 40 Gramm Pökelsalz.

Nasspökeln in Salzlake: Für Fisch sollte der Salzgehalt bei sieben Prozent liegen, für kleinere Fleischstücke bei zwölf bis 15, für Schinken bei bis zu 20 Prozent. Wasser, Gewürze und Pökelsalz aufkochen, bis das Salz gelöst ist. Abkühlen lassen. Fleisch oder Fisch abspülen, trocken tupfen, in ein großes Gefäß legen und mit dem Süd übergießen. Damit keine Luft ans Pökelgut kommt, muss es vollständig mit Lake bedeckt sein. An einem dunklen, kühlen Ort einige Tage reifen lassen. Dauer und Temperatur variieren je nach Stückgröße und Rezept.

Anschließend können die Stücke geräuchert werden. Dafür zunächst Fleischstücke etwa eine halbe Stunde wässern, dann für mehrere Stunden in den Rauch hängen. Dauer, Temperatur und genaue Handhabung richten sich nach Art und Größe des Pökelguts. Ein Schinken aus knapp **4** kg Unterschale vom Schwein beispielsweise muss nach 5–6 Tagen in Lake noch ungefähr 5–6 Stunden bei 100 °C in der Räuchertonne verbringen. Er ist fertig, sobald er eine Kerntemperatur von 70–72 °C erreicht hat.

Eine weniger aufwendige Methode, die Haltbarkeit von Fisch oder Fleisch zu verlängern, ist das **Beizen**, bei dem man sich wieder die konservierende Wirkung von Salz und Zucker zunutze macht. Je nach Rezept kommen noch Kräuter und Gewürze dazu. Mit dieser Mischung wird das Fisch- oder Fleischfilet komplett bedeckt, dann in Frischhaltefolie gewickelt und beschwert, etwa mit einem Schneidebrett und Konservendosen. Ein bis zwei Tage im Kühlschrank ziehen lassen und während der Zeit mindestens einmal wenden. Wild gefangenen Fisch sicherheitshalber vorher einmal einfrieren, um etwaige Parasiten abzutöten.

> Räuchern etwa mit **unbehandeltem Heu** oder Spänen erhöht die Haltbarkeit

GEEIGNETE LEBENSMITTEL

Zum Pökeln in erster Linie Fleisch – geläufig sind beispielsweise Kotelett, Bauch, Rücken und Keule vom Schwein, Lamm, Rinderkeule, Geflügelbrust. Für das Beizen ist fetter Fisch wie Makrele, Lachs, Saibling oder Forelle besonders geeignet. Geräuchert wird vor allem Fisch, aber auch Würste und bereits Gepökeltes.

UNGEEIGNETE LEBENSMITTEL

Gemüse, Obst, Milchprodukte und Eier kann man nicht pökeln. Mit Lake (ohne Nitritsalz!) versetzt, werden Früchte und Gemüse allerdings beim

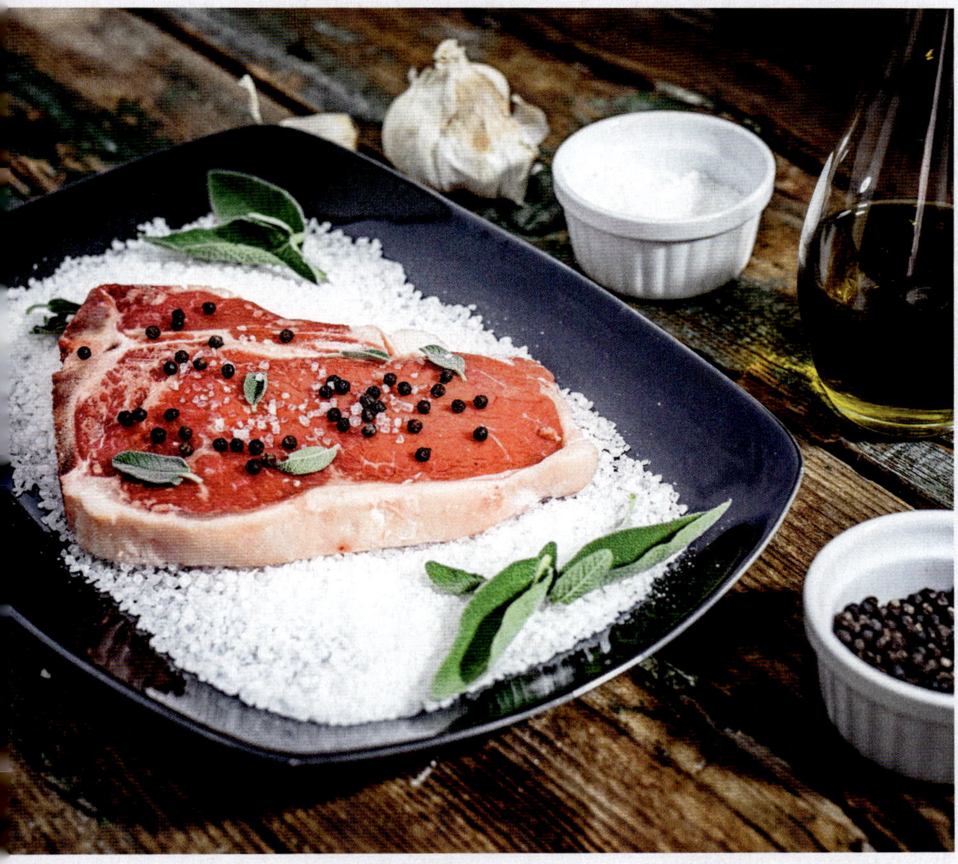

Zum Pökeln von Fleisch verwendet man klassischerweise Nitritpökelsalz. Es verleiht etwa Schinken oder Speck einen charakteristischen Geschmack und eine schöne Farbe

Fermentieren haltbarer – ein herrliches Thema für sich (siehe Seite 96). Manche Szeneköchinnen und -köche räuchern fast alles. Dabei geht es dann aber nicht ums Konservieren, sondern um Aromen.

DAS RICHTIGE ZUBEHÖR

Ein großes **Gefäß aus Steingut, Glas** oder säurebeständigem **Kunststoff**, in dem ausreichend Platz ist für Fleisch und Sud. Mit einer **Lakespindel** lässt sich die Salzkonzentration bestimmen.

Fürs Räuchern reicht ein verschließbarer **Kugelgrill**. Noch bequemer, wenn auch kostspieliger, wird es mit **Räuchertonne** oder **Smoker**.

Außerdem: **Späne oder Mehl** aus geeigneten, unbehandelten Hölzern wie Erle, Buche oder Wacholder – jedes hat sein eigenes Aroma. Hier hilft nur Ausprobieren und Erfahrungen sammeln.

HÄUFIGE FEHLER

Um eine falsche Dosierung des Nitritsalzes zu vermeiden, das Pökelsalz fertig kaufen. Gepökeltes nicht braten oder grillen: Ab 150 °C verbindet sich das Nitrit mit dem Fleischeiweiß zu Nitrosaminen, die vermutlich krebserregend sind.

HALTBARKEIT

Die Haltbarkeit von Gepökeltem liegt je nach Rezept zwischen einer Woche und mehreren Monaten. Nassgepökeltes Fleisch ist saftiger als trockengepökeltes, hält sich aber deutlich kürzer.

REZEPT-TIPP

WÜRZIGER BACON

Kochzeit: 7 Tage pökeln + etwa 24 Stunden trocknen, räuchern und ruhen lassen
2 kg Schweinebauch mit Schwarte
Räucherspäne
2 EL feines Meersalz
2 TL Nitritpökelsalz
1 EL zerstoßene schwarze Pfefferkörner
1 TL getrockneter Rosmarin
1 TL getrockneter Thymian
1 TL zerstoßene Fenchelsamen
1 Lorbeerblatt, zerbröselt
1/4 TL Knoblauchpulver
2 EL Honig

Bei Bedarf die Kanten des Fleischstücks begradigen. Die Zutaten der Pökelmischung vermengen. Das Fleisch damit einreiben, in einen Zip-Beutel geben und alle Luft herauspressen. In einer Auflaufform in den Kühlschrank stellen. Den Beutel nach 24 Stunden umdrehen, dann 6 Tage lang jeden zweiten Tag wenden (insgesamt 7 Tage).

Das Fleisch gut mit kaltem Wasser abspülen und mit Küchenpapier trocken tupfen. Unabgedeckt 8–24 Stunden in den Kühlschrank legen.

Schweinebauch bei etwa 90 °C mit Spänen der Wahl räuchern, bis eine Innentemperatur von 70 °C erreicht ist (je nach Räucherofen mind. 2 Stunden). Alternativ Fleisch im auf 100 °C vorgeheizten Ofen bis zur Innentemperatur von 70 °C erhitzen. Dann muss es zuvor nicht in den Kühlschrank, es fehlt aber auch das Raucharoma.

Abkühlen lassen, Schwarte entfernen. Bacon mind. 4 Stunden in den Kühlschrank legen. Dann in dünne Scheiben schneiden oder würfeln. Im Kühlschrank hält er sich 1–2 Wochen, im Tiefkühler ca. 3 Monate. Das Nitritpökelsalz kann man durch Meersalz ersetzen, doch dann entwickelt der Speck nicht den typischen Geschmack.

Weitere Rezepte: Lisa Eisenman Frisk und Monica Eisenman »Speisekammer. Vorräte einfach selber gemacht«, Hölker Verlag, 336 Seiten, 36 Euro

Mit der Kraft der Sonne

Das Dörren von Lebensmitteln ist eine der ältesten Techniken überhaupt. Tomaten, Weintrauben, Datteln, Fisch oder Fleisch etwa werden dadurch länger haltbar und der Geschmack um ein Vielfaches intensiver

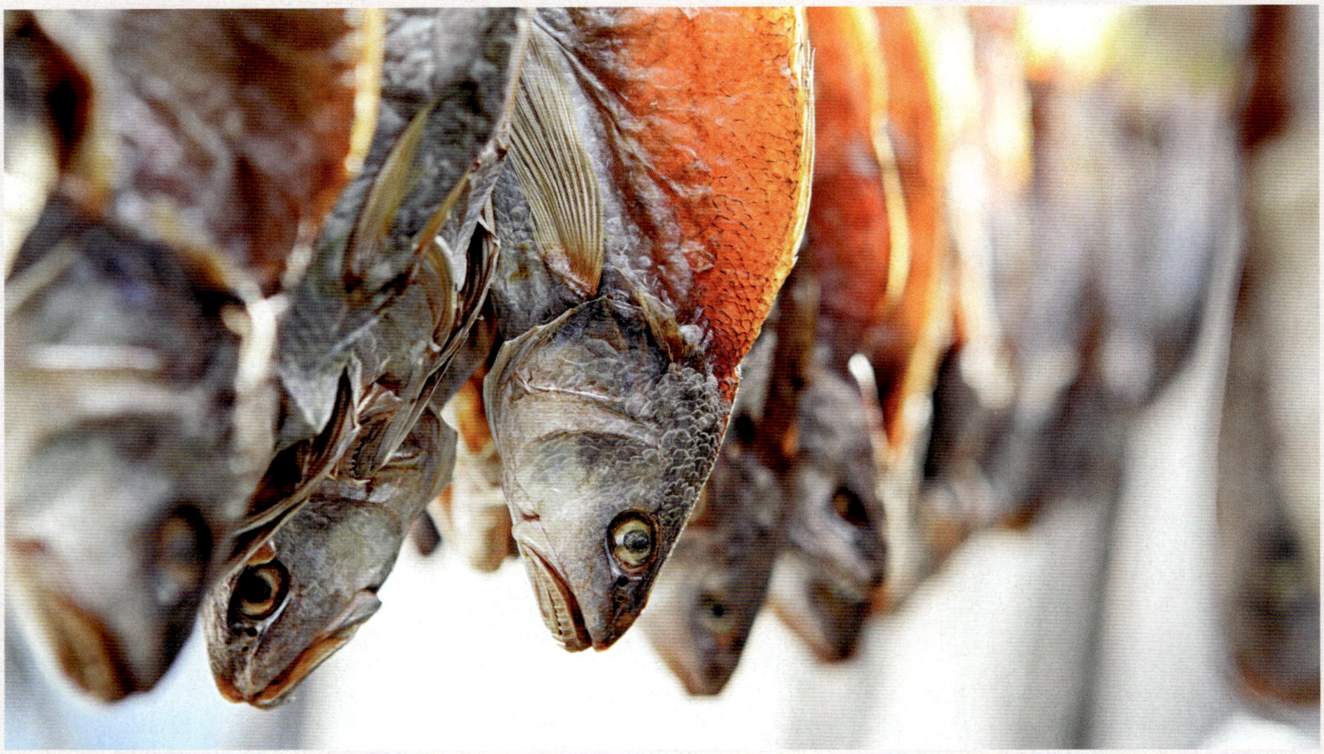

Wird Lebensmitteln Wasser entzogen, haben Mikroorganismen keine Lebensgrundlage mehr. Fisch zum Beispiel wird in vielen Ländern traditionell gesalzen und an der Luft getrocknet

TRADITIONELLE VERWENDUNG

In den Hochkulturen Mesopotamiens gehörten vor gut 5000 Jahren getrocknete Datteln zu den Grundnahrungsmitteln, später dann auch bei den Griechen und Römern, die die Früchte aus ihren östlichen Provinzen importierten. Dass Getrocknetes länger genießbar ist, dürften schon die ersten Jäger und Sammler entdeckt haben, als sie heruntergefallene, in der Sonne gedörrte Früchte probierten, die ledrig zäh und süß geworden waren.

Die Methode ist also uralt und sehr effektiv: Wenn Früchten, Gemüse oder Fleisch durch Wärme und zirkulierende Luft die Feuchtigkeit entzogen wird, haben Mikroorganismen keine Lebensgrundlage mehr.

Doch erst bei einer Restfeuchte von unter 15 Prozent ist der Verfall tatsächlich gestoppt. Trocknen ist also immer ein Wettrennen mit dem Verderb: Das Lebensmittel muss getrocknet sein, bevor Schimmelpilze und Bakterien die Oberhand gewinnen.

Je größer die Oberfläche, je dünner die Scheiben, desto schneller geht es. Wärme beschleunigt das Trocknen, aber die Sonne reicht bei uns meist nicht aus. Gerade im Herbst ist daher das Trocknen in der Nähe eines Ofens oder einer Heizung besser. Noch sicherer und schneller geht es im Backofen oder mit einem Dörrautomaten.

Beim Trocknen bleiben nahezu alle Mineralstoffe und viele Vitamine zumindest teilweise erhalten. Vitamin C und manche B-Vitamine schwinden etwa zur Hälfte; Vitamin A und andere fettlösliche Vitamine überstehen das Dörren recht gut. Vor allem aber eröffnen sich mit dieser Methode viele kulinarische Möglichkeiten, da sie Lebensmitteln einen völlig neuen Charakter verleiht: Die Konsistenz verändert sich, Süße und Aromen werden intensiver.

Dörrzeit und Temperatur lassen sich variieren – je nachdem, ob man es auf den Crunch-Effekt von Rote-Bete-Chips anlegt oder seine getrockneten Tomaten lieber etwas fleischiger haben möchte.

DIE GRUNDTECHNIK

Früchte gegebenenfalls von Kernen befreien und in 3–4 mm dünne Scheiben schneiden. Äpfel, Birnen, Bananen mit Zitronensaft einpinseln, damit sie nicht braun werden. Nach Geschmack mit Vanille-, Zimt- oder Minzzucker bestreuen, auf einem mit Backpapier ausgelegten Blech oder einem Dörrgitter verteilen und entweder schonend bei 40–50 °C oder knusprig bei 60–65 °C für 7–10 Stunden trocknen.

Gemüse in Scheiben oder Stücke schneiden und knusprig werden lassen, vorher eventuell mit etwas gewürztem Öl überziehen. Beim Trocknen im Backofen einen Kochlöffel in die Tür klemmen, damit der Dampf entweicht.

Pilze abbürsten, in dünne Scheiben schneiden und im Ofen auf einem mit einem Blatt Zeitung und darüber Backpapier ausgelegten Blech trocknen.

Fleisch sollte mager sein, sonst schmeckt es schnell ranzig. Mit Marinaden oder Rubs kann es vor dem Trocknen gewürzt werden. Um alle Bakterien abzutöten, muss in den Stücken mindestens 15 Minuten lang eine Kerntemperatur von 70 °C herrschen.

Fisch lässt sich ebenso behandeln, ist aber nur wenige Wochen haltbar, vor allem etwas fettreichere Arten.

Kräuter und Blüten zu kleinen Sträußen binden und draußen an einem schattigen Platz oder in der Nähe einer Heizung lufttrocknen.

Um Strom zu sparen, Ofen oder Dörrautomat voll beladen, aber immer nur mit einem Lebensmittel – oder mit solchen, die eine ähnliche Dicke und einen ähnlichen Wassergehalt und darum in etwa die gleiche Trockenzeit haben. Gitter mit Backpapier auslegen, am Rand etwa einen Zentimeter unbedeckt lassen, damit die Luft zirkulieren kann. Oder mit einer Gabel Löcher ins Backpapier stechen.

GEEIGNETE LEBENSMITTEL

Fast jedes Obst (inklusive Beeren) oder Gemüse, Pilze, mageres rotes Fleisch, Geflügel, nicht allzu fetter Fisch, Kräuter und Blüten.

UNGEEIGNETE LEBENSMITTEL

Salate, sehr fettreiche Fisch- oder Fleischstücke.

DAS RICHTIGE ZUBEHÖR

Für den Anfang reicht ein **Backofen.** Wer regelmäßig oder große Mengen dörren möchte, sollte aber schon aus ökologischen Gründen in einen **Dörrautomaten** investieren (je nach Größe 40 bis 200 Euro).

Damit nichts an Blechen oder Gittern hängen bleibt, braucht man außerdem **Backpapier oder Dörrfolie** aus Silikon; für Fruchtleder wasserdichte Auflagen oder Schalen. Zur Lagerung eignen sich heiß ausgespülte **Schraubdeckelgläser**, Einmachgläser mit Bügelverschluss oder gut schließende Kunststoffbehälter.

HÄUFIGE FEHLER

Wenn das Lebensmittel nicht durchgetrocknet ist, fängt es schnell an zu schimmeln. Meist ist es ausreichend trocken, wenn es sich biegen lässt, ohne zu brechen, und beim Durchschneiden keine Tröpfchen austreten.

Test: das abgekühlte Dörrgut in trockene Schraubgläser geben und verschließen. Wenn sich nach 2–3 Tagen am Glas Feuchtigkeit niederschlägt, muss man nachtrocknen.

HALTBARKEIT

Meist ein halbes Jahr oder länger – vorausgesetzt, das Lebensmittel ist wirklich ausreichend getrocknet. Ein Absorber-Beutel hilft, es trocken zu halten: Ein kleines Stoffquadrat mit 1–1,5 EL trockenem Reis füllen, mit einem Gummi verschließen und in die Gläser legen.

Gefäße regelmäßig auf Schimmel- oder Schädlingsbefall kontrollieren und bei Befall, etwa durch Motten, den gesamten Glasinhalt sofort entsorgen.

Auch Mäuse lieben Gedörrtes, deswegen sollten bei dieser Methode gut schließende Gefäße zum Einsatz kommen, keine Tüten. Gemüsechips werden darin meist weich. Sie sind nichts für den Vorrat, zum Glück aber so köstlich, dass sie ohnehin schnell aufgeknabbert sind.

Beim Trocknen bleiben **Vitamine und Mineralstoffe** überwiegend erhalten

REZEPT-TIPP

KRÄUTER-LACHSSTREIFEN

Kochzeit: etwa 30 Minuten +
ca. 8 Stunden Trocknen
200 g möglichst frisches Lachsfilet
2 TL getrockneter Basilikum
Abgeriebene Schale von 1 Bio-Zitrone
2 TL Zitronensaft
5 TL Teriyaki- oder Sojasoße
1 Prise scharfes Grillgewürz oder Chilipulver
1 TL brauner Zucker

Den Lachs waschen und mit Küchenpapier abtrocknen. Haut abziehen und Fisch in 4-mm-Streifen schneiden.

Aus den restlichen Zutaten in einer Schüssel eine Marinade anrühren. Die Fischstreifen dazugeben, gut vermischen und 20 Minuten abgedeckt im Kühlschrank marinieren.

Lachsstreifen auf Dörrgitter verteilen und im Dörrautomaten bei 70–75 °C 6–8 Stunden trocknen. Zwischendurch die Gitter durchwechseln.

Die vollständig durchgetrockneten Lachsstreifen abkühlen lassen und in Behälter geben. Trocken und kühl (nicht im Kühlschrank) lagern. Wegen des hohen Fettanteils binnen zwei bis drei Wochen aufbrauchen.

Weitere Rezepte: Elisabeth Engler »Dörren und Trocknen für Einsteiger«, Riva-Verlag, 160 Seiten, 12,99 Euro

Die Linse aus der

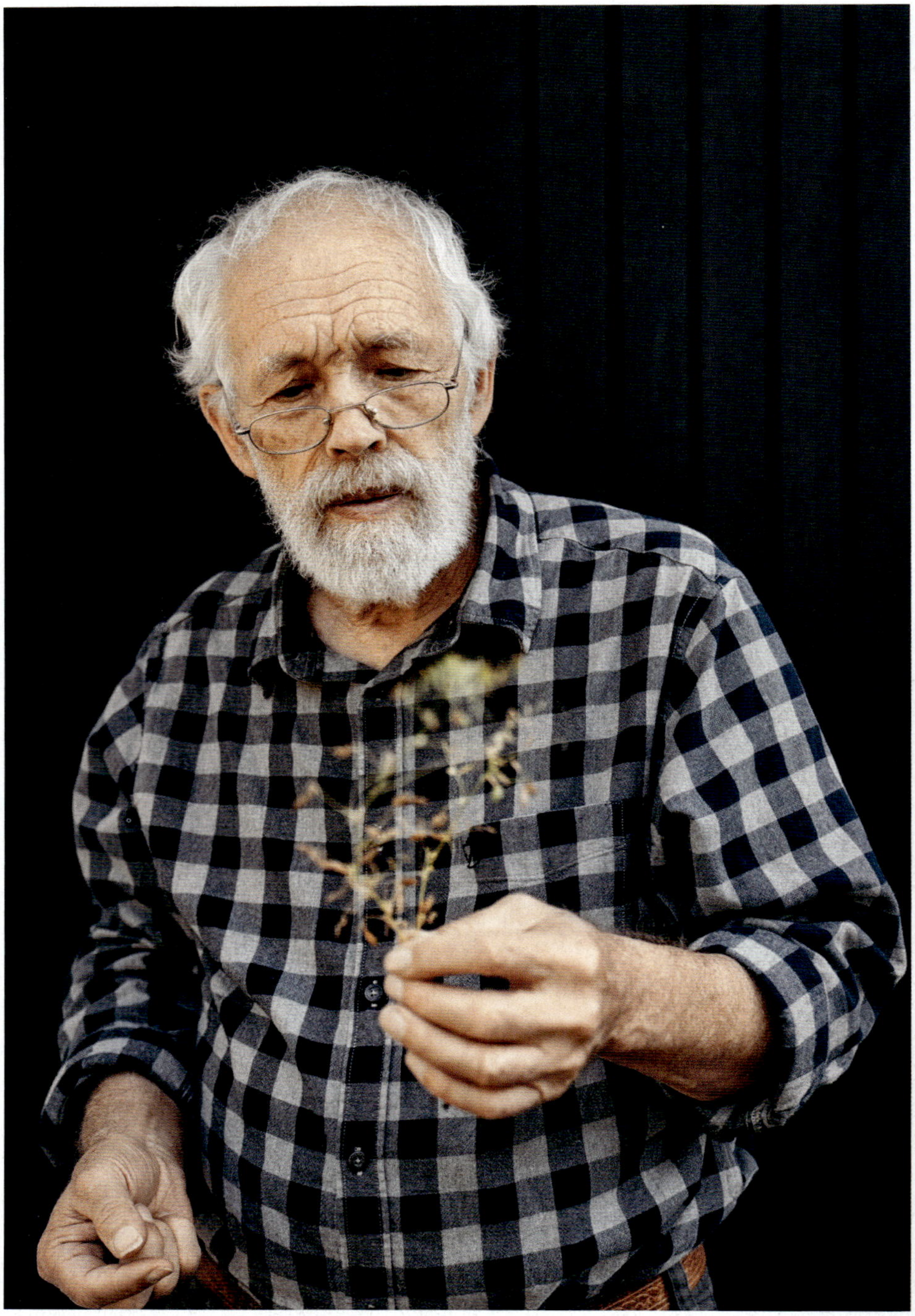

Bauer Woldemar Mammel sagt über seine jahrelange Odyssee auf der Suche nach der Alblinse: »Ist scho' eine irre Geschicht«

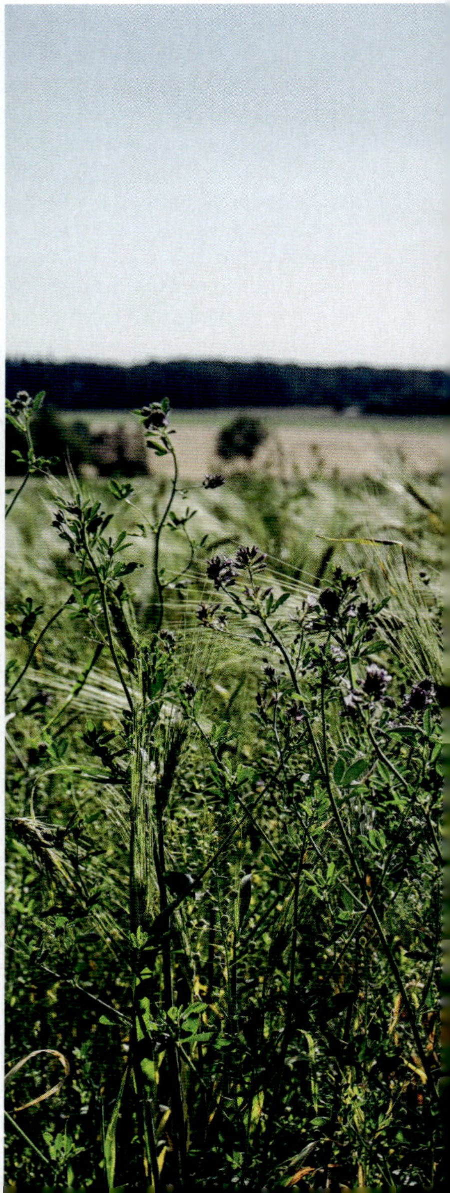

Samenbank

Sie wurde gezüchtet, um im rauen Klima der **Schwäbischen Alb** zu gedeihen, und verschwand dann, als Fleisch immer billiger wurde. Um die »Alb-Leisa« zurückzubringen, machte sich ein ebenso sturer wie engagierter Landwirt auf den Weg bis nach Russland: die Geschichte einer **heroischen Rettungstat**

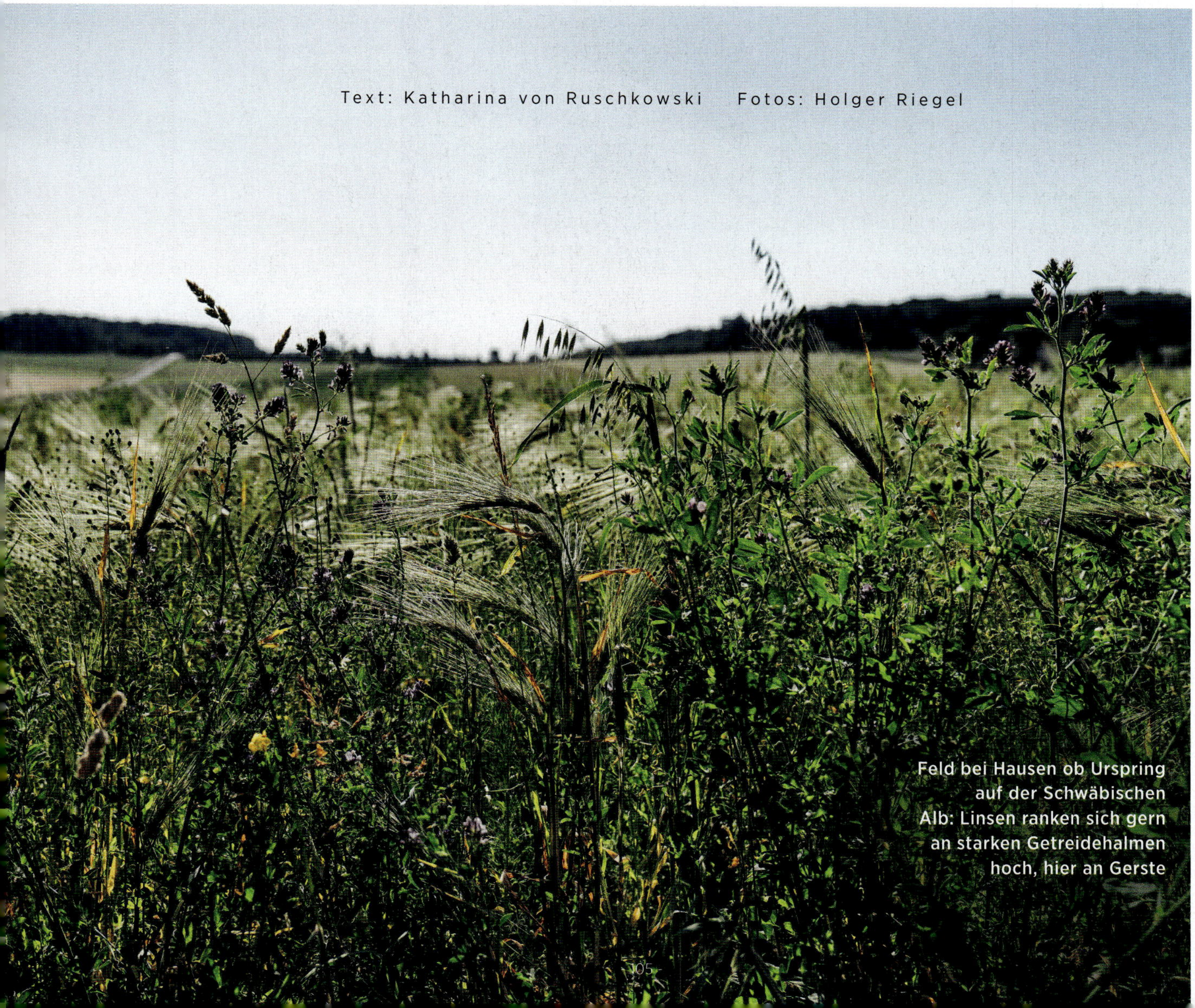

Text: Katharina von Ruschkowski Fotos: Holger Riegel

Feld bei Hausen ob Urspring auf der Schwäbischen Alb: Linsen ranken sich gern an starken Getreidehalmen hoch, hier an Gerste

Vor ein paar Tagen ist er wieder losgefahren, um nach ihnen zu schauen. Er quälte seinen Wagen die Hänge der Schwäbischen Alb hinauf, bis zu einem dieser steil abfallenden Felder, die für Unbedarfte wie ein völlig verkrauteter Getreideacker aussehen: dürre Gerstenhalme, die von feinen Ranken umschlungen sind. Und daran, hier und dort, zartgrüne Hülsen, in denen meist nur zwei winzige Linsen schimmern.

„Rekorderträge können wir dieses Jahr nicht erwarten“, sagt Woldemar Mammel später. Zu kalt das Frühjahr, feucht der Sommer. Die Linsen mögen es lieber warm und trocken, wie im Mittelmeerraum, woher sie ursprünglich auch stammen, so der Biobauer.

Mammel aber ist schon zufrieden damit, dass sie hier überhaupt wieder heimische Hülsenfrüchte ernten. Noch vor ein paar Jahren waren Linsen aus deutschen Feldfluren nahezu vollkommen verschwunden. Nicht einmal das Saatgut traditioneller Sorten war noch aufzutreiben – bis Woldemar Mammel eine detektivische Suche nach den verschollenen Samen startete. In verfallene Scheunen würde sie ihn führen und bis an den Ostzipfel Europas.

Mittlerweile sind die Linsen zurück: auf den Äckern, aber auch in den deutschen Küchen. Linsensuppe, einst als Armenessen abgestempelt, steht heute wieder auf den Speisekarten von Szene-, gar Spitzenrestaurants, Vegetarier und Veganer schätzen Linsen als wertvolle Eiweißquelle, Experten sehen darin einen klimafreundlichen Fleischersatz – vor allem dann, wenn die zarten Saaten regional angebaut werden. Dass dies hierzulande wieder gemacht wird, ist auch Woldemar Mammels Verdienst. „Ist scho‘ eine irre Geschicht“, sagt der 78-Jährige in seinem sanften Schwäbisch.

Woldemar Mammel, ein schmaler Mann mit weißem Rauschebart, erzählt sie im Arbeitszimmer seines Gehöfts im schwäbischen Lauterach, dort, wo Mitte der 1970er alles beginnt, wie er schwäbelnd sagt. Damals kündigen er und seine Frau ihre Lehrerstellen, um künftig als Landwirte zu arbeiten. Sie bauen vor allem Kartoffeln und Gemüse für den Eigenverzehr an, halten Schafe, deren Milch sie zu einem würzigen Käse verarbeiten. Das Geld aus dem Käseverkauf ist lange ihr einziges, mickriges Einkommen. Aber die Mammels sind zufrieden: Sie können selbstbestimmter leben und, endlich, sichere Nahrung für sich und ihre drei Söhne produzieren. Es ist die Zeit der ersten großen Lebensmittelskandale.

Dass diese Neu-Bauern wieder mit Pferden ackern, um den Boden zu schonen, amüsiert die anderen Alb-Landwirte. „Hoffnungslos verträumt“, findet mancher von ihnen. Aber die Älbler sind auch angetan vom Fleiß des „Studierten“, wie sie Woldemar Mammel nennen, von seiner Neugier. Immer wieder sitzt er abends mit den Landwirten im Lauteracher Gasthof „Krone“ und lässt sich von ihnen berichten, was sie einst auf der Alb anbauten und wie sie ihre Kulturen vor der Erfindung von Kunstdünger und Ackerchemie in Schuss hielten.

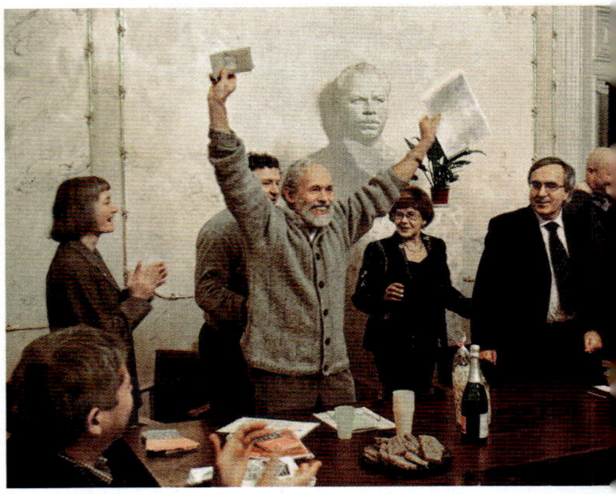

Eigentlich wollte Mammel nie in seinem Leben fliegen – doch um sein Alblinsen-saatgut abzuholen, reist er nach Sankt Petersburg

Woldemar Mammel und seine Frau kündigten einst ihre Jobs im Schuldienst, um sich mit Landwirtschaft selbst zu versorgen

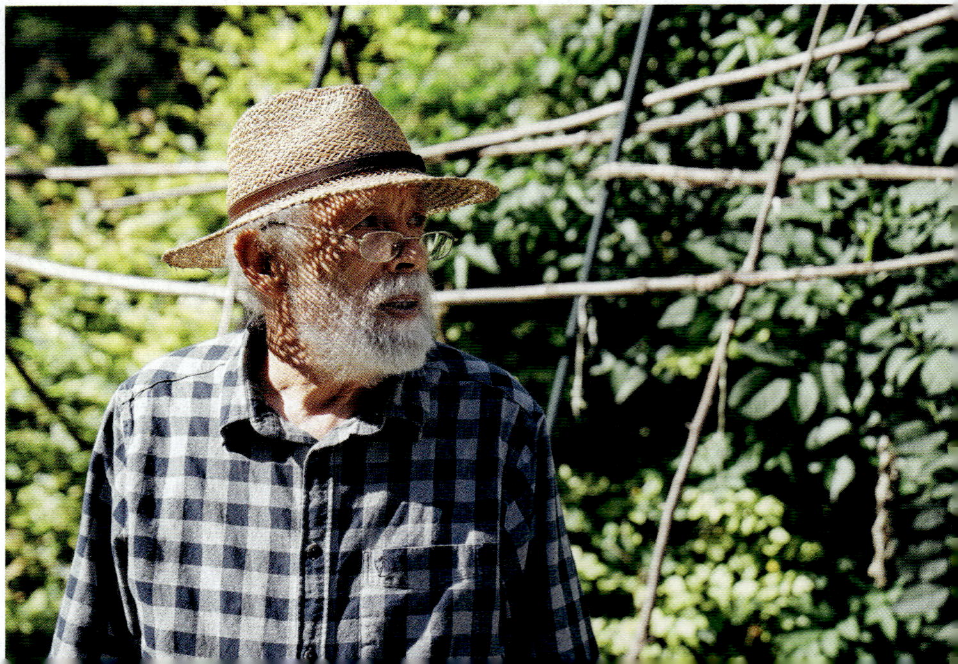

Besonders faszinieren Mammel Schilderungen über die „Leisgerscht“. Linsen, erzählen die Alten, säte man stets mit Gerste aus, damit das zarte Rankgewächs die Getreidehalme umschlingen und so zur Sonne hinaufgelangen konnte. Noch gegen Ende des 19. Jahrhunderts wuchs ein solches Linsen-Gersten-Gemenge allein in Württemberg auf mehreren Tausend Hektar Fläche. Linsen, oft die einzige Frucht, die in den kargen, kalkhaltigen Albgebieten gedieh, war ein Grundnahrungsmittel. Bis zu 20 Kilogramm verzehrte man pro Jahr und Kopf davon, am liebsten mit Spätzle, ein schwäbischer Klassiker. (Heute liegt der jährliche Durchschnittsverzehr von allen Hülsenfrüchten bei gut einem Pfund.)

Zu Hause, wo Mammel „immer alles noch mal gründlich durchdenken muss“, hört sein Staunen über die Linsen nicht auf. Er liest, dass die kleinsten der Hülsenfrüchte zu den ältesten Nutzpflanzen der Menschheit zählen: Funde aus einer Höhle auf der griechischen Halbinsel Peloponnes datieren auf etwa 10 000 vor Christus. Botaniker preisen die Linsenvielfalt, die sie auf mehrere Hundert Sorten beziffern; etwa 70 davon werden heute kultiviert (siehe Kasten Seite 111). Bäuerinnen und Bauern weltweit schätzen ihre Genügsamkeit, denn Linsen kommen gut mit Trockenheit zurecht und vermögen sich selbst mit wichtigem Dünger zu versorgen: Wie alle Hülsenfrüchte besitzen sie nämlich die Fähigkeit, mithilfe von Bodenbakterien Stickstoff aus der Luft zu sammeln und in kleinen Knöllchen an den Wurzeln zu speichern. Linsen hinterlassen damit zugleich einen besonders lockeren, nährstoffreichen Boden für die im nächsten Jahr ausgesäte Frucht.

E

Ernährungsfachleute preisen ihren hohen Mineralstoff-, Vitamin- und vor allem Proteingehalt. Mammel stößt auf den Bericht eines Entwicklungshelfers: Bohnen, eine verwandte Hülsenfrucht, in Kombination mit Mais sei ein erfolgreiches Mittel zur Bekämpfung von Mangelernährung in Afrika, schreibt der, weil sie – bestenfalls in einer Mahlzeit verspeist – alle lebensnotwendigen Eiweißbestandteile enthielten. Hülsenfrüchte und Getreide seien in Kombination so wertig wie Fleisch oder Ei. „Da machte es Klick!“, erinnert sich Mammel. „Denn das ist ja genau das Prinzip von Linsen mit

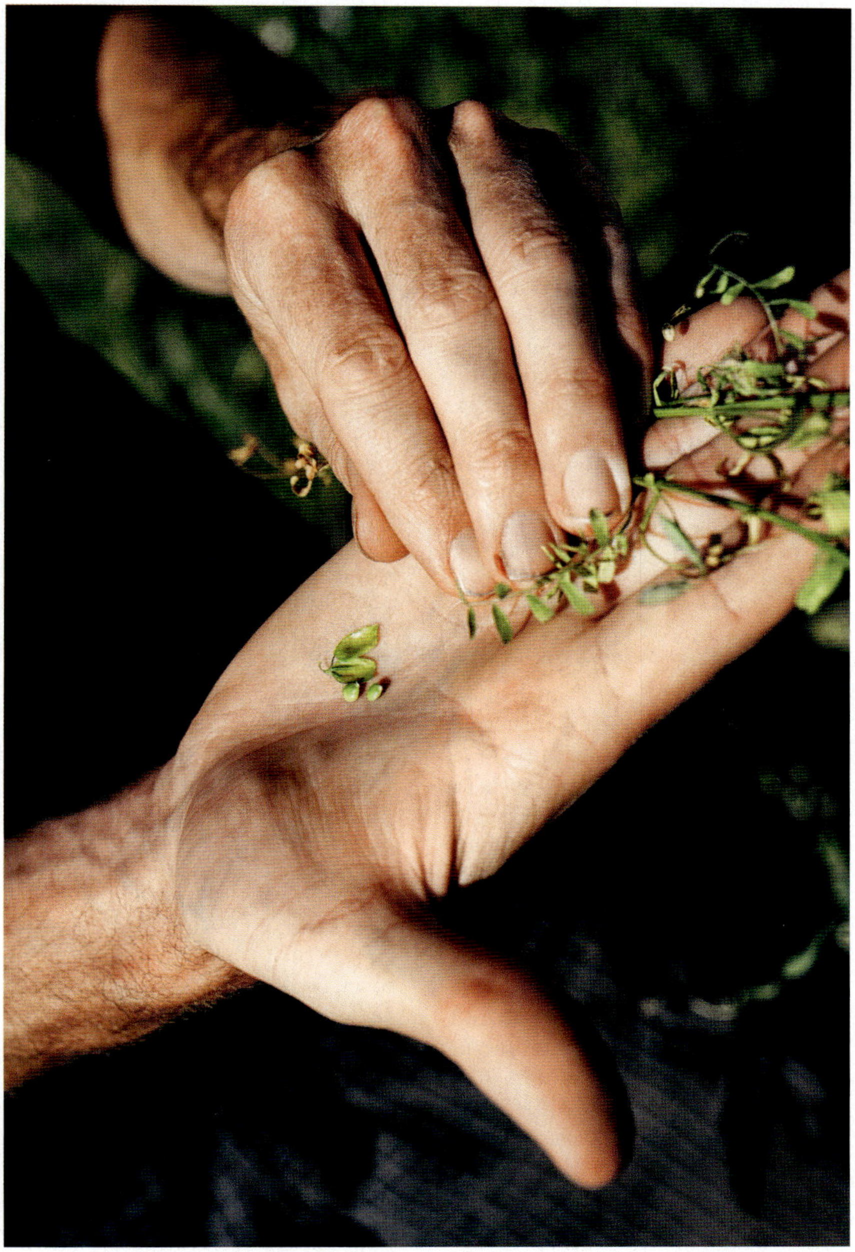

Früher war die Linse auf der Schwäbischen Alb ein lebenswichtiges Grundnahrungsmittel, dann ein Armeleuteessen. Heute gilt sie als Delikatesse

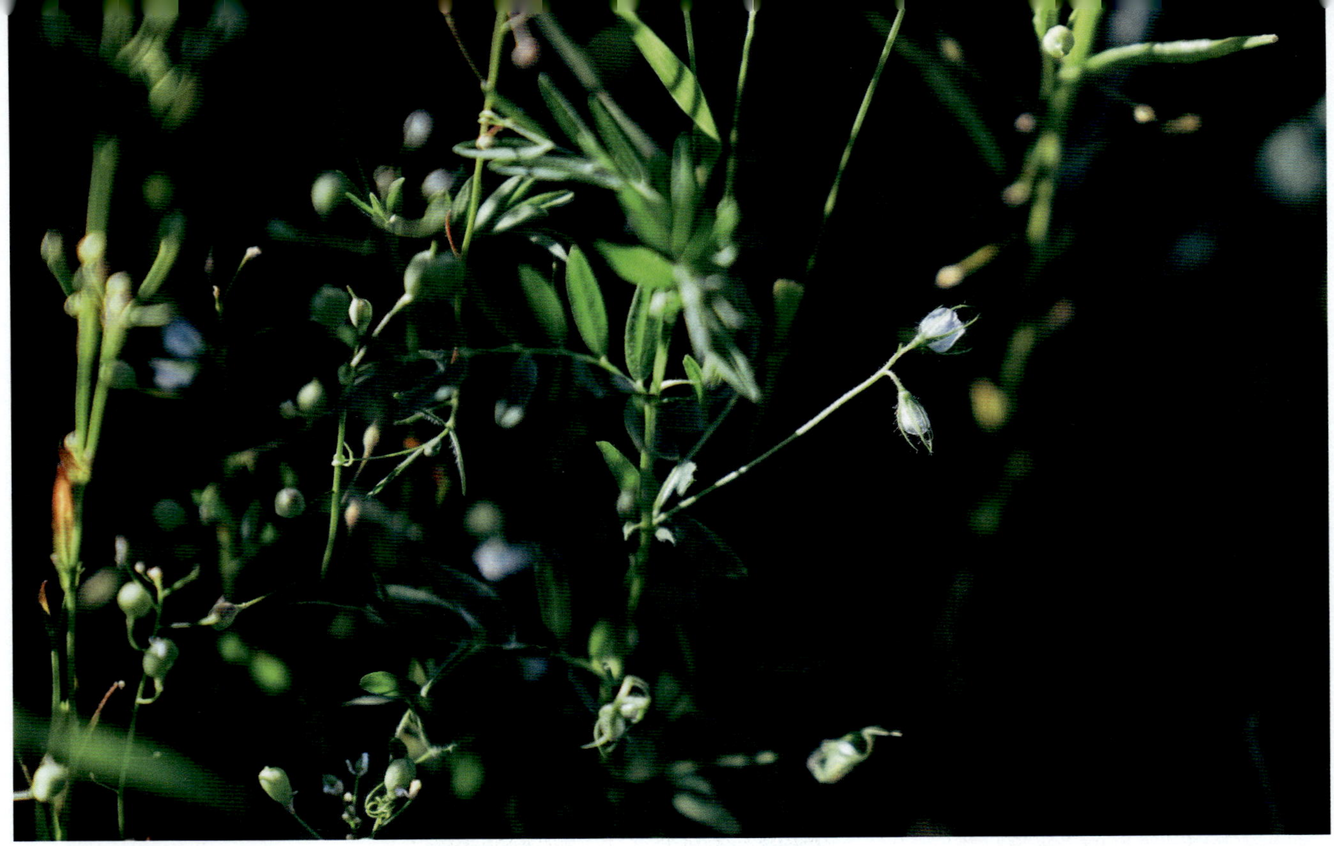

Zart blühende Linsen findet man heute in Mitteleuropa am ehesten verwildert auf Brachen, nur noch selten auf dem Feld

Spätzle, Reis mit Bohnen, Linsen mit Fladenbrot, von all diesen Gerichten, die man in kargen Weltgegenden, in denen Fleisch unerschwinglich ist, traditionell verspeist. Woher hatten die Menschen so früh um diese vorteilhafte Verbindung gewusst?“

Mammel beschließt Mitte der 1980er, selbst Linsen anzubauen. Bloß: Auf der Alb, ja, in ganz Deutschland, gibt es keinen Linsen-Landwirt mehr, der ihn mit Know-how und Saatgut versorgen könnte. In den Wirtschaftswunderjahren, als auch Fleisch wieder erhältlich war, brauchten die Menschen die Pflanze nicht mehr zur Selbstversorgung mit Eiweiß – und schwenkten auf das ertragreichere Getreide um. Mammel muss das Saatgut aus Italien und Frankreich importieren.

Im Bauerngarten und auf den Flächen hinter dem Haus macht er erste Erfahrungen mit den zwar anspruchslosen, doch auch launischen Pflänzchen. Trotz Stützfrucht drückt starker Regen sie herab und macht die Ernte mit dem Mähdrescher kompliziert. Hinzu kommt: Anders als beim Getreide bilden Linsenpflanzen fortwährend neue Früchte, die nicht gleichzeitig abreifen: Während der Ernte sind oft allein die Hülsen im unteren Bereich reif, die weiter oben aber noch grün. Die unreif gedroschenen Linsen müssen darum aufwendig getrocknet werden. Und gereinigt und getrennt.

M

Mammel und seine Söhne experimentieren mit einer Trieur-Rutsche, eine Art blecherne Wendeltreppe, über die die leichten Linsen schneller als Steinchen oder Getreidekörner hinabrauschen und so ausgelesen werden können. Um die hohe Rutsche im Keller aufstellen zu können, sägt Mammel ein Loch in die hölzerne Decke. Vom Erdgeschoss aus befüllen seine Jungs die Linsenrutsche. Ein irrer Aufwand.

Und dann immer wieder Nullernten. Der Biobauer macht trotzdem weiter. „Der Geschmack unserer eigenen Linsen war einfach viel besser als der der Massenware aus dem Supermarkt.“ Gourmets und Köche, die ihm kleine Mengen abkaufen, stimmen zu. 2001 gründet Mammel mit anderen Bauern eine Erzeugergemeinschaft, um den Linsenanbau auszuweiten.

Auf der Alb, immerhin, gibt es inzwischen eine »Alb-Leisa«-Erzeugergemeinschaft, zu der auch Bio-Landwirt Jörg Holzschuh zählt

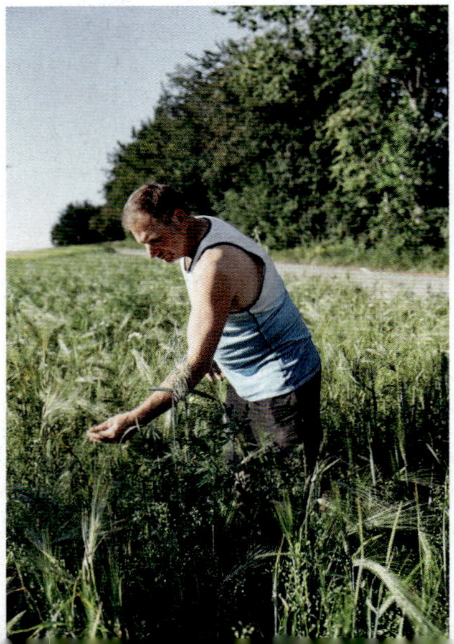

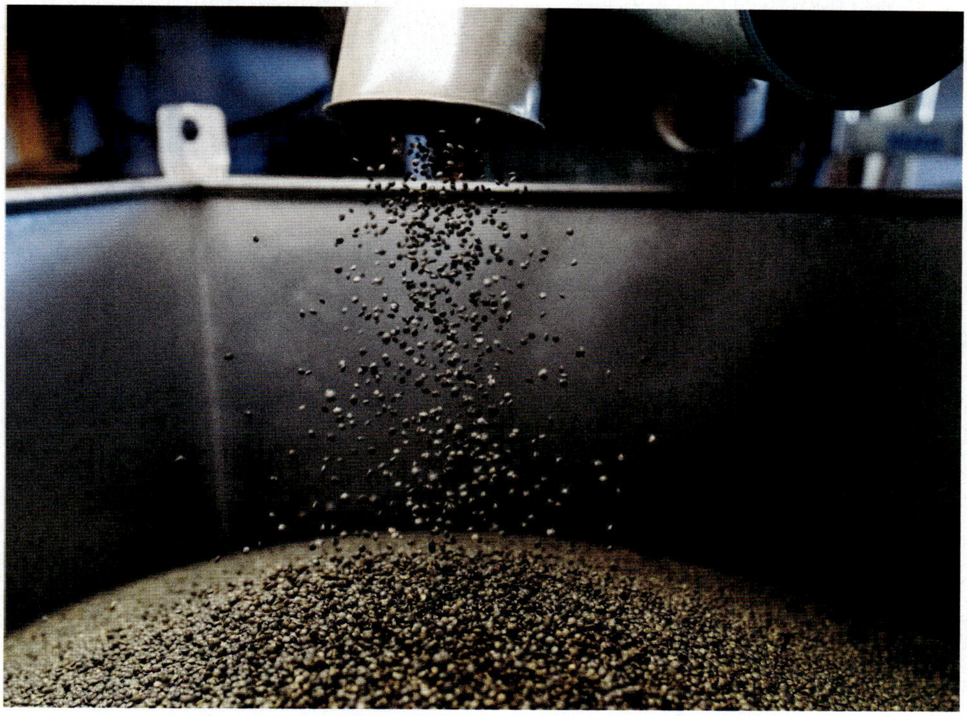

Eine Sortieranlage trennt die Linsen von Steinchen und Getreide. Anfangs behalf Mammel sich mit einer provisorischen Rutsche

Woldemar Mammel mit seinem Sohn Lutz in der Lauteracher Mühle, die Feldfrüchte von mehr als hundert Bauern verarbeitet

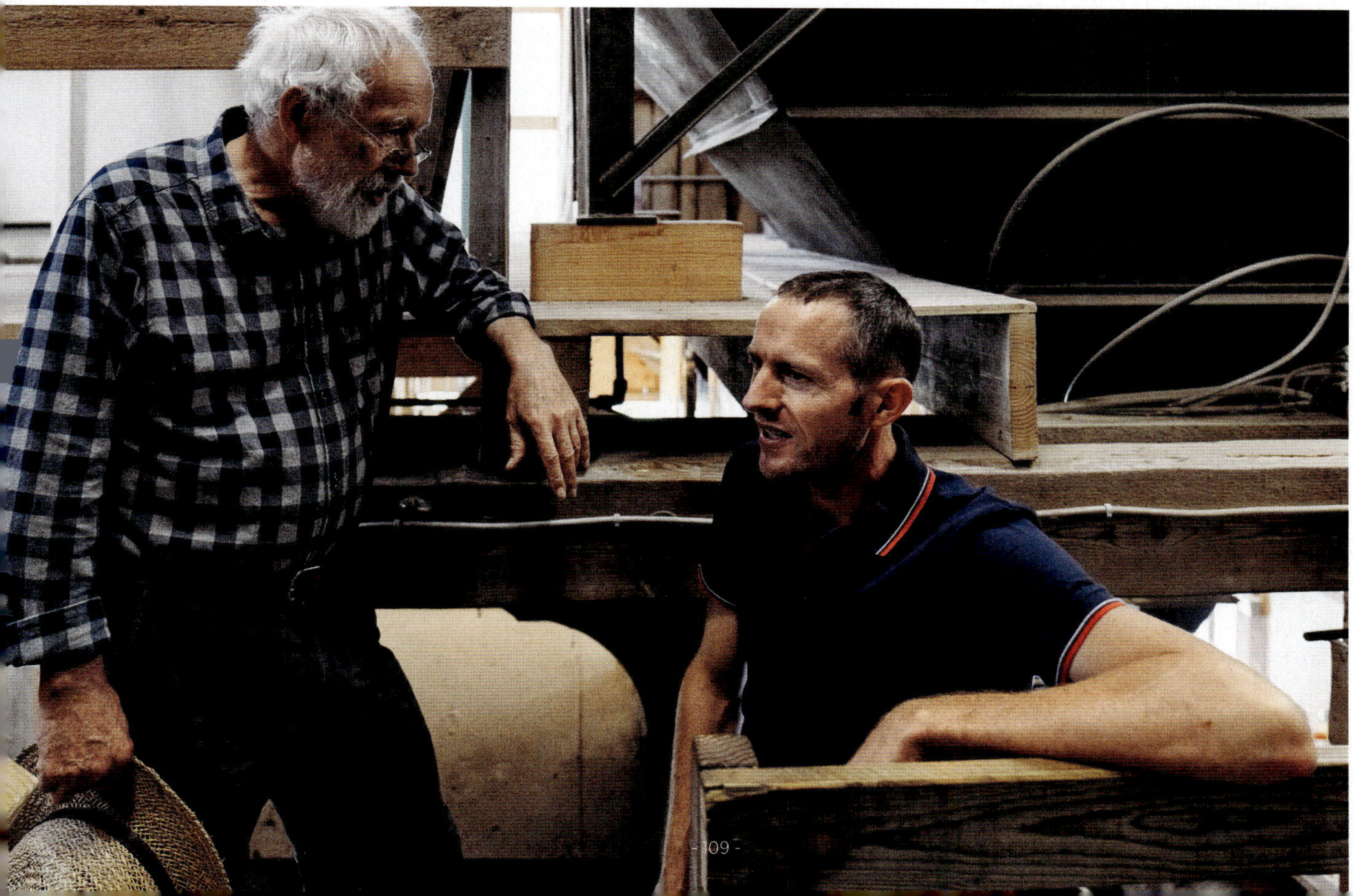

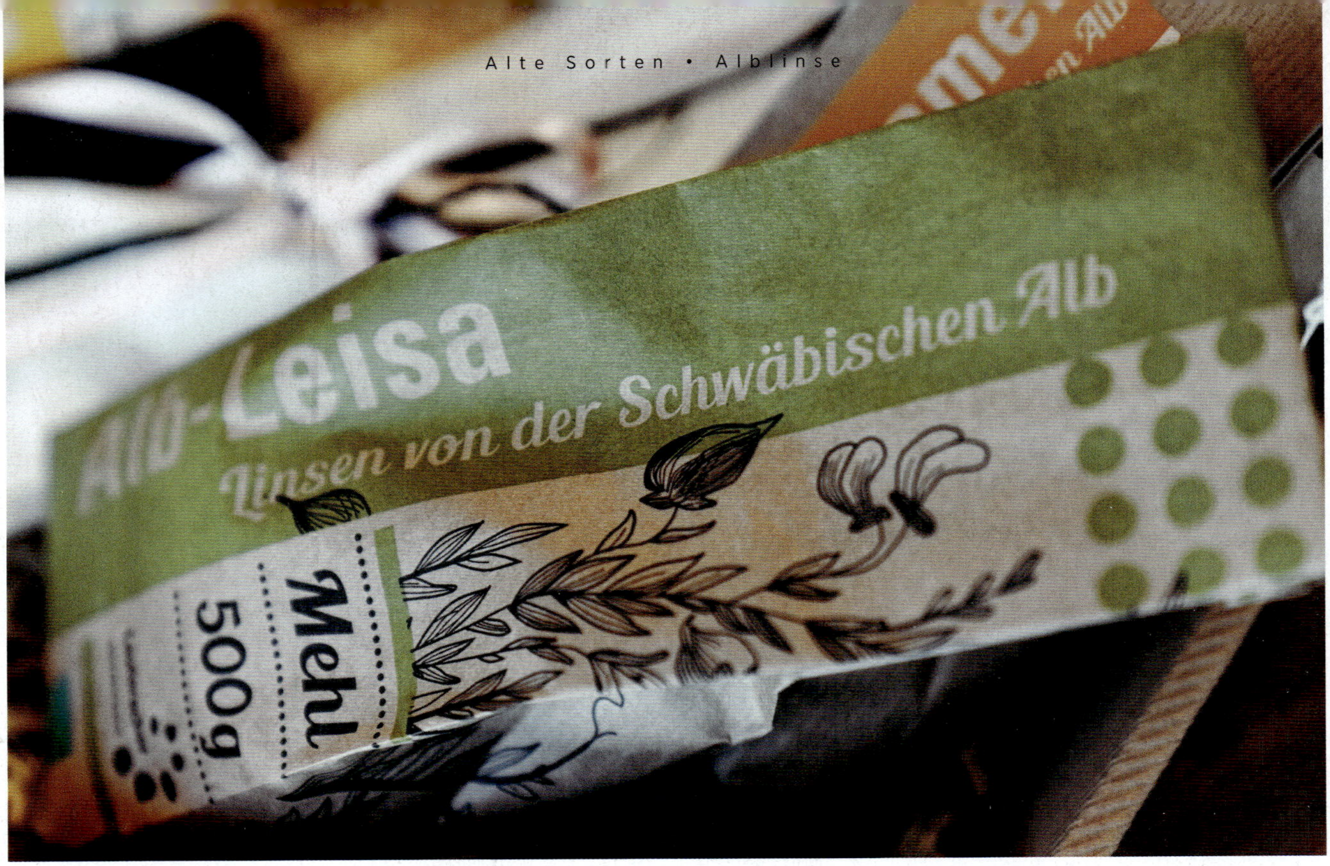

Die echt schwäbische »Alb-Leisa« versendet die Lauteracher Mühle auch im Direktvertrieb – und liefert zudem Rezeptideen (auf Hochdeutsch)

Mammel ist sich da längst sicher: Traditionelle Linsensorten, für die Alb und ihre Witterung geschaffen, würden den Anbau voranbringen. In den 1930er-Jahren hatte ein Züchter namens Fritz Späth zwei Alblinsen kreiert, standfest und ertragreich; die Alten aus dem Gasthof hatten Mammel auch davon erzählt. Nun versucht er, die Späth-Saaten aufzutreiben. Über Jahre hinweg telefoniert er Saatgutbanken ab, durchforstet Sortenregister. Er fährt alte Scheunen in der Region an – in der Hoffnung, dort auf vergessene Ernten zu stoßen. Doch die Mäuse haben nichts übrig gelassen.

A

Anfang der 2000er-Jahre gibt Woldemar Mammel auf und sich mit den französischen Puy-Linsen zufrieden, die er auf dem Hof weiter anbaut. Kurze Zeit später trifft er zufällig den Hobby-Pflanzensammler Klaus Lang. Man plaudert, auch über die verschollenen Späth-Linsen.

Mammel hat das Gespräch schon vergessen, als ihn 2006 eine E-Mail erreicht. Er habe die Linsen gefunden, schreibt Lang knapp, im Wawilow-Institut in Sankt Petersburg, eine der ältesten und bedeutendsten Genbanken weltweit. Ein unfassbarer Ort. Allein diese Geschichte: Als im Zweiten Weltkrieg die Deutschen Russland belagern, geben etliche Institutsmitarbeiter ihr Leben, um die einzigartige Saatgut-Sammlung von mehr als 300 000 Pflanzensorten über den Krieg zu bringen. Mehrere verhungern, während sie Schubfächer und Tütchen voll mit Kartoffeln, Nüssen, Bohnen und Linsen bewachen.

Und nun schicken ihre Nachfolger im Institut ausgerechnet einem Deutschen unversehens Proben der verwahrten Alblinsen. Mammel kann es kaum fassen. Wenige Monate später steigt er, der nie fliegen wollte, in ein Flugzeug, um Danke zu sagen und zwei weitere Tütchen Samen der Linsensorten „Späths Alblinse I" und „Späths Alblinse II" abzuholen. Es gibt im Internet ein Video, in dem der Moment der Übergabe festgehalten ist. Es zeigt einen hüpfenden, jubelnden Mammel. Im Frühjahr darauf wachsen

Lutz Mammel führt inzwischen den elterlichen Betrieb. Vater Woldemar sagt: »Selbstversorgung macht ungeheuer zufrieden«

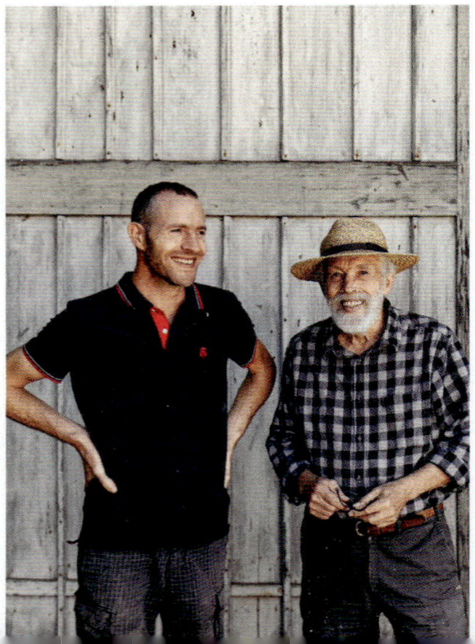

das erste Mal seit Jahrzehnten wieder Alblinsen auf der Alb.

Seit 2011 stehen die „Alb-Leisa" in Läden der Umgebung sowie im Internet zum Verkauf: „Alblinse I", samtig-sämig und damit besonders für Eintöpfe und den Klassiker mit Spätzle geeignet; „Alblinse II", kleine Perlen, herrlich nussig im Geschmack, perfekt für Linsensalate.

Gerade ist wieder eine Sorte ausverkauft. Dabei besteht die Erzeugergemeinschaft mittlerweile längst aus 110 Alb-Bäuerinnen und -Bauern, die auf 250 Hektar Land Linsen anbauen. Und auch anderswo in Deutschland gibt es Linsenpioniere. In einem von Mammel mit initiierten Projekt loten Forschende derweil aus, welche Sortentypen sich für welche Standorte eignen, um so die Linse an möglichst vielen Orten des Landes wieder auf den Acker zu bringen.

M

Woldemar Mammel ist glücklich über diese Entwicklung. „Wir brauchen die Linse schließlich mehr denn je." Die Hülsenfrucht sei drohenden Trockenphasen gewachsen und, vor allem, ein umweltschonender Proteinquell: Getrocknete Linsen, hat das Heidelberger Institut für Energie- und Umweltforschung berechnet, haben eine 20-mal bessere Klimabilanz als Rindfleisch.

Mammel sagt, es lohne sich, auf die Linse zu setzen – in der Küche, auf dem Feld, gar im eigenen Garten. Neulingen rät er übrigens, die Pflanzen an Stecken oder Drähten statt an Stützpflanzen hochranken zu lassen. Die geernteten und getrockneten Büschel mit den Hülsen ließen sich dann am besten in einer großen Tonne ausschlagen. Bei der Ernte müsse man bescheiden sein, nicht nur in diesem Jahr. Ein Quadratmeter Linsen bringe etwa eine Handvoll Samen, eine Portion.

„Selbstversorgung ist und bleibt mühselig", sagt Mammel, „aber sie macht ungeheuer zufrieden." •

Sortenkunde

Die Stars unter den Linsen

Ob als herzhafter Eintopf oder feiner Salat: Etwa 70 kultivierte Linsensorten gibt es weltweit, die sich in Farbe, Geschmack, Konsistenz unterscheiden. Diese Auswahl ist besonders beliebt

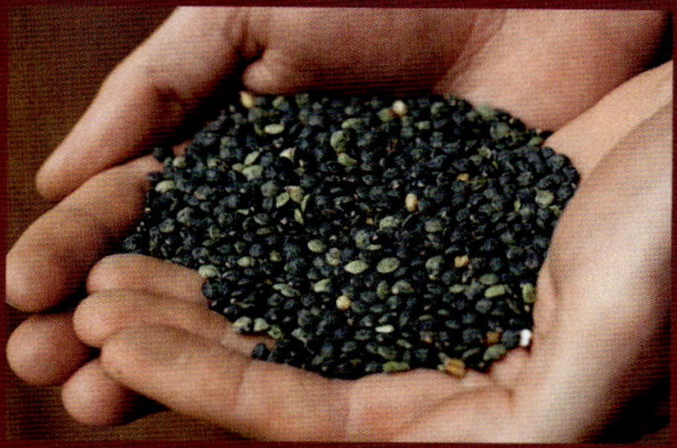

Alblinse
Die samtig-sämige Variante I ist perfekt für Eintöpfe und zu Spätzle. Die nussige Variante II eignet sich für Salate

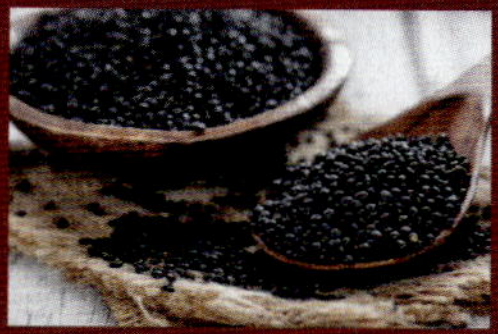

Belugalinse
Wegen der Farbe auch Kaviarlinse genannt. Kräftiges Aroma, attraktiv im Salat

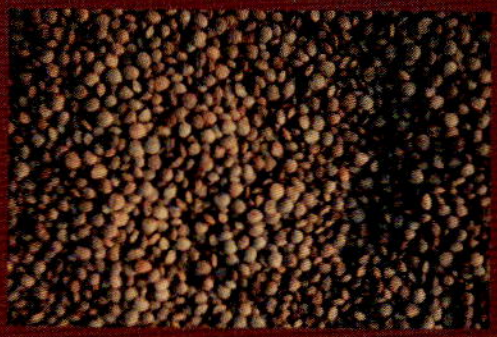

Berglinse
Allrounder für Keimlinge, Suppe, Salat. Feiner Geschmack, feste Konsistenz

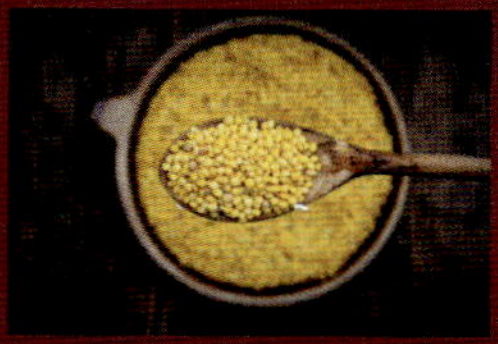

Gelbe Linse
Vorgeschält und besonders bekömmlich. Köstlich als indischer Linsenbrei (Dal)

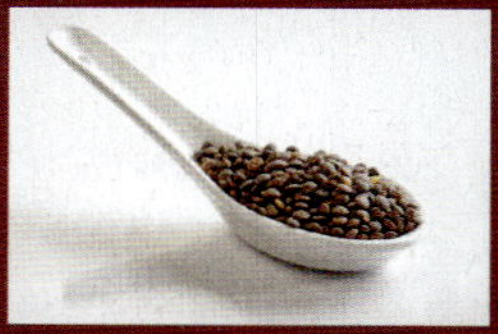

Pardinalinse
Sehr aromatisch, innen gelb. Passt hervorragend in Eintöpfe oder Salat

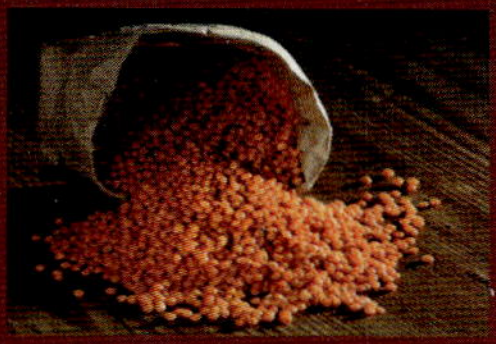

Rote Linse
Wie die gelbe Linse vorgeschält, beim Kochen zerfallend. Ideal für Suppen und Pasten

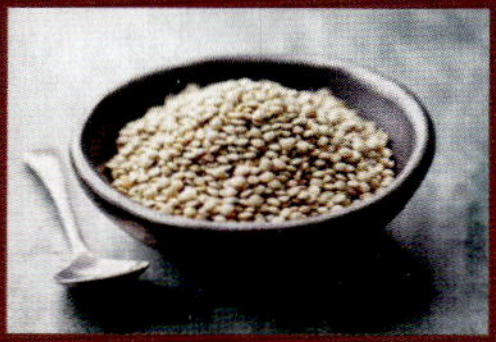

Tellerlinse
Der Klassiker. Zerkocht schnell und gibt Eintöpfen eine erdig-rustikale Note

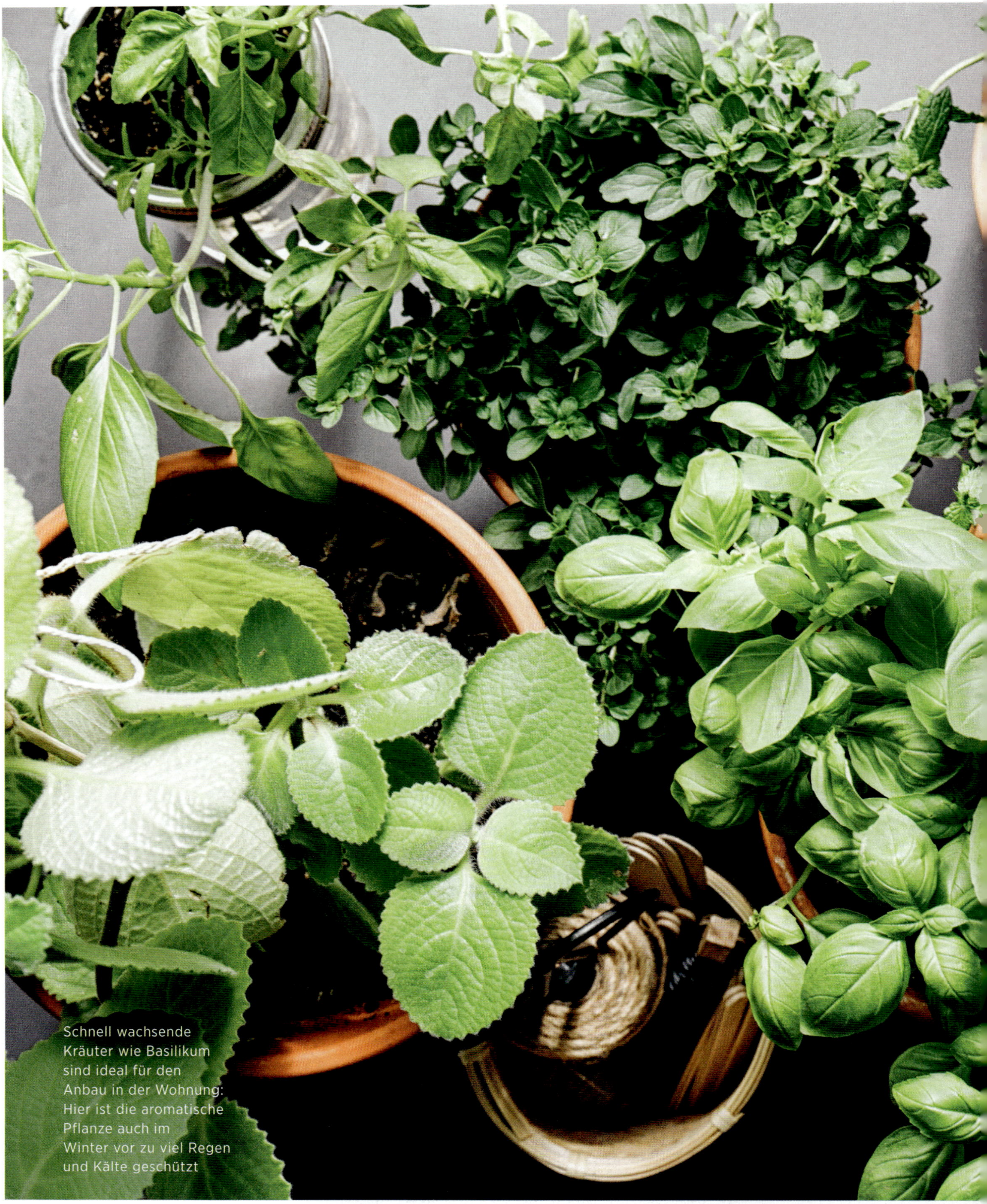

Schnell wachsende Kräuter wie Basilikum sind ideal für den Anbau in der Wohnung: Hier ist die aromatische Pflanze auch im Winter vor zu viel Regen und Kälte geschützt

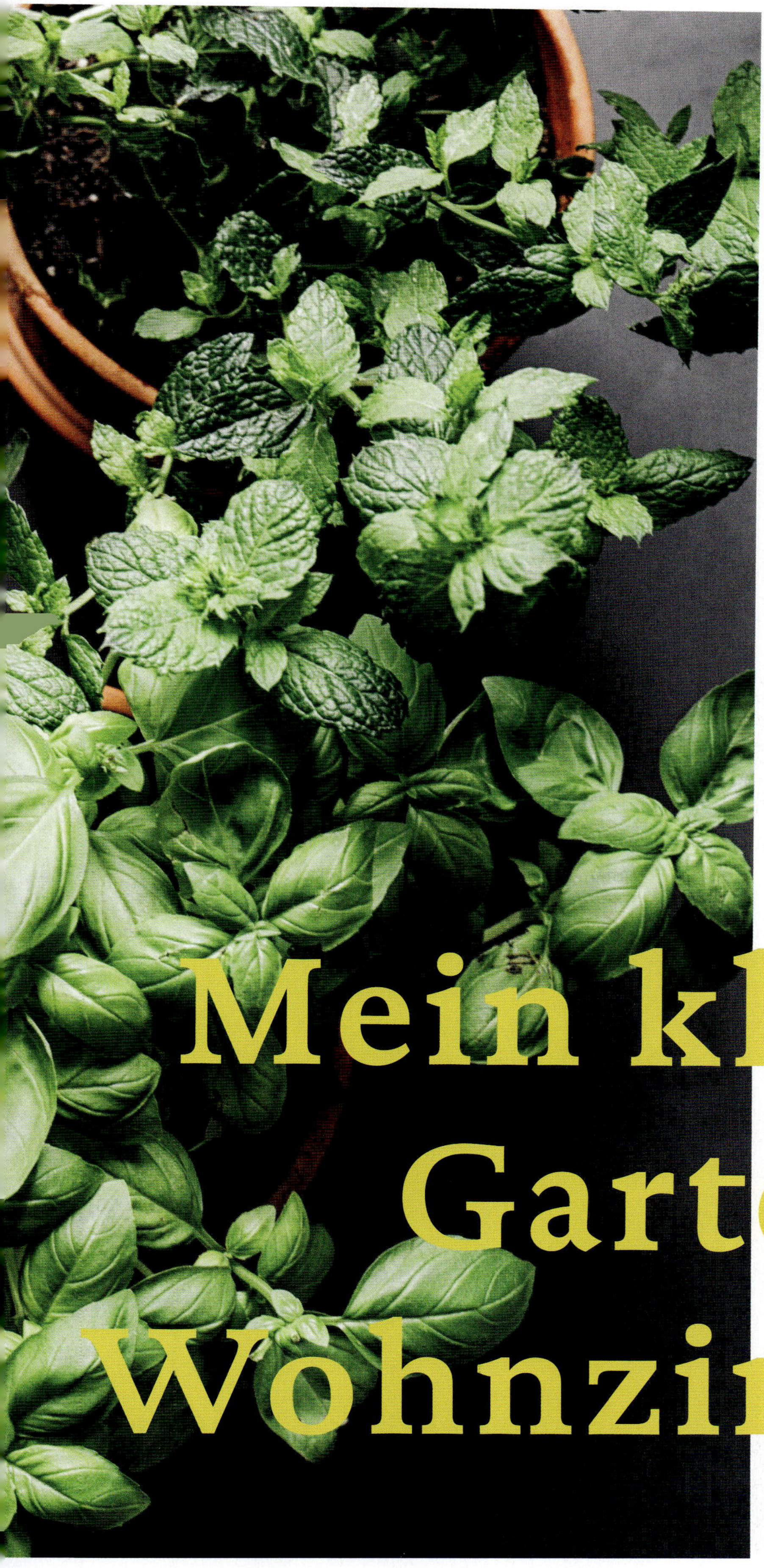

Keinen grünen Daumen? Gibt es nicht! Mit ein paar simplen Regeln kann jeder lernen, selbst etwas anzubauen. Sogar ohne Balkon oder Garten, einfach in der Wohnung. Ob **Sprossen, Minimöhren** oder ein ausgewachsener Salat: So ernten Sie das ganze Jahr über gesundes Gemüse vom Fensterbrett direkt auf den Teller

Text: Ute Eberle

Fotos: Carolin Engwert

Mein kleiner Garten im Wohnzimmer

C

Carolin Engwert lebt in Berlin und hat einen Schrebergarten, in dem sie Gemüse kultiviert. Doch als es im Lockdown des vergangenen Jahres schwierig wurde, mit öffentlichen Verkehrsmitteln hinzufahren, und zudem die Kinder zu Hause betreut werden mussten, baute Engwert Mangold, Spinat & Co stattdessen direkt in ihrer Wohnung an.

Während es draußen noch grau und verschneit war, wuchsen in ihrem Arbeitszimmer frisch-grüne Kräuter und Blattsalate. Bohnen rankten sich um eines der Fenster. Und ihr Zitronenbäumchen produzierte, nach und nach, zehn Früchte pro Jahr.

Der Anbau in der Wohnung bietet sogar manchen Vorteil, stellte Engwert fest: „Es gibt keine Schnecken und wenig andere Schädlinge." Auch lästiges Unkrautzupfen entfällt fast komplett.

So verrückt „Indoor farming" (englisch „drinnen anbauen") klingt – der Trend wird derzeit in Blogs, auf YouTube und in Büchern gefeiert. Aus gutem Grund. Wer daheim anbaut, holt sich nicht nur die Natur ins Haus, sondern isst auch frischer und vielfältiger. Eine „Farm" in den eigenen vier Wänden lässt sich zudem ganz einfach starten: von Sprossen im Glas über Salatkulturen auf dem Fensterbrett bis zur Tomatenernte im Wohnzimmer.

Keimsprossen und Minigemüse

Um Keimsprossen zu kultivieren, ist noch nicht einmal Erde nötig. Samen in einem sauberen Glas, etwa einem leeren Einmachglas, mit lauwarmem Wasser auffüllen und einweichen lassen, morgens und abends spülen und schon ein paar Tage später sind die Sprossen erntereif. Gerade in der kalten Jahreszeit bieten sie eine knackige Zugabe zum Sandwich oder Salat. Von Schnittlauchsamen bis hin zu getrockneten Linsen kann fast alles gekeimt werden. Gesprossene Hülsenfrüchte sollten allerdings vor dem Verzehr immer blanchiert werden. Dann lässt sich aus ihnen zum Beispiel ein würziger Brotaufstrich bereiten.

Noch mehr Aroma entwickeln „Microgreens", so wird im Englischen das junge Grün von Gemüsepflanzen genannt. Dafür werden handelsübliche Samen, zum Beispiel von Brokkoli- oder Kohlrabi, auf eine wenige Zentimeter hohe Schicht feuchte Erde, etwa in einer Schale, gestreut und mit einem Tuch oder Papier abgedeckt. Sobald die Pflänzchen sprießen, müssen sie

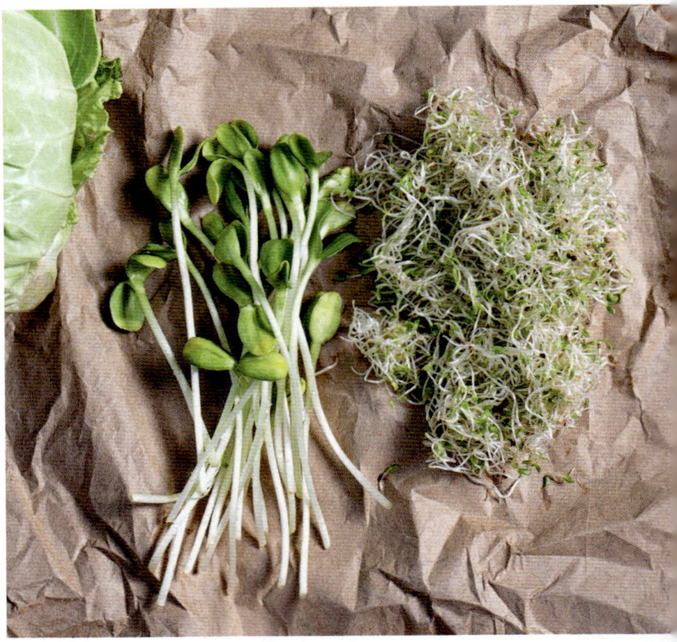

Aus fast allen Gemüsesamen lassen sich Sprossen im Glas ziehen. Sie schmecken knackig frisch und sind besonders reich an Vitaminen und Mineralstoffen

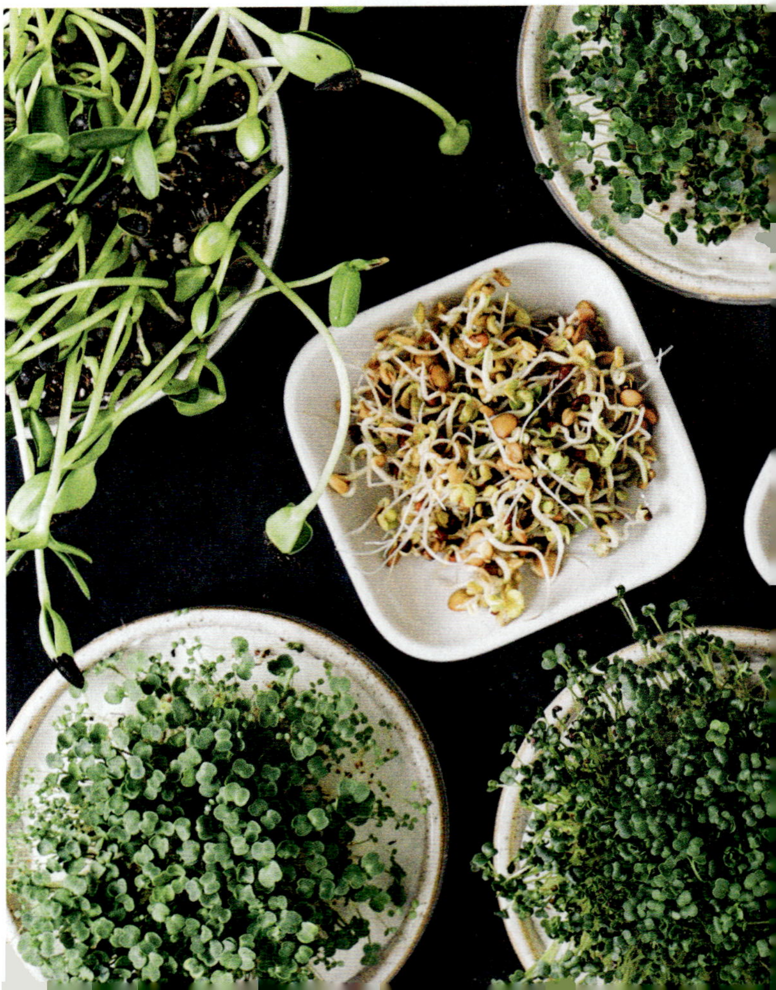

täglich begossen werden und dürfen unbedeckt an einem Fensterplatz weiterwachsen.

Sind sie nach einigen Tagen oder Wochen ein paar Zentimeter hoch, werden sie abgeschnitten und gegessen. Die kleinen Zöglinge sind Geschmacksbomben, die selbst in Spitzenküchen gern auf Fleisch und Suppen gestreut werden. Denn schon ein einziger Rote-Bete-Schössling etwa schmeckt wie eine ausgewachsene Knolle, Senftriebe entfalten eine pikante Schärfe und Mini-Karottenblätter haben den süßen Geschmack von frisch geernteten Möhren.

Zudem sind Keimsprossen und Mikrogemüse vollgepackt mit wichtigen Enzymen und Vitaminen. Studien belegen, dass sie pro Gramm bis zu 40-mal mehr bestimmter Nährstoffe enthalten als ausgewachsene Pflanzen.

„Besonders mag ich junge Erbsentriebe: Sie sprießen schnell, sind ein leckerer Brotbelag und nach der ersten Ernte wachsen sie noch mal nach", sagt Engwert, die das Buch „Indoor-Ernte" über ihre Erfahrungen mit dem Gärtnern im Haus geschrieben hat.

Wer Erbsen-, Kresse- oder Brokkolisamen dicht auf Watte oder Erde einige Zentimeter hoch sprießen lässt, erntet Minigemüse mit konzentriertem Aroma

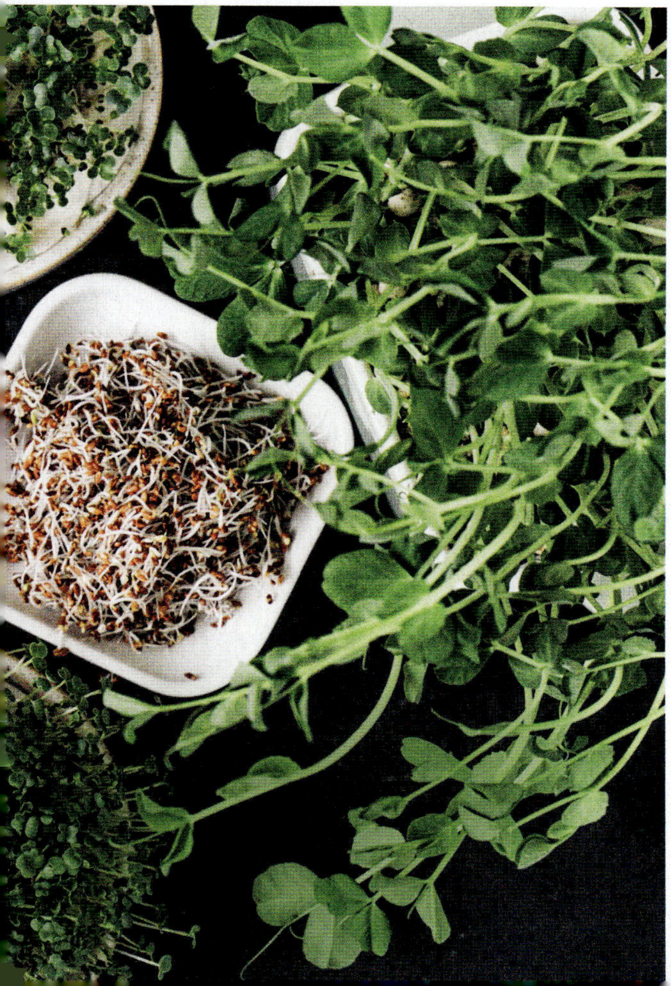

Möhren, Kräuter und Salat

Schmackhaftes Grünzeug lässt sich auch aus Resten ziehen, die beim Kochen übrig geblieben sind. Ein ins Wasser gestellter Strunk von Staudensellerie, Frühlingszwiebeln oder Zitronengras treibt oft neu aus. Auch aus dem Endstück einer Lauchstange sprießt schon nach zwei bis drei Tagen neues Grün, das sich monatelang zentimeterweise abernten lässt.

Kräuter wie Basilikum oder Rosmarin lassen sich ebenfalls vermehren: Einfach von einem Stängel die unteren Blätter abstreifen und das Ende in einem Glas Wasser oder in Erde feucht halten, bis sich Wurzeln bilden, dann umtopfen. Den Vorgang kann man beliebig oft wiederholen und so für ständigen Kräuternachschub sorgen.

Begeistert ist Engwert auch von Süßkartoffeln: „Halbieren, auf drei Zahnstocher aufspießen und in ein Glas mit Wasser setzen. Das Wasser täglich wechseln. Es bilden sich irgendwann Wurzeln und kurz danach treibt das erste Grün aus. Das kann man wie Spinat essen. Beispielsweise für Pfannengerichte oder als Quichefüllung. Köstlich!" Die bewurzelten Knollen kann man sogar in Erde pflanzen – und noch mehr ernten, so Engwert.

Blattgemüse, Radieschen oder Möhren lassen sich auch über das „Microgreen"-Stadium hinaus problem-

Mithilfe von **Frischhaltefolie** lassen sich Gefäße in praktische **Treibhäuser** verwandeln

los in der Wohnung kultivieren. In diesem Fall ist es jedoch sinnvoll, kleinwüchsige Sorten zu wählen, die raumsparend wachsen und schnell reifen, etwa die rundliche Minikarotte „Pariser Markt". Allerdings sollte mit etwas mehr Abstand gesät werden, damit sich die Pflänzchen später keine Konkurrenz machen.

Die Saatanleitung auf gekauften Samentütchen enthält in der Regel Informationen zu dem optimalen Pflanzabstand und der Kulturdauer. Sie zeigt auch an, ob ein Gemüse ein Lichtkeimer ist, also einfach auf die

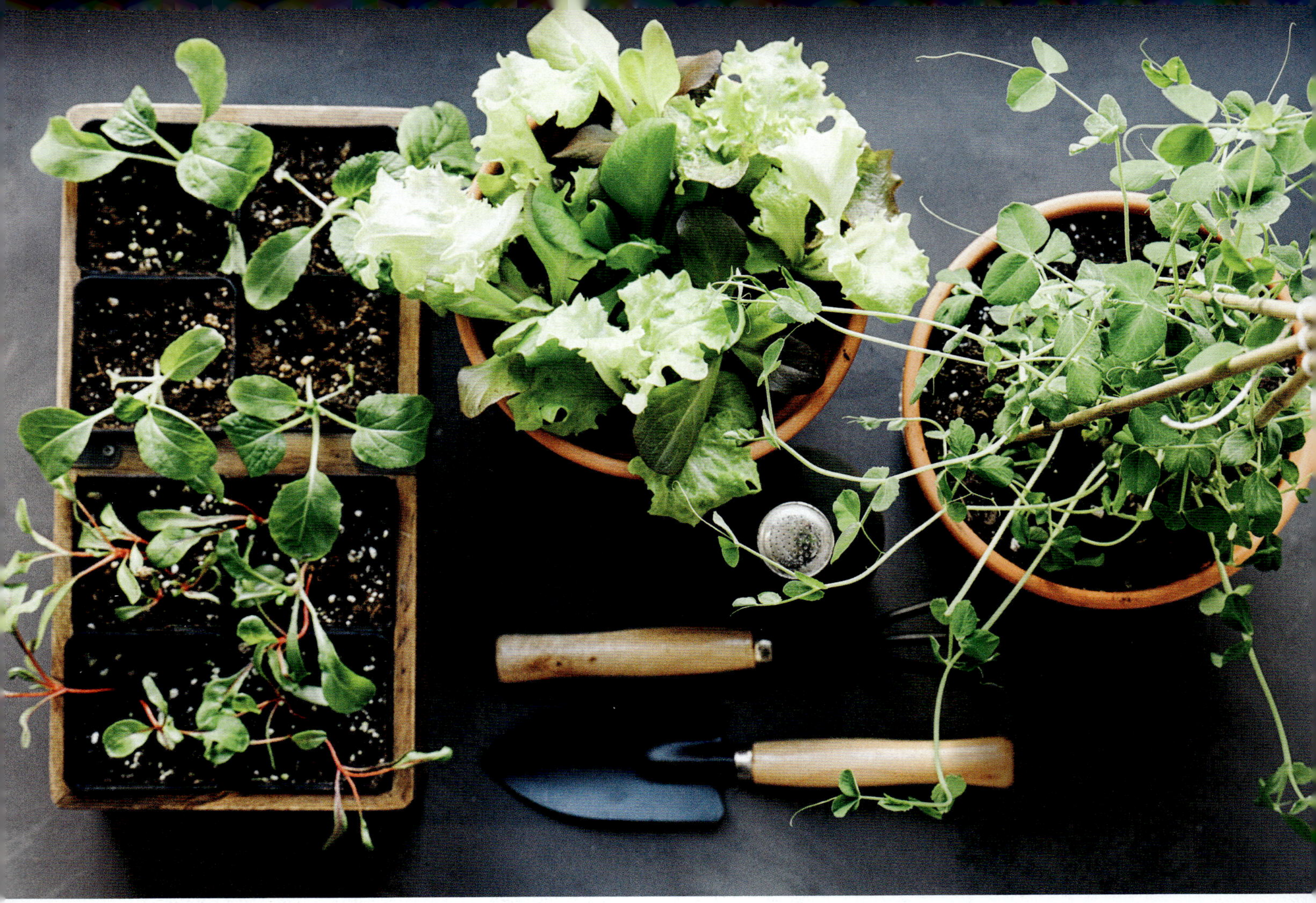

Kleineres Gemüse wie bestimmte Salatsorten oder Erbsen lassen sich durchaus in der Wohnung zur vollen Größe heranziehen. Dann benötigen sie aber etwas Abstand zueinander

Der **Anbau daheim** birgt geschmackliche **Entdeckungen**, die es in keinem Supermarkt gibt

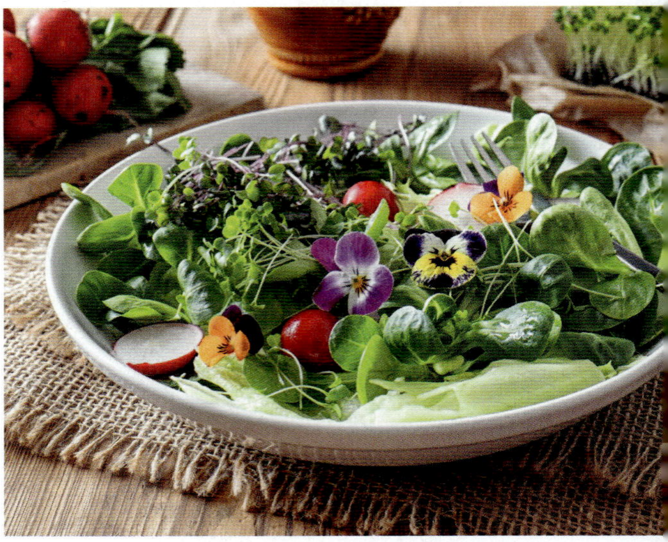

Wer drinnen anbaut, kann mit einem Beilagensalat pro Woche rechnen. Radieschen und essbare Stiefmütterchen bringen zusätzlich Abwechslung auf den Teller

Erde aufgestreut werden kann, oder ein Dunkelkeimer, der immer mit Erde bedeckt oder abgedunkelt werden muss, damit er aufgeht.

Als Pflanzgefäß taugt prinzipiell fast alles – von alten Schüsseln und Tassen bis zu einem ausgedienten Sandkisteneimer der Kinder. Selbst vor dem Müll gerettete Plastikschalen vom Obsteinkauf, aufgeschnittene Tetra Paks oder ein paar billige Plastik-Blumentöpfe reichen für erste Versuche. Wichtig ist nur, dass die Behältnisse unten mit Löchern versehen werden, damit Wasser ablaufen kann. Mithilfe von Frischhaltefolie lassen sich die Behelfsgefäße außerdem in Minitreibhäuser verwandeln, die Samen während der Keimphase unterstützen.

Ohnehin: So schön Terrakotta aussieht – Plastik ist oft praktischer, weil die Erde darin weniger schnell austrocknet.

Gute Erde ist übrigens lebenswichtig! Da die Pflanzen alle Nährstoffe aus dem Substrat in ihrem Behälter ziehen, reicht es nicht, sich etwa Boden aus einer Grünanlage im Park zu holen. Vielmehr sollte die Erde speziell für den Topfanbau gemischt sein.

Fürs Aussäen eignet sich spezielle Anzuchterde am besten, die nur „mager" mit Nährstoffen ausgestattet ist. Sobald die Pflanze aber ein zweites Blattpaar entwickelt hat, sollte sie in frische, leicht vorgedüngte (Bio-)Pflanzerde umgetopft werden.

Wer keine fertige Erde kaufen möchte, kann seine Topferde auch selber aus Kompost und Kokosfasern oder Vermiculit mischen, einem geblähten Ton, der hervorragend Wasser speichert – im Verhältnis von etwa vier Bechern Kompost auf einen Becher Vermiculit oder Kokosfaser.

Gute Erde sei aber selbst in vielen Supermärkten in handlichen Beuteln erhältlich, sagt Engwert. „Man braucht kein Auto, um zu Hause zu gärtnern."

Neben nährstoffhaltiger Erde ist ausreichend Licht für das Wachstum entscheidend. Will man Pflanzen kultivieren, die Früchte tragen, wie Tomaten, sind sogar rund acht Stunden Sonne am Tag empfohlen.

Der ideale Gärtnerplatz im Haus ist daher hell, aber nicht zu heiß. Ein Südfenster ist prinzipiell geeignet. Doch wenn die Sonne dort zu stark wird, können Pflanzen regelrecht verbrennen. Eine dünne Gardine schafft Abhilfe.

Zudem ist es ratsam, das Gemüse nicht direkt über einem Heizkörper auf das Fensterbrett zu stellen, weil es sonst für die Pflanzen im Winter zu warm werden kann.

Wer ähnlich wie Engwert wohnt – „relativ dunkel, erster Stock, Altbau" – kann mit speziellen Pflanzenlampen für Licht sorgen. Sie sollten möglichst dicht über den Gewächsen angebracht werden. LEDs sind am besten geeignet, weil sie nicht heiß werden. Alternativ: Gemüse wählen, das weniger Helligkeit benötigt, wie Spinat, Mangold oder Erbsen.

Für dunkle Ecken und sonnenhungrige Pflanzen wie Chilis lohnt sich die Anschaffung eines Pflanzenlichts. Sogar Tomaten lassen sich damit zur Reife bringen

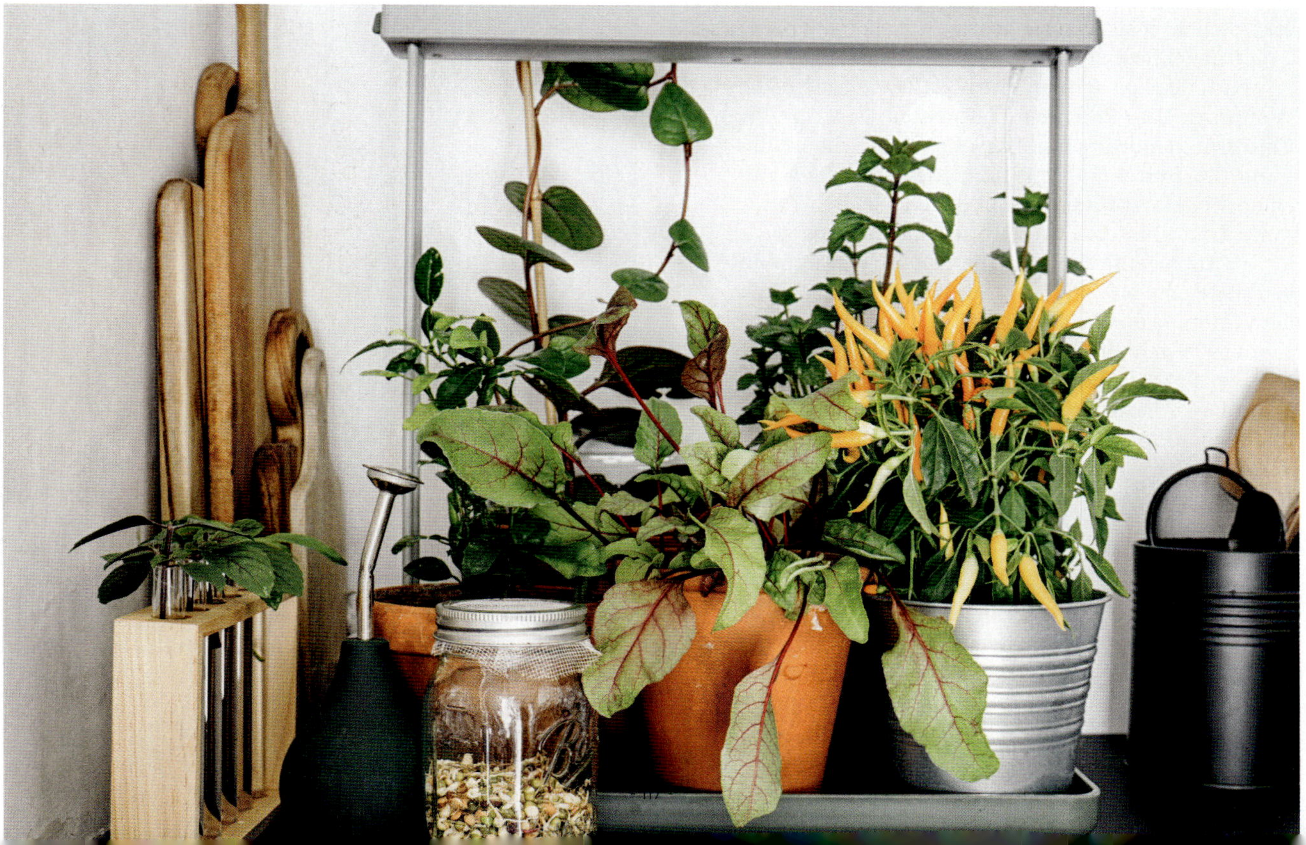

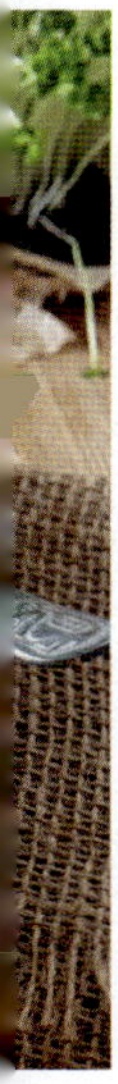

Eine große Hürde ist für Neulinge oft das Gießen. Zu wenig, und die Pflanzen welken. Zu viel, und die Wurzeln faulen. Auch Schimmel ist beim Zimmeranbau schnell ein Problem.

Deshalb vor dem Gießen am besten den Finger kuppentief in den Topf bohren und nur wässern, wenn sich der Boden trocken anfühlt. Engwert rät zudem, Übertöpfe zu vermeiden und Untersetzer zu verwenden. Bei ihnen fällt sofort auf, wenn sich Wasser ansammelt, und es lässt sich leicht abschütten. Eine Gießkanne mit feiner Brause verhindert außerdem, dass überhaupt überschüssiges Wasser im Topf landet.

Engwerts Faustregel: Je trockener und fester das Pflanzengewebe ist, etwa bei Rosmarin und Salbei, desto unempfindlicher ist das Gewächs gegenüber Trockenheit. Zartblättriges wie Salat, Basilikum oder Petersilie muss dagegen stetiger gegossen werden, weil es weniger Feuchtigkeit speichern kann.

Maßhalten ist auch beim Düngen angesagt. Schnell wachsende Pflanzen wie Salat und Blattgemüse kommen bei einer guten Topferde meist ohne extra Düngerzugabe aus, Starkzehrendes wie Tomaten verlangt in der Fruchtphase schon mal Nachschub, hat Engwert beobachtet.

Mit der Zeit entsteht aber ein Gefühl dafür, was die Pflanzen brauchen: Bei zu wenig Nährstoffen oder Staunässe verfärben sich die Blätter gelb. Bei Nährstoffüberschuss bilden sich schnell sprießende, schwache Triebe, die weicher und anfälliger für Schädlinge sind.

Läuse, Spinnmilben und Trauermücken zum Beispiel kommen auch im Haus vor. Bei Pflanzen, die später auf dem Teller landen, sollte man solches Getier biologisch bekämpfen, Letztere etwa mit kommerziell erhältlichen Würmchen (Nematoden), die Schädlingslarven in der Erde vertilgen.

Nur fleißige Bienen schaffen es selten in die Wohnung. Wer Früchte von Tomaten, Paprika oder Chili ernten möchte, muss daher selbst für die Bestäubung der Blüten sorgen. Dazu beispielsweise mit einem Pinsel von Blüte zu Blüte gehen oder die Pflanze sanft schütteln – damit sie sich selbst befruchtet.

Werden all diese Regeln befolgt, sind Erntemengen von einem bis zwei Beilagen-Salaten pro Woche in der Wohnung durchaus realistisch. Es sei denn, es steht sehr viel Wohnraum zum Gärtnern zur Verfügung.

Der Vorteil: Wer regelmäßig sät, kann das ganze Jahr über ernten. Selbst im Winter. Bei Salat und Radieschen ist das oft schon drei bis vier Wochen nach der Aussaat möglich. Und von Radieschen ruhig das Blattgrün mitessen – ist ja ungespritzt!

Wer es sich noch einfacher machen möchte, kann die Aufzucht hydroponischen Pflanz-Fertigsets überlassen. Darin wächst Gemüse nicht in Erde, sondern beispielsweise auf Substraten aus Kokosfasern oder Steinwolle. Die Wurzeln werden teils vollautomatisiert mit einer Nährstofflösung angefeuchtet. Oft erinnert eine App, wann die Anlage neues Wasser oder frischen Dünger benötigt. Dank leistungsstarker Pflanzenlampen gedeihen in solchen Systemen selbst lichtbedürftige Stauden wie Erdbeeren oder Tomaten in dunklen Zimmerecken.

Größere Sets kosten allerdings mehrere Hundert Euro. Und ihre gleißenden Wachstumslichter und Pumpgeräusche fallen in kleinen Wohnungen schnell lästig.

Wald- und Wiesenpilze

Besonders ertragreich und unkompliziert lassen sich Pilze anbauen. Nicht nur gewöhnliche Champignons, auch die von Feinschmeckern geschätzten Austernseitlinge oder Shiitake gedeihen in der Wohnung in Kisten oder Zuchtbeuteln, die man am besten bei Spezialanbietern im Internet bezieht.

In solchen Fertigsets wächst die Pilzbrut häufig bereits komplett präpariert auf Substraten wie

Champignons brauchen nicht einmal Licht, um zu wachsen. Sie sind wie gemacht für das unbeheizte Schlafzimmer. Auch Delikatessen wie Shiitake gedeihen in heimischen Gefilden

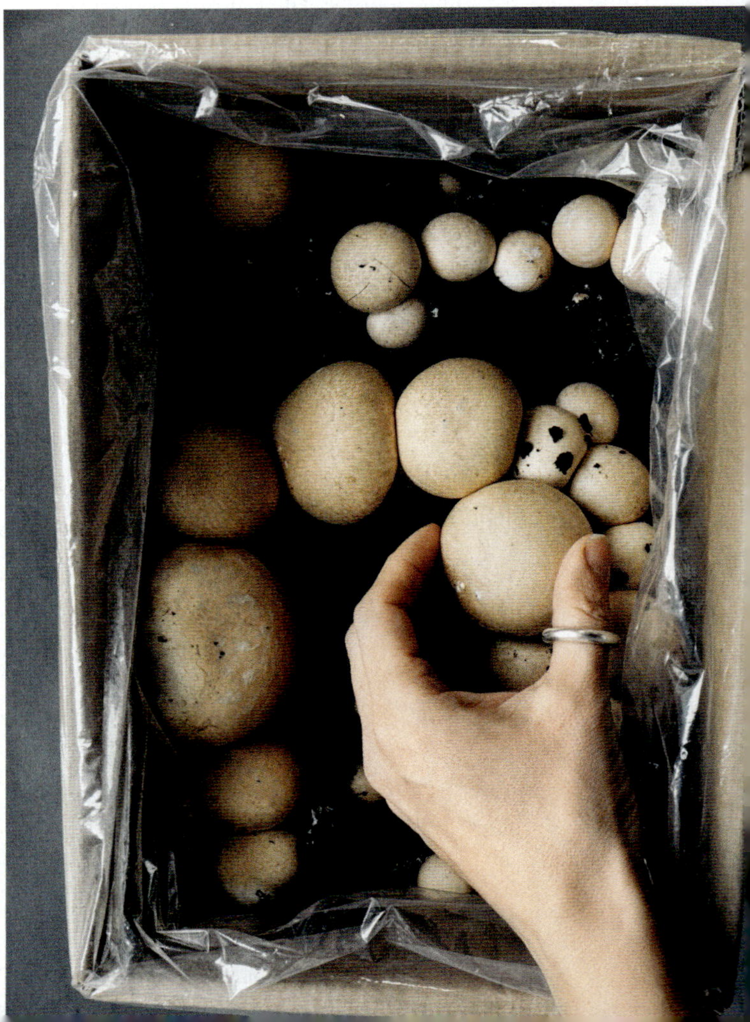

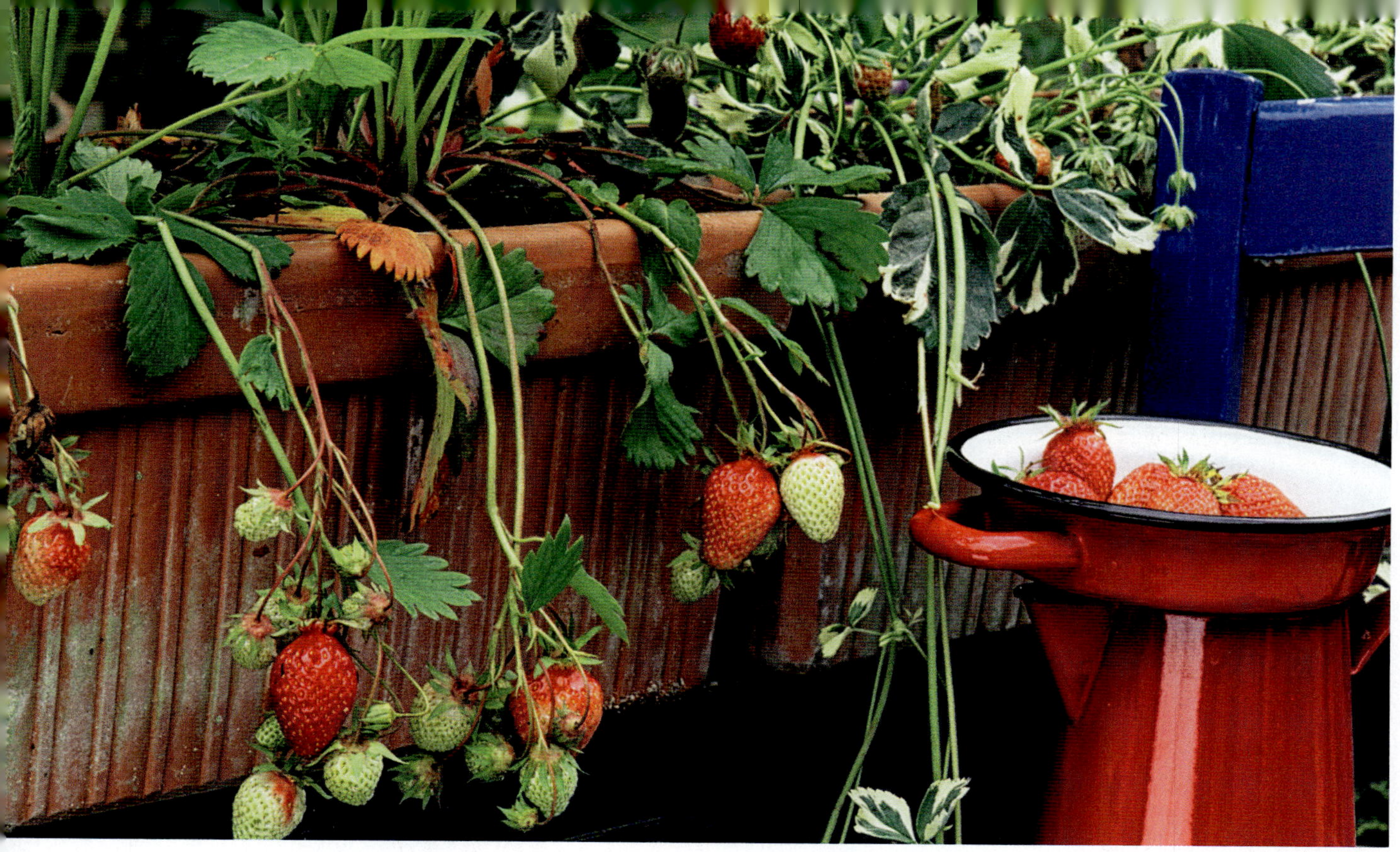

Ein Balkon erweitert die Anbaumöglichkeiten enorm: An der Brüstung lassen sich etwa Erdbeeren anpflanzen und von Mai bis Oktober pflücken

Sägespänen. Sie sind feucht zu halten, bei der für die jeweilige Pilzsorte richtigen Temperatur zu lagern und gemäß der beigelegten Anleitung durch Löcher in der Außenfolie zu belüften – mehr ist für den Anbau meist nicht nötig.

Anders als Obst und Gemüse brauchen Fungi kaum oder sogar gar kein Licht. Auch mögen es viele kühl. Das macht sie ideal etwa für den Anbau im dunklen, ungeheizten Schlafzimmer.

Es sei „total spannend" zu beobachten, „wie sich das Volumen der Fruchtkörper innerhalb einer Nacht verdreifacht", sagt Engwert. Oft kommt geschwind ein Pfund zusammen, und das Ganze lässt sich noch ein paar Mal wiederholen.

Mit der Zeit entsteht ein **Gespür** dafür, was die Pflanzen brauchen, und man lernt, ihre **Zeichen** zu **deuten**

Kartoffeln, Beeren und Kernobst

Steht sogar ein Balkon oder eine kleine Terrasse zur Verfügung, wachsen die Möglichkeiten für den natürlichen Eigenanbau immens. Erdbeeren, Heidelbeeren, Kartoffeln oder auch größere Gemüse wie Blumenkohl und Zucchini sind dann möglich – sofern Platz vorhanden ist. Ein Blumenkohl beispielsweise braucht rund einen halben Quadratmeter pro Pflanze. Auch bei Kartoffeln sollte man nicht mit einem Topf unter 20 Liter Volumen anfangen. Ansonsten gelten im Außenanbau ähnliche Regeln wie drinnen.

Selbst Kernobst gedeiht auf dem Balkon, dank spezieller Zwergzüchtungen. Manche Miniapfelbäume („Säulenäpfel") wachsen etwa nur 20 Zentimeter breit und tragen Früchte direkt neben dem Stamm.

Egal ob in der Wohnung oder auf dem Balkon: Es lohnt sich in jedem Fall, Gemüse und Obst daheim selber anzubauen. So erntet man auch im Winter vitaminreich – ohne lange Lagerung oder Transport, vermeidet Pestizide, isst abwechslungsreicher. Und ein saftig grünes Basilikum oder ein bunter Chili im Küchenfenster machen auch optisch etwas her.

Entscheidend aber ist der Genuss: „Etwas wie Erbsensprossen bringt eine völlig neue Geschmacksrichtung auf den Teller", sagt Engwert. Das gibt es in keinem Supermarkt. •

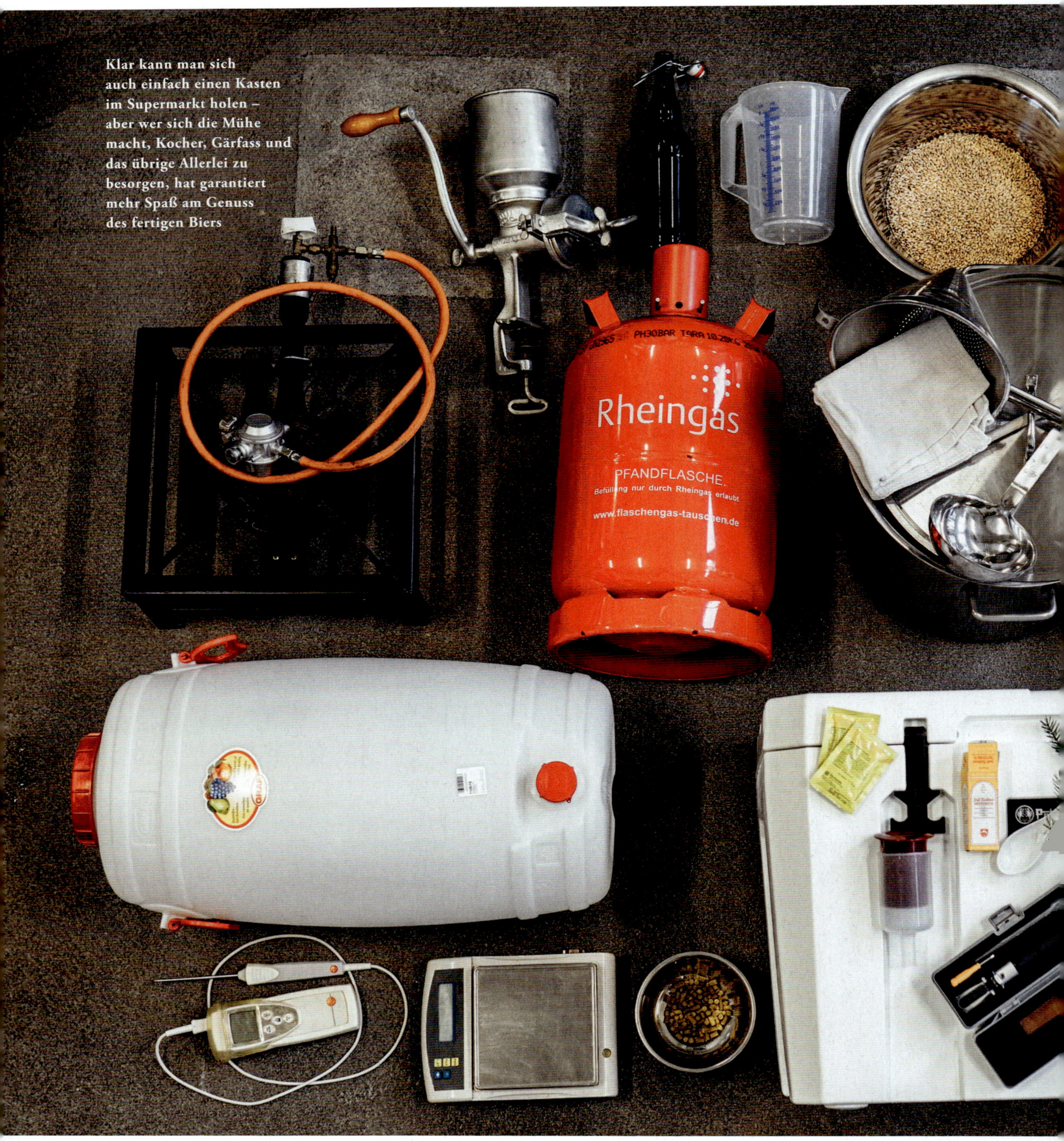

Klar kann man sich auch einfach einen Kasten im Supermarkt holen – aber wer sich die Mühe macht, Kocher, Gärfass und das übrige Allerlei zu besorgen, hat garantiert mehr Spaß am Genuss des fertigen Biers

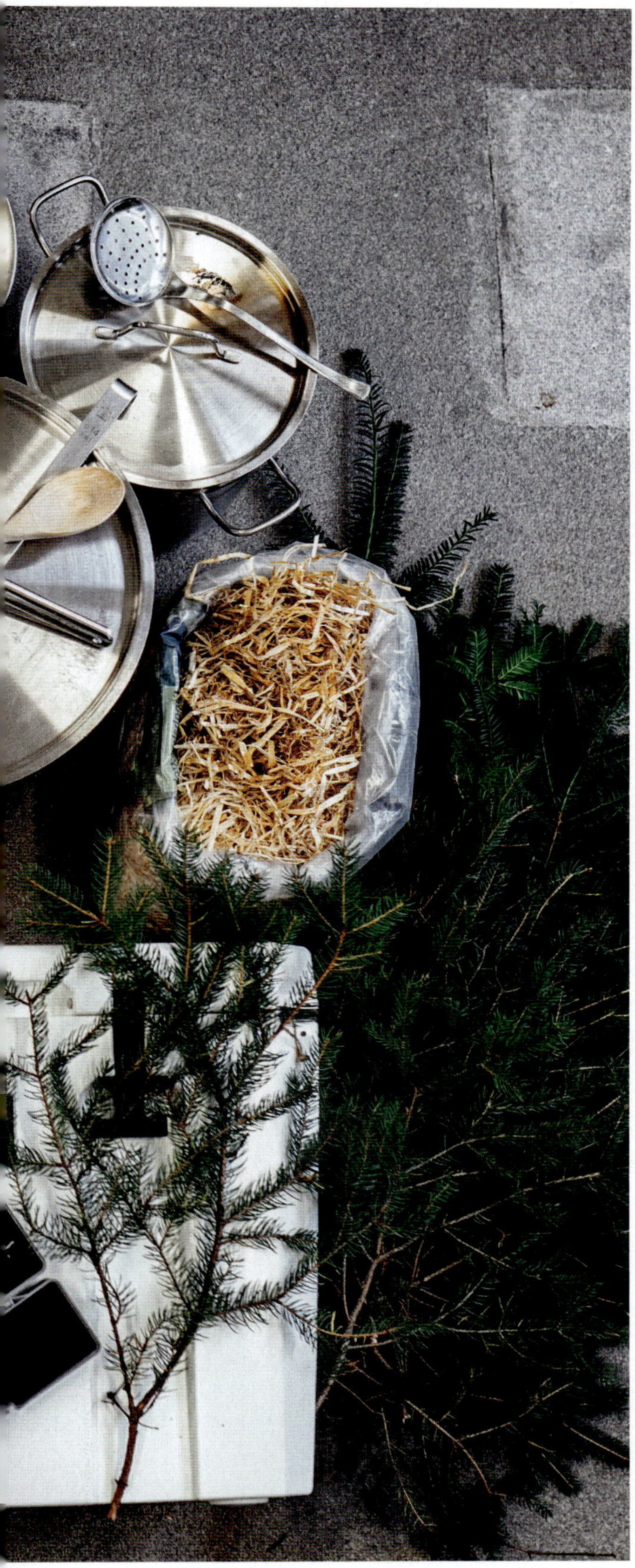

Wie braue *ich* selber mein *Bier?*

Mit wenig Aufwand kann jeder, bei dem Hopfen und Malz nicht ganz verloren sind, sein eigenes Bier produzieren. Wie's geht? Die Kollegen vom GEO-Schwestermagazin WALDEN haben ein süffiges Pale Ale vorgebraut. **Cheers!**

Text: Harald Willenbrock Fotos: Malte Joost

Bierbrauen ist eine ernüchternde Erfahrung – das wird uns schlagartig klar, als wir morgens in die Sudhalle der Kehrwieder Kreativbrauerei im Süden Hamburgs trotten. Bei Bierbrauen denkt der gemeine Trinker ja an zünftige Braumeister, die Gläser bernsteinfarbenen Inhalts prüfend gegen das Licht halten, dabei auf einem Schluck Frischgezapftem herumkauen und irgendwas von „Restwürze" und „intensiver Hopfigkeit" murmeln. Auf solch erfahrene Brauer treffen wir auch hier durchaus, allerdings sind Chris und Niclas während unseres Brau-Tages vor allem mit dem eingehenden Einseifen und Wienern der Edelstahltanks beschäftigt. Bierbrauen, lernen wir, ist eine ziemlich saubere Sache.

Gut, dass wir es nicht derart genau nehmen müssen. Zusammen mit Oliver Wesseloh, dem Gründer und Chef der Kehrwieder Kreativbrauerei, werden wir ein Selfmade-Bier kreieren – und zwar mit minimalem Aufwand und haushaltsüblichen Bordmitteln, die sich jeder ohne viel Aufwand in Küche, Werkstatt und Wald besorgen kann. Unser Brau- und Lehrmeister ist im Nebenberuf übrigens Biersommelier-Weltmeister und einer der besten Craftbeer-Macher, die zwischen Flensburg und Weihenstephan hinterm Kessel lümmeln. Mit uns ein Basis-Bier zu brauen ist für ihn etwa so, als würde man Lewis Hamilton um ein paar Fahrstunden für einen Fahranfänger bitten. Olli umschreibt es freundlicherweise sportlich: „Ein Brew-it-yourself-Bier? Echt spannendes Experiment für mich!"

Anfängergemäß lautet das oberste Gebot unseres Brau-Experiments: Alles soll so einfach wie möglich nachzumachen sein. Olli empfiehlt daher ein obergäriges Bier („Dabei arbeitet eure Hefe bei 16 bis 20 Grad, also Zimmertemperatur, das macht es tendenziell simpler") und statt eines schlanken Pils- oder Exportbiers lieber ein würziges Pale Ale.

Bei einem Pils könne man nämlich nachher jede Ungenauigkeit im Brauprozess herausschmecken. „Ein Pale Ale hingegen ist stark gehopft und daher ziemlich geschmacksintensiv. Mit anderen Worten: Ihr könnt es weniger verkacken."

Während wir noch überlegen, ob wir diesen Ausweis mangelnden Vertrauens persönlich oder mit Humor nehmen sollen, wiegt Olli bereits knapp sechs Kilo böhmisches Tennenmalz ab. Neben Hopfen, Hefe und Wasser wird Malz unsere einzige Zutat sein (und, nein, das ist trotz Reinheitsgebots keineswegs bei allen Bieren der Fall).

Anders als bei gängigen Brau-Sets, bei denen meist Rundum-sorglos-Fertigmischungen in Form fertiger Bierwürze-Extrakte mitgeliefert werden, schroten und maischen wir unser Malz auch selbst ein und bestimmen damit Geschmack sowie Intensität unseres Bieres tatsächlich selbst.

Das aber bedeutet nicht nur hohes Scheiter-Potenzial, sondern auch eine Menge Arbeit. Die kommenden Stunden mahlen, messen, kochen, kippen und wiegen Markus und ich im Kehrwieder-Sudhaus. Olli muntert uns zwischendurch mit ein paar Gläsern fruchtigem „Dominica Pale Ale" auf – seiner neuesten Kreation, benannt nach jener Karibikinsel, auf der er einige Jahre als Brauer tätig war. Nebenbei klärt er uns auf, warum das deutsche Reinheitsgebot marketingtechnisch zwar brillant, aber inhaltlich eine Mogelpackung ist.

Spätnachmittags, als Chris und Niclas gerade ihren letzten Tank ausschrubben, füllen wir schließlich 30 Liter trübe Flüssigkeit in ein Getränkefass um, das wir im benachbarten Gartencenter gekauft haben.

Als finalen Kick kippen wir zwei Päckchen Safale-Hefe ins Fass. Sie wird in den kommenden vier Tagen den Malzzucker in Alkohol und Kohlensäure umwandeln, bevor Olli unseren Gärbottich in den gefrierpunktkalten Kühlraum rollt.

Drei Wochen später stehen wir wieder bei ihm auf der Matte. Bevor wir das WALDEN Pale Ale in Bügelflaschen abfüllen und ihm noch zwei finale Wochen Ruhezeit gönnen, zapfen wir uns ein paar Testgläser ab. Markus meint, Honignoten herauszuschmecken, ich tippe eher auf Wilderdbeeren, während Oliver knapp bescheidet: „Moderates Pale Ale auf norddeutschem Niveau. Schmeckt überraschend gut."

Mit anderen Worten: Wir haben's tatsächlich nicht verkackt – und nehmen darauf gleich noch mal ordentlich einen Schluck aus der Pulle. Schließlich gilt gerade bei Selbstgebrautem: Der Klügere kippt nach. •

1. MALZ ABWIEGEN UND SCHROTEN

Jetzt geht's ans Kleingemachte: Das geschrotete Malz ist der Stärkelieferant unseres Bieres. Zu den 5,79 Kilogramm hellen böhmischen Tennenmalzes geben wir noch ein knappes halbes Kilogramm Karamelmalz. Es schenkt unserem Bier eine trüb-schöne Bernsteinfarbe.

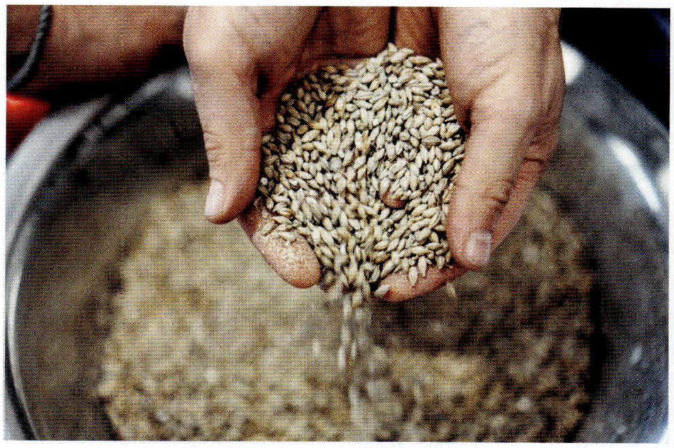

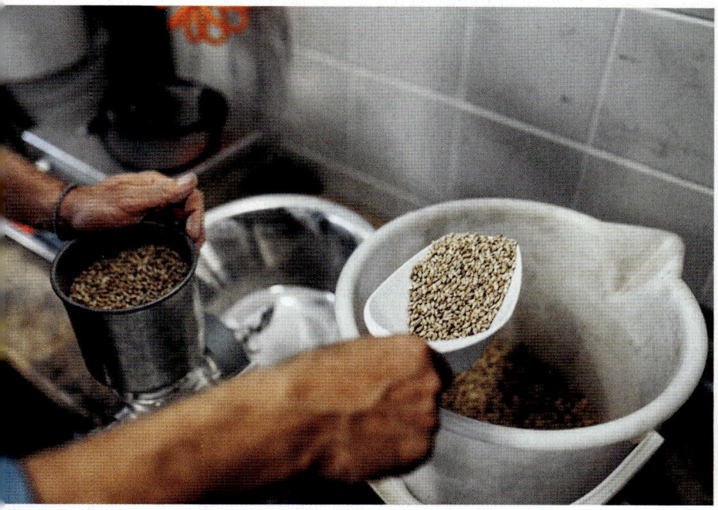

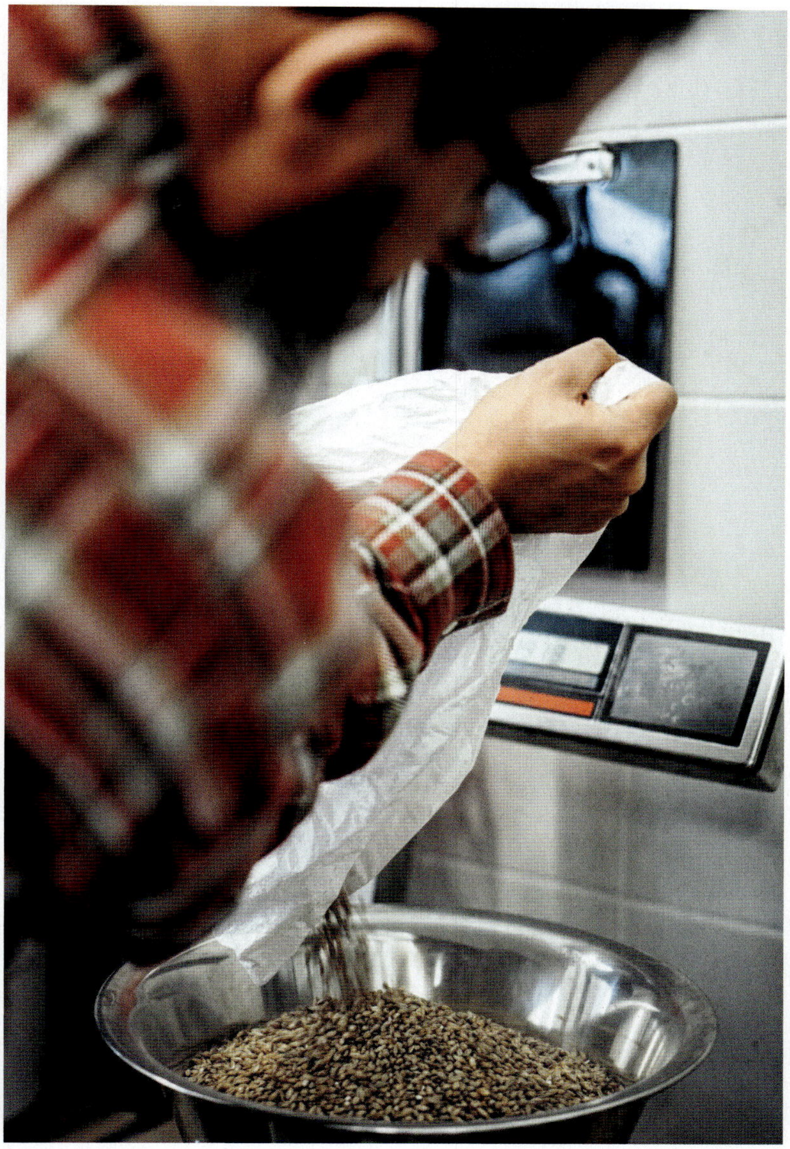

2. MAISCHEN

Malzschrot und 60 Grad warmes Wasser mischen wir im Verhältnis 1 : 3, erhitzen das Ganze auf 67 Grad und rühren kräftig durch. Danach gönnen wir der sogenannten Maische eine 45-minütige Pause.

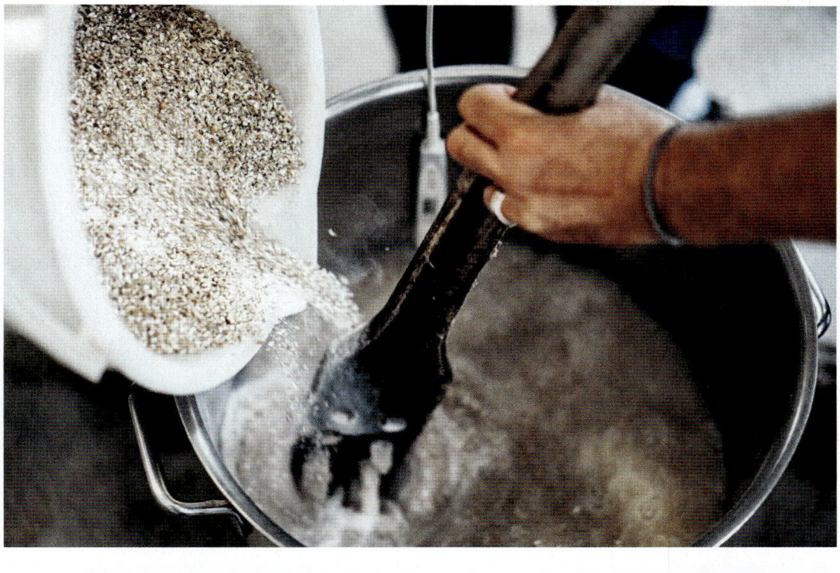

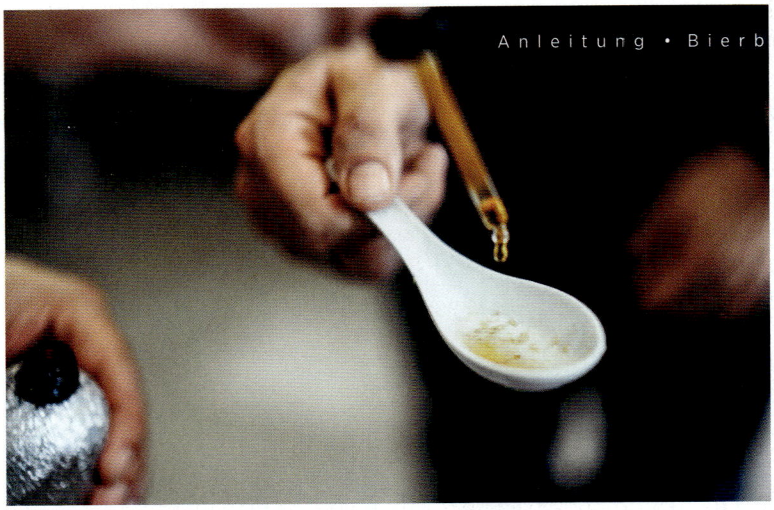

3. JODPROBE

Während der Maltoserast wird die unlösliche Stärke des Malzes in Zucker umgewandelt, aus dem sich später unser Alkohol bildet. Ob's geklappt hat, prüfen wir mit einigen Tropfen Kaliumjodid-Lösung: Färbt sich die Probe dunkel, ist reichlich unverzuckerte Stärke übrig, und wir müssen der Mischung noch ein bisschen Zeit geben.

4. FILTER IMPROVISIEREN

Während Markus die Mischung auf 78 Grad erhitzt, kappe ich ein paar Fichtenzweige. Mit ihnen und einer Lage Stroh legen wir den Boden der Kühlbox aus – das ist unsere improvisierte Filterlage. Die Isolierung der Box sorgt dafür, dass die Maische schön heiß bleibt, während wir sie mehrfach in den Bottich und durch die Filterlage rinnen lassen.

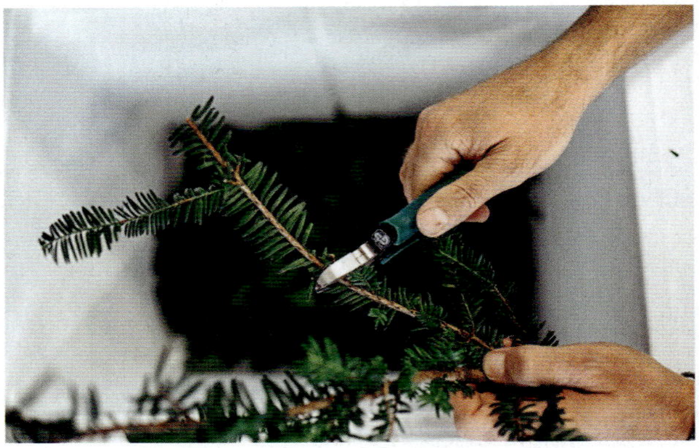

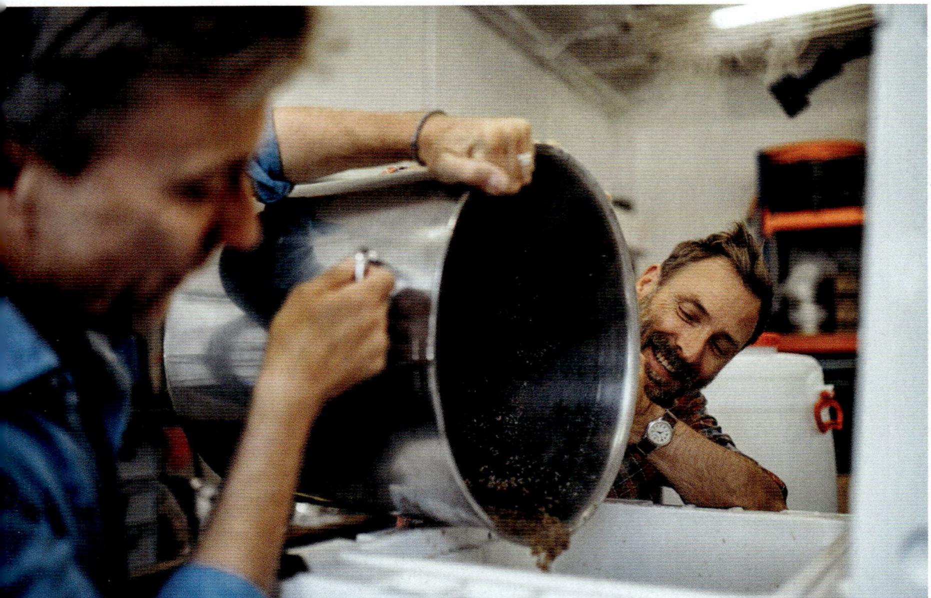

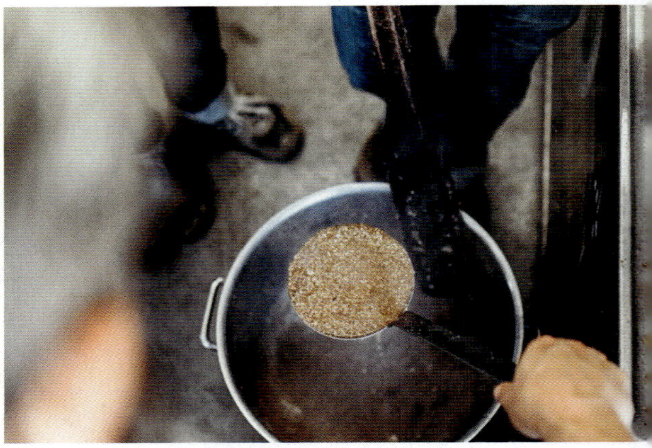

5. LÄUTERUNG

Nach zehn Minuten Läuterruhe öffnen wir den Kühlbox-Ausfluss, fangen die Vorderwürze auf und kippen sie vorsichtig oben wieder in unseren Bottich hinein. Auf ihrem Weg durch die Läutermischung bleiben die Malzspelzen an Stroh und Fichtenzweigen hängen. Als die etwa 33 Liter Vorderwürze nach ein paar Durchläufen einigermaßen klar unten herauslaufen, lassen wir sie in unsere »Sudpfanne«, den Kochtopf, einlaufen. Danach ist unser Bier geläutert.

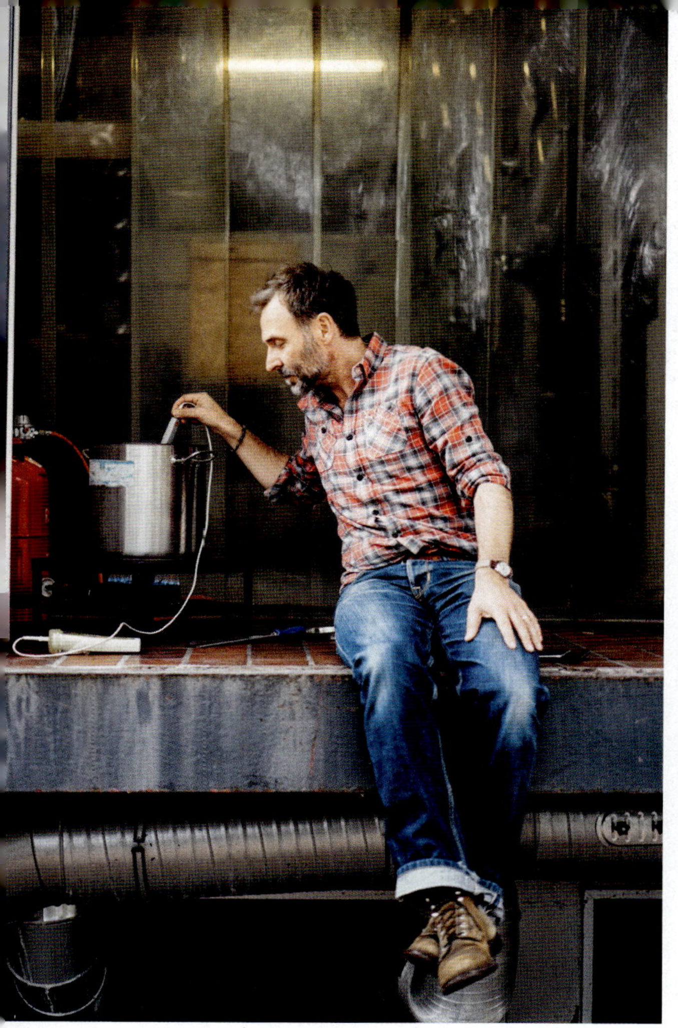

6. KOCHEN

Eine der wichtigsten Tätigkeiten des Bierbrauers: warten. Nachdem wir 33 Gramm Cascade-Hopfen hinzugegeben haben, kochen wir unsere Mischung 45 Minuten lang bei 100 Grad. Eine gute Gelegenheit, im Sudprotokoll alle Arbeitsschritte und Beobachtungen zu notieren. Schmeckt das Bier, weiß man später, was man richtig gemacht hat (und wenn nicht: was man beim nächsten Mal besser machen sollte).

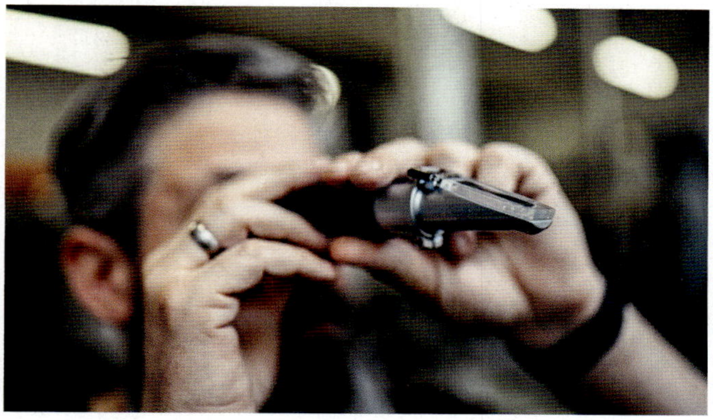

7. STAMMWÜRZE BESTIMMEN

Achtung, eine amtliche Durchsage: Unter 200 Litern ist eine Brau-Charge nicht biersteuerpflichtig, muss aber mit Platoklasse/Stammwürze beim Zoll angemeldet werden! Genau die bestimmen wir mit dem Refraktometer.

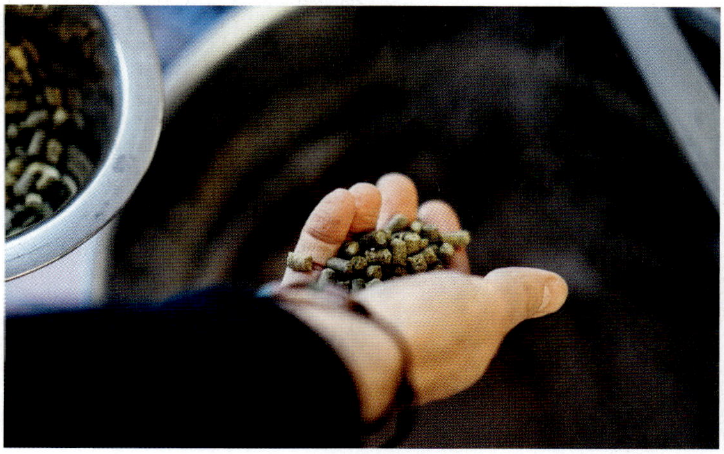

8. HOPFENGABE

Mann, wie das heuig duftet! Nach dem Kochen geben wir noch 30 Gramm Hüll-Melon- und 64 Gramm Callista-Hopfen hinzu und lassen die Mischung auf 18 Grad abkühlen. Ins Getränkefass, in das wir jetzt unsere Mischung durch ein Sieb und Baumwolltuch gefiltert umfüllen, kommen zum Schluss 22 Gramm Safale-US-05-Trockenhefe, die der ganzen Sache noch mal Schwung geben. Wenn nach vier bis fünf Tagen keine Gärungskohlensäure mehr aufblubbert, das Ganze möglichst kalt stellen.

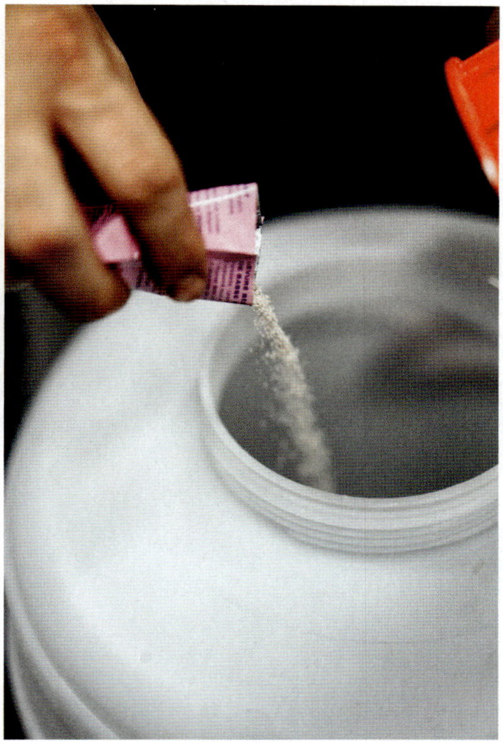

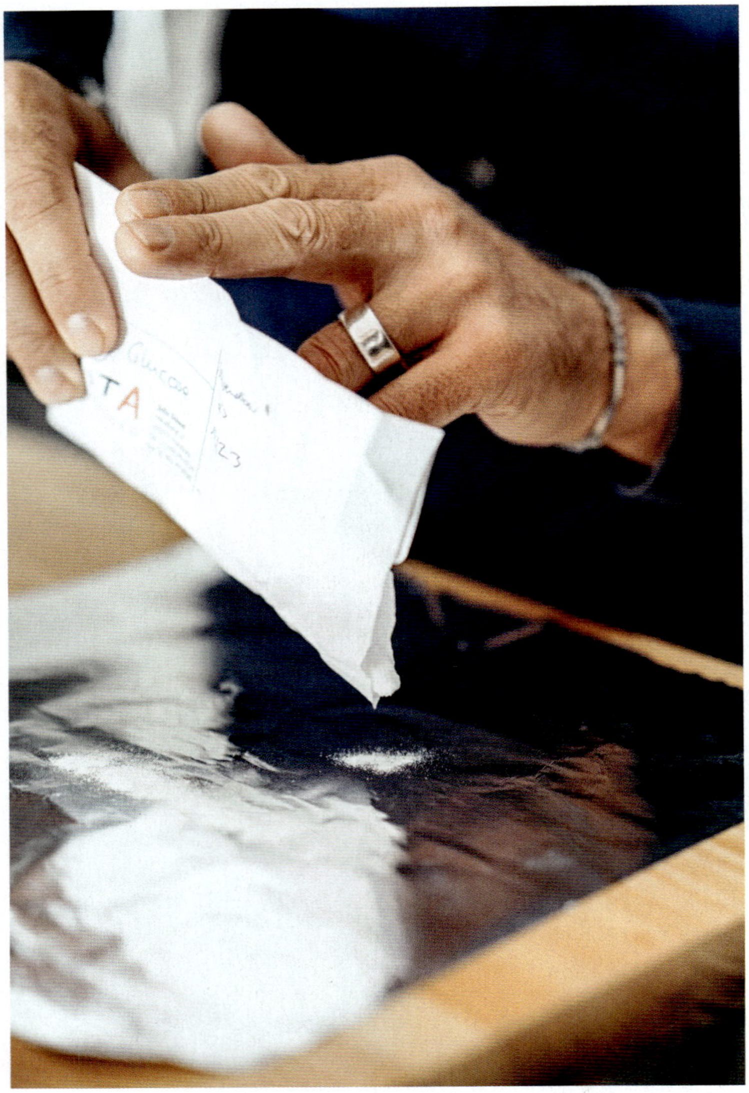

9. GLUKOSE ABMESSEN

Zwei Wochen später sieht es in der Brauerei aus wie in einem »Narcos«-Labor: Mit sorgfältig abgewogenen 3 Gramm Glukosepulver pro Flasche geben wir der Hefe noch einmal Zucker. In den kommenden Tagen wird sie den Fruchtzucker vollständig in Kohlensäure umwandeln und dafür sorgen, dass unser Bier ordentlich sprudelt. Achtung: Wer zu viel Glukose in seine Bierflaschen kippt, verwandelt sie in Sprengsätze!

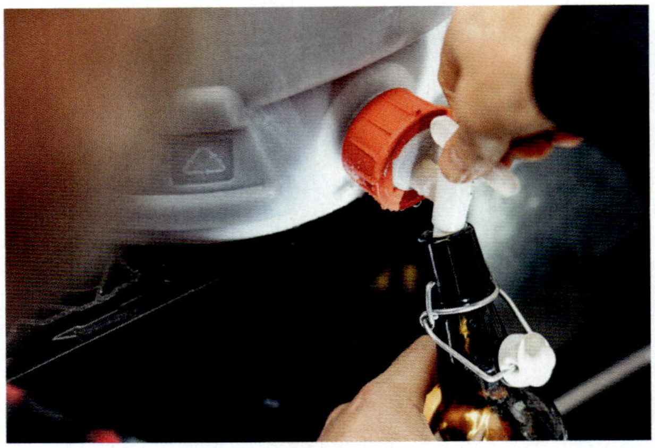

10. ABFÜLLEN

Bevor wir uns abfüllen, füllen wir erst einmal unsere Flaschen ab. Olli verliest derweil das Kleingedruckte: Unser Selbstbrau-Bier hat genau 13,9 Prozent Stammwürze und 5,4 Volumenprozente Alkohol erreicht. Oder, wie es die Comicfigur Werner ausdrücken würde: Das flenst!

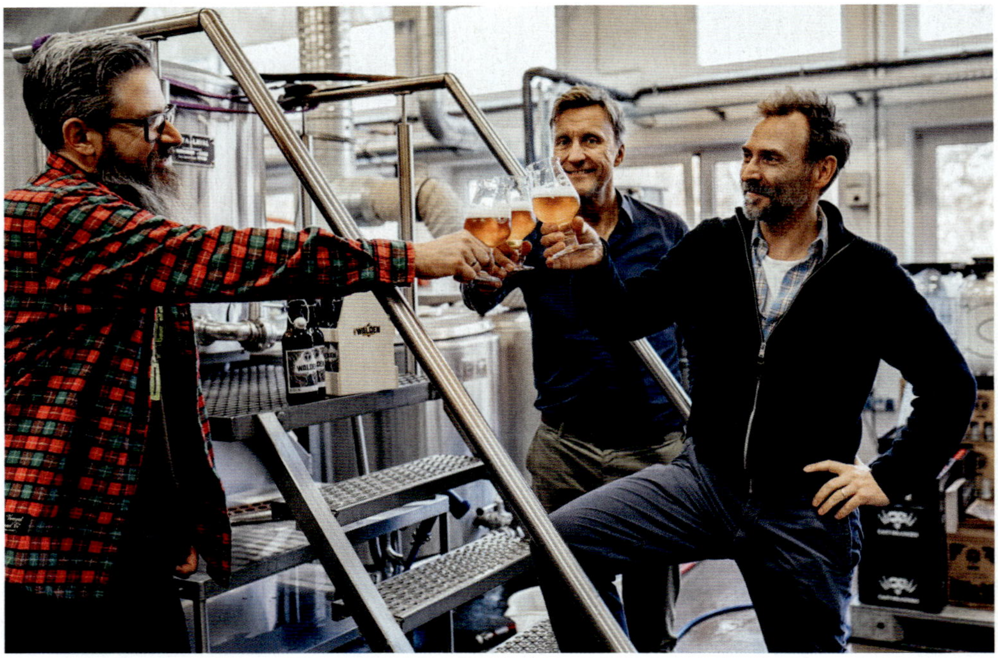

11. ANSTOSSEN

Braumeister Olli (links) hat schon verdammt viele Biere getrunken – aber keines, bei dem WALDEN-Macher Markus (rechts) und ich unsere Finger im Spiel hatten. Na, denn mal Prost!

Rezept

Das braucht es für ein Selbstgebrautes

Zutaten für 30 Liter Pale Ale im WALDEN-Style

1. Hockerkocher und Gas (zum Beispiel über *allesklar-verleih.com)*
2. Edelstahltopf (50 Liter) und Kelle *(allesklar-verleih.com)*
3. Handmühle (zum Schroten des Malzes)
4. Getränkefass mit Gärglocke (etwa über *dehner.de)*
5. Kühlbox mit Auslaufhahn (etwa von Petromax)
6. Messbecher
7. Refraktometer zum Bestimmen der Stammwürze
8. Küchenwaage
9. Bratenthermometer (und zwar ein wirklich präzises)
10. Stroh und Fichtenzweige (für den improvisierten Läuterboden)
11. Sieb und Baumwolltuch (zum Filtern der Würze)
12. Trichter zum Abfüllen
13. 60 g Glukose (gibt's in der Apotheke)
14. Jod zum Checken des Stärkegehalts (ebenfalls Apothekenware)
15. 60 × 0,5-l-Bügelverschlussflaschen (natürlich gehen auch 0,33-l-Flaschen)
16. 5,79 kg böhmisches Tennenmalz (alternativ geht auch Pilsener- oder Pale-Ale-Malz)
17. 440 g Röstmalz Crystal T-50 (Karamellmalz)
18. 2 Beutel Safale-US-05-Trockenhefe
19. 33 g Cascade-Hopfen
20. 30 g Hüll-Melon-Hopfen
21. 64 g Callista-Hopfen

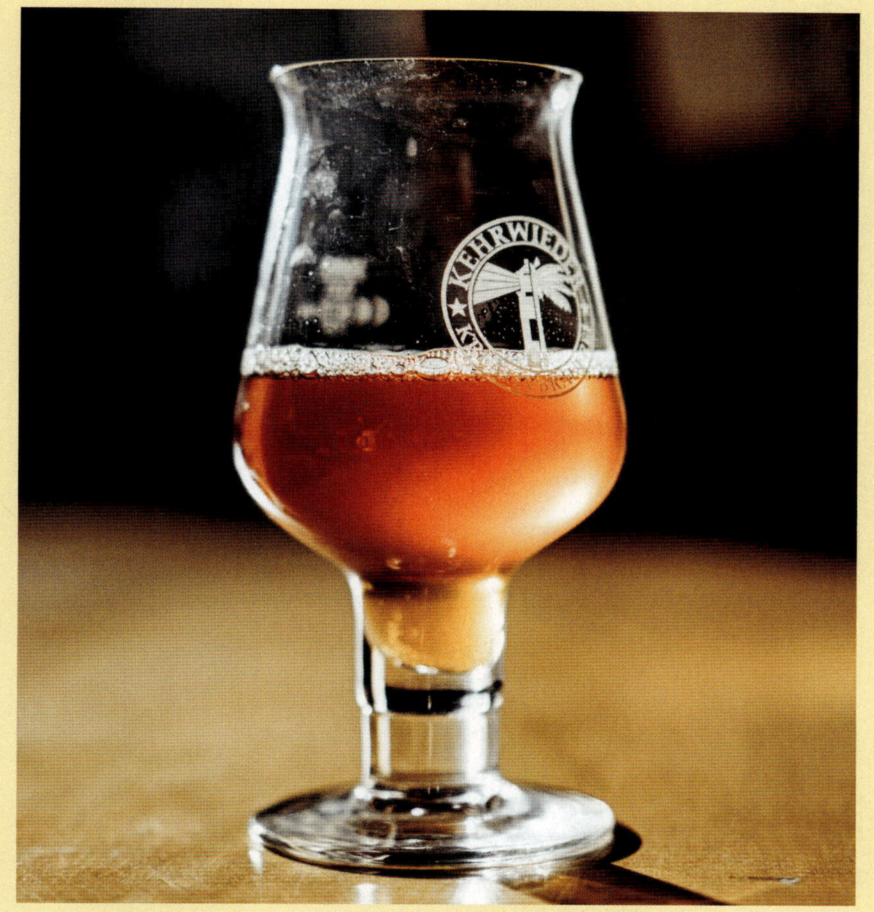

Hopfen, Malz, Hefe und sonstiges Brauzubehör gibt es zum Beispiel bei *hobbybrauerversand.de*, *brauen.de* oder *braupartner.de*

Von wegen

Giersch, Brennnessel und Co sind unliebsame Gäste in vielen Gärten. Wir haben einen Vorschlag, wie Sie die wilden Wucherer loswerden: statt auf den Kompost ab damit in den Kochtopf

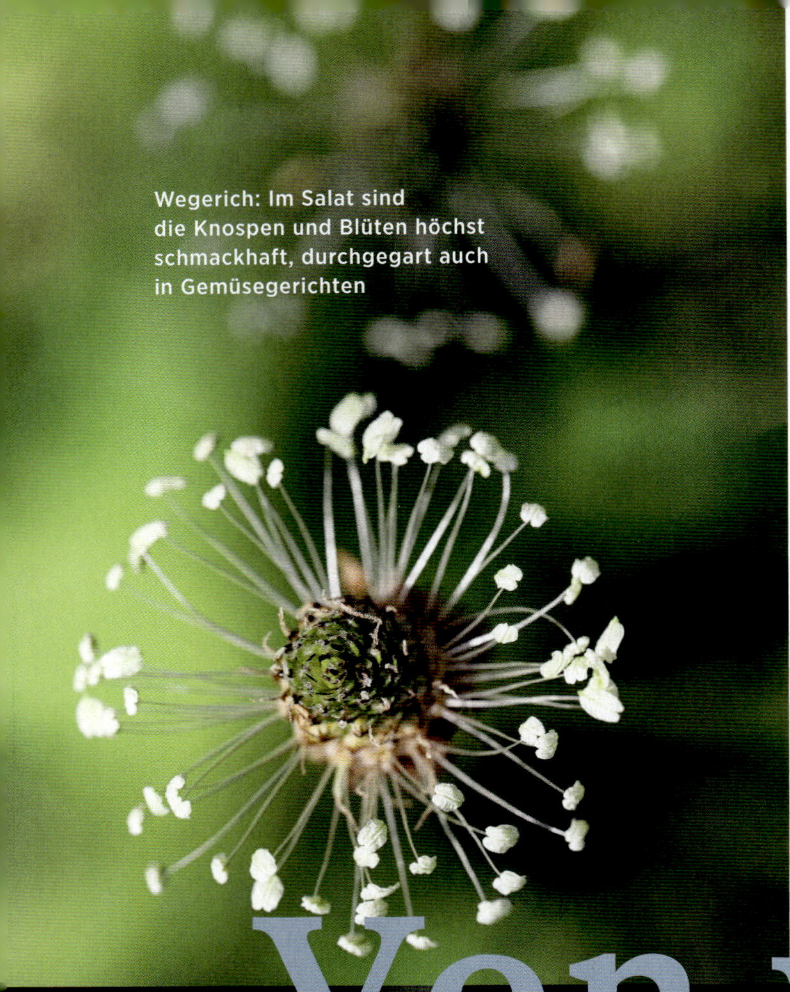
Wegerich: Im Salat sind die Knospen und Blüten höchst schmackhaft, durchgegart auch in Gemüsegerichten

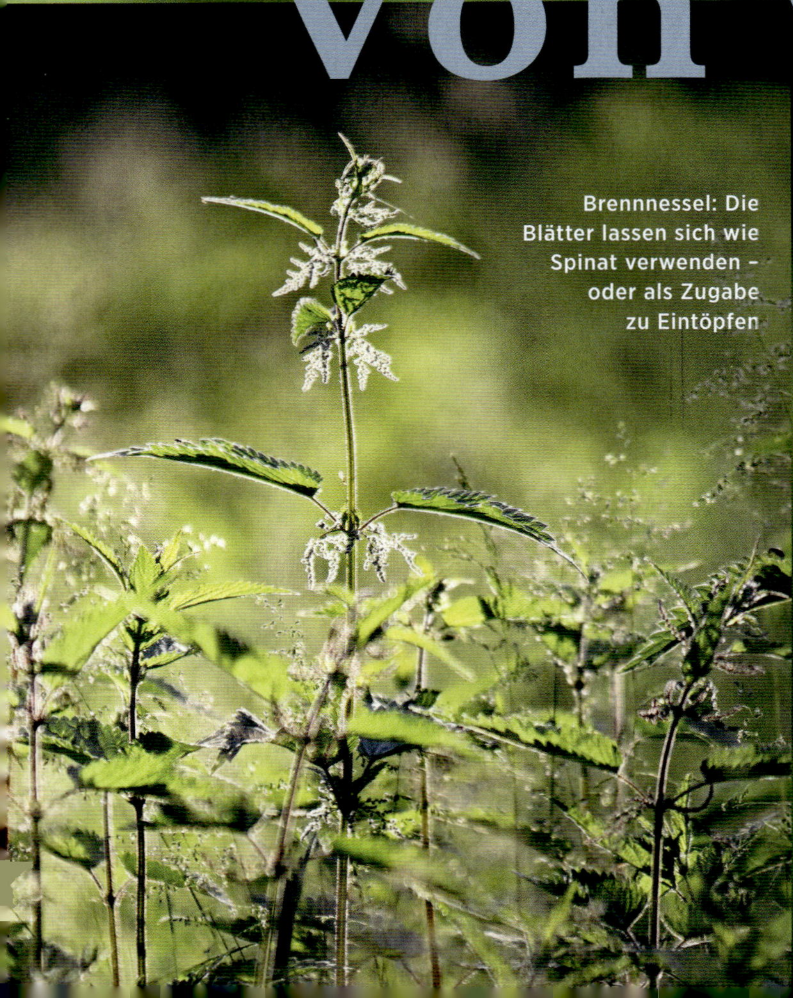
Brennnessel: Die Blätter lassen sich wie Spinat verwenden – oder als Zugabe zu Eintöpfen

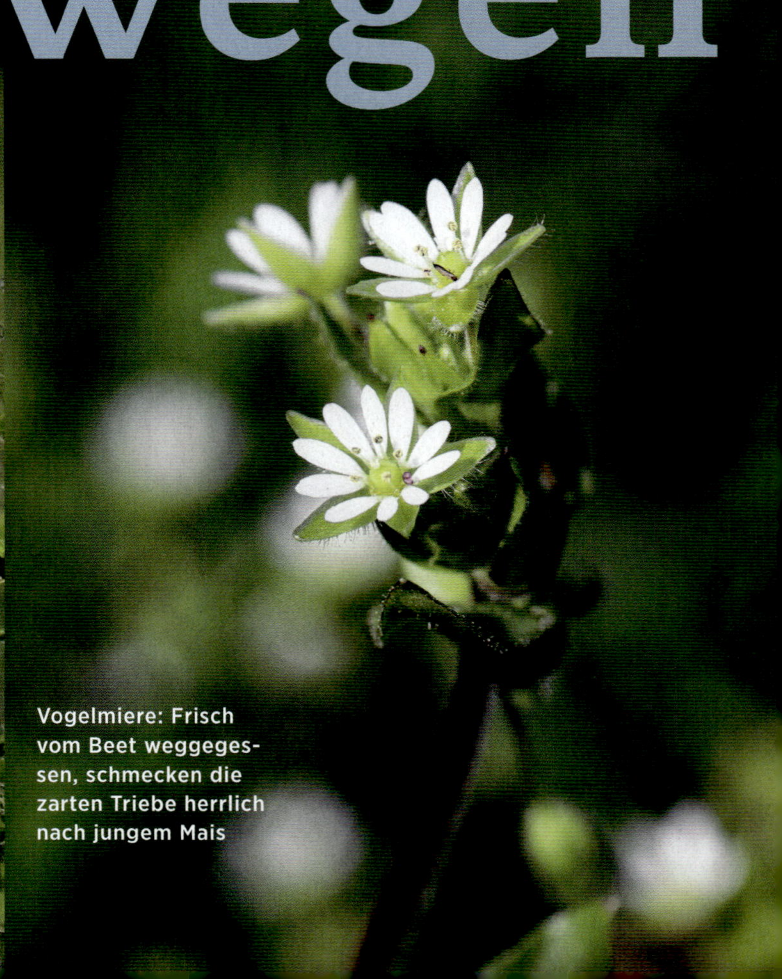
Vogelmiere: Frisch vom Beet weggegessen, schmecken die zarten Triebe herrlich nach jungem Mais

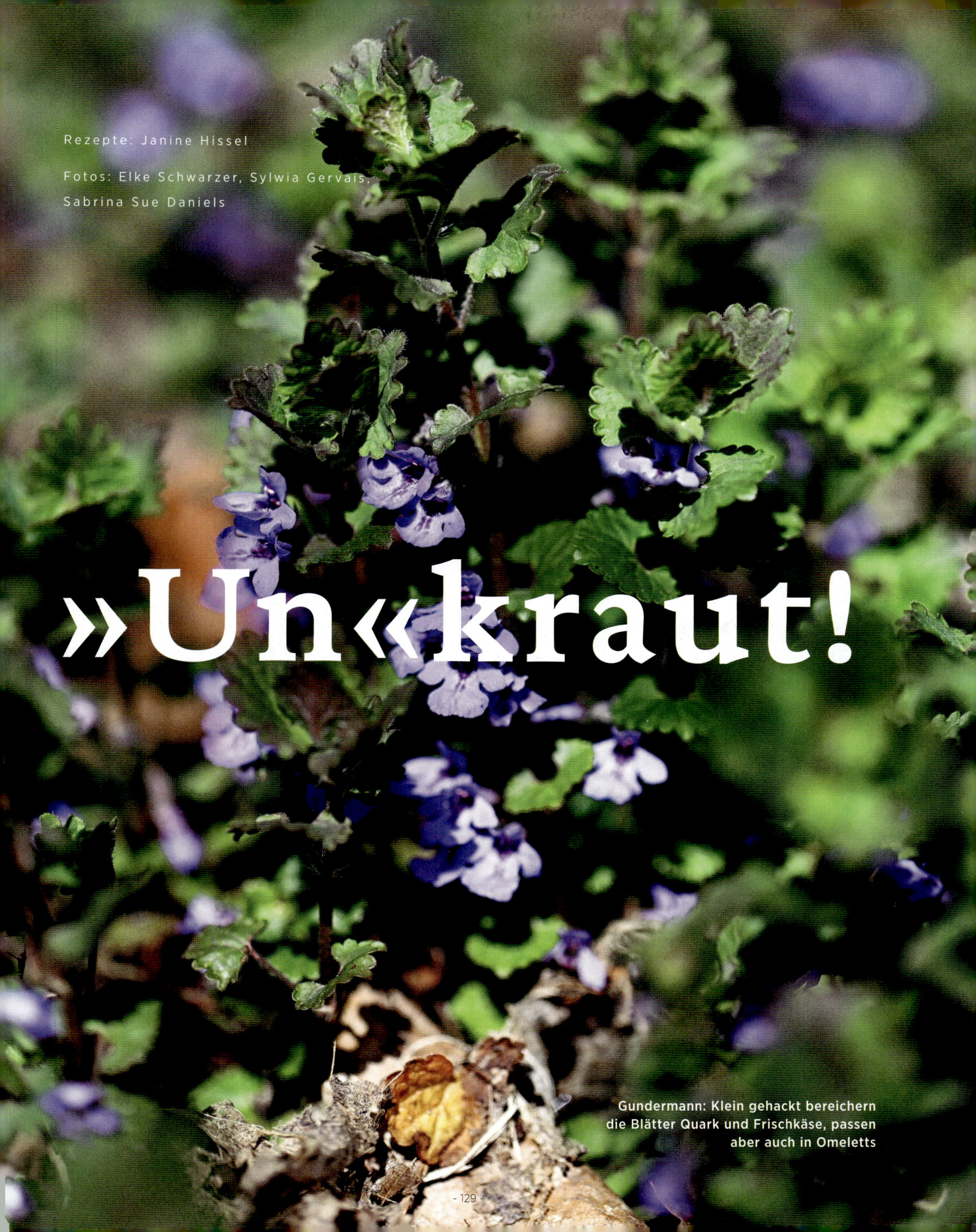

Rezepte: Janine Hissel

Fotos: Elke Schwarzer, Sylwia Gervais, Sabrina Sue Daniels

»Un«kraut!

Gundermann: Klein gehackt bereichern die Blätter Quark und Frischkäse, passen aber auch in Omeletts

Brennnessel-schaumsüppchen

Das vermeintliche Unkraut macht sich hervorragend in dieser Frühlingssuppe und wird durch das Aufschäumen ganz leicht und elegant

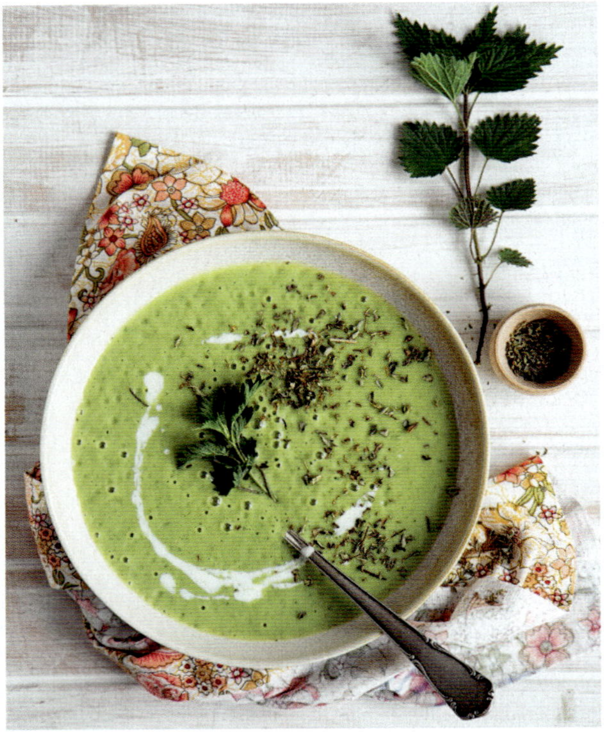

30 Minuten
Für 6 Portionen

5 Handvoll Brennnesselblätter | 1 Schalotte | 1 EL Butter | 1 l Gemüsebrühe | 1 EL Tomatenmark | einige Dostblätter | 200 ml Sahne | ½ TL Salz | 1 Prise Pfeffer | 1 Prise Chilipulver | Saft von ¼ Zitrone

- Die Brennnesselblätter mit Handschuhen waschen, trocken schleudern und grob hacken. Die Schalotte schälen und fein würfeln.
- Die Butter in einem Topf bei mittlerer Hitze schmelzen lassen, die Schalotten darin kurz andünsten, die Brennnesseln dazugeben und einige Minuten mitdünsten. Mit der Brühe aufgießen, das Tomatenmark unterrühren und die Suppe 10 Minuten auf kleiner Flamme köcheln lassen.
- Die Dostblätter waschen und trocken tupfen.
- Sahne, Gewürze, Dost und Zitronensaft zur Suppe geben, mit dem Stabmixer so lang pürieren, bis sie aufschäumt, und sofort servieren.

Rindergulasch mit Franzosenkraut

Ein klassisches Rindergulasch, das durch das Franzosenkraut ein besonders köstliches Aroma bekommt. Mit Reis oder Nudeln als Beilage ist die Mahlzeit perfekt

Etwa 3 Stunden
Für 4 Portionen

800 g Rindergulasch | 2 Zwiebeln | 1 Knoblauchzehe | 2 Möhren | 3 EL Rapsöl | 3 Handvoll Franzosenkraut | 1 TL Salz | ½ TL Pfeffer | 1 Prise Piment d'Espelette | (alternativ Chilipulver) | 1 EL Balsamico-Essig | 250 ml Rinderfond | 1 Dose passierte Tomaten (600 g)

- Die Fleischwürfel abspülen und trocken tupfen.
- Die Zwiebeln schälen und in feine Streifen schneiden. Den Knoblauch schälen und fein hacken. Die Möhren schälen und würfeln.
- Das Öl in einem breiten Topf erhitzen und das Fleisch darin von allen Seiten kräftig anbraten, Zwiebeln, Knoblauch und Möhren zugeben und weitere 5 Minuten mitbraten.
- Das Franzosenkraut verlesen, waschen, trocken schleudern, zähe Stängel entfernen und das Kraut grob hacken. 1 EL für das Topping zurückstellen.
- Das Gulasch mit Salz, Pfeffer und Piment d'Espelette würzen, Franzosenkraut dazugeben, mit Essig und Rinderfond ablöschen, passierte Tomaten dazugeben, umrühren und zugedeckt 2,5 Stunden bei geringer Hitze köcheln lassen. Ab und zu umrühren und bei Bedarf etwas Flüssigkeit (Fond oder Brühe) hinzufügen.
- Das Gulasch mit Salz und Pfeffer abschmecken, in eine große Schüssel umfüllen, mit dem restlichen Franzosenkraut garnieren und servieren.

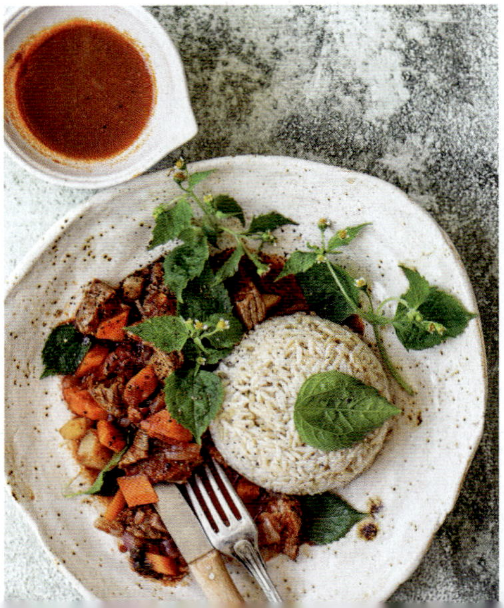

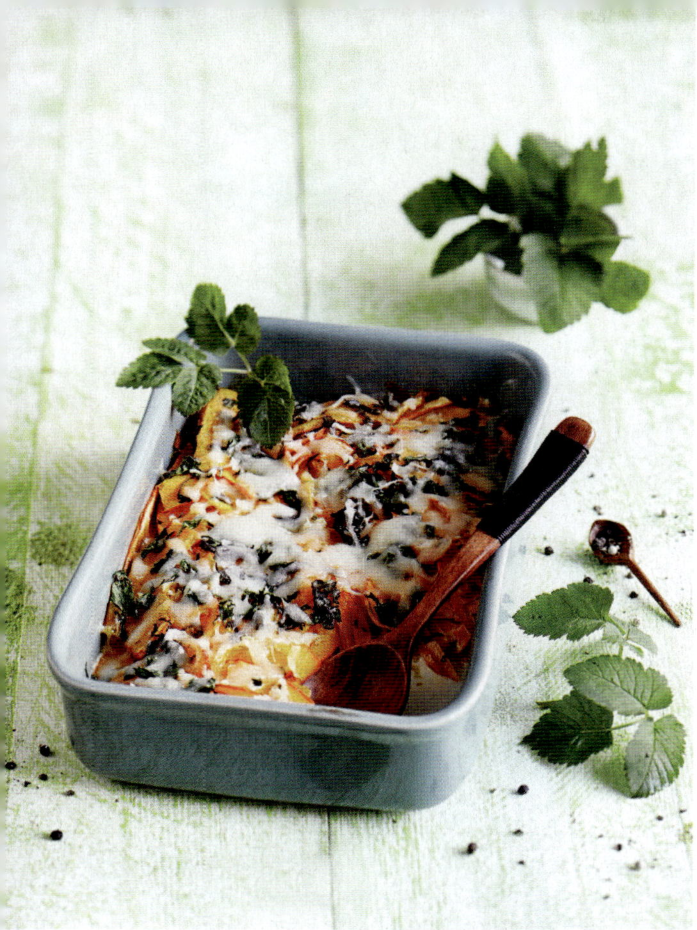

Ofenspargel mit Gundermann-Parmesan-Kruste

Der ungewöhnliche, aromatische Geschmack des Gundermanns in Verbindung mit dem Parmesan gibt dem Spargelgericht ein besonderes Extra

Etwa 45 Minuten
Für 2 Portionen

1 kg weißer Spargel | 2 Backpapier-Quadrate 40 × 40 cm | 1 TL Salz | 1 TL Zucker | 4 EL Butter | Küchengarn | 10 Gundermannblätter | 1 EL Parmesankäse, gerieben | 1 EL Paniermehl

- Den Backofen auf 200 Grad (Ober- und Unterhitze) vorheizen. Den Spargel waschen, schälen und die Enden abschneiden.
- Jeweils die Hälfte des Spargels mittig auf ein Backpapier legen, mit Salz und Zucker bestreuen und je 1 EL Butter in Flöckchen darüber verteilen. Das Backpapier über den Spargel legen und 2 Enden mit Küchengarn zusammenbinden.
- Die Päckchen im Backofen etwa 25 Minuten garen.
- Den Gundermann waschen, trocken schleudern, fein hacken und mit Parmesankäse und Paniermehl vermischen.
- Die Päckchen aus dem Backofen nehmen, vorsichtig oben öffnen, die Gundermann-Mischung auf dem Spargel verteilen, die restliche Butter in Flocken darübergeben, wieder verschließen. Die Backofen-Temperatur auf 220 Grad erhöhen, die Päckchen etwa 10 Minuten goldbraun überbacken und servieren.

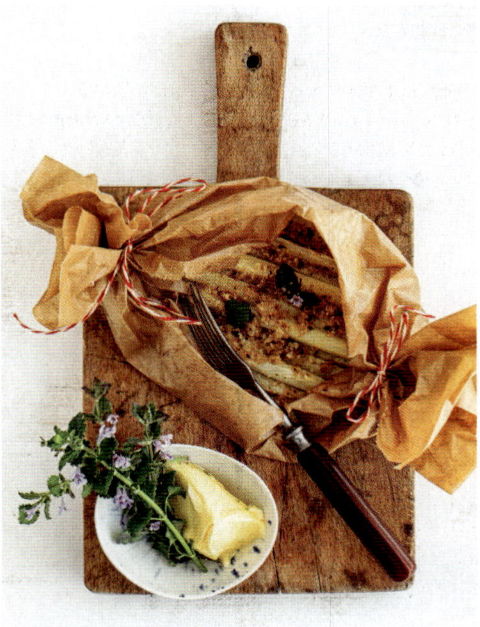

Kürbisgratin mit Giersch

Ein neu interpretierter Klassiker, der wunderbar als Beilage zu Kurzgebratenem passt oder als Hauptspeise mit einem Salat serviert werden kann

Etwa 60 Minuten
Für 4 Portionen

800 g Hokkaido-Kürbis | 2 Knoblauchzehen | 5 Handvoll Gierschblätter| 1 EL Butter | 1 TL Salz | ½ TL Pfeffer | Muskatnuss | 200 ml Sahne | 100 g Bergkäse, gerieben

- Den Backofen auf 200 Grad (Ober-/Unterhitze) vorheizen.
- Den Hokkaido-Kürbis waschen, achteln, Kerne entfernen und nicht zu fein hobeln. Die Knoblauchzehen schälen und fein hacken.
- Den Giersch verlesen, waschen, trocken schleudern und grob hacken.
- Eine Auflaufform mit Butter einfetten und mit dem Kürbis füllen, Knoblauch und Giersch darübergeben, mit Salz, Pfeffer und frisch geriebener Muskatnuss kräftig würzen und die Sahne darübergießen.
- Im Backofen auf der mittleren Schiene ca. 20 Minuten backen, dann mit dem geriebenen Bergkäse bestreuen und nochmals 10 Minuten überbacken und servieren.

Löwenzahnblüten-Sirup

In diesem Sirup wollen wir das Aroma der Löwenzahnblüten einfangen. Er passt wunderbar zu Käse und Desserts

Etwa 90 Minuten
(plus 12 Stunden Ruhezeit)
3 Flaschen mit 500 ml Sirup

3 Handvoll Löwenzahnblüten | 750 ml Wasser | Saft von 1 Zitrone | 1 kg brauner Rohrzucker

- Die Löwenzahnblüten für eine halbe Stunde auf einem hellen Tuch ausbreiten, damit alle Krabbeltierchen die Flucht ergreifen können. Die Blütenköpfe sollten nicht gewaschen werden.
- Die Blüten in einen Topf geben und mit 750 ml kochendem Wasser übergießen, den Zitronensaft dazugeben und 12 Stunden oder über Nacht ziehen lassen.
- Die Blüten abseihen und kräftig ausdrücken, die Flüssigkeit wieder in den Topf geben und erhitzen, nach und nach den Zucker zugeben und immer wieder umrühren. Ungefähr 1 Stunde kochen lassen.
- Wenn der Sirup eine goldene Farbe annimmt und eine Konsistenz von flüssigem Honig hat, in vorbereitete, sterilisierte Flaschen füllen.

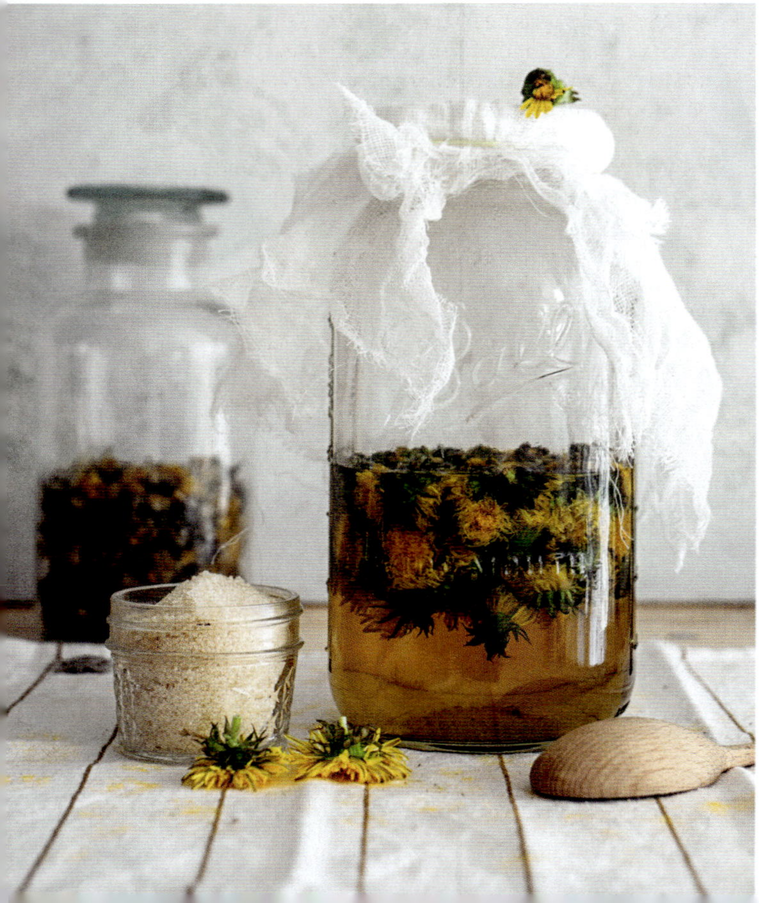

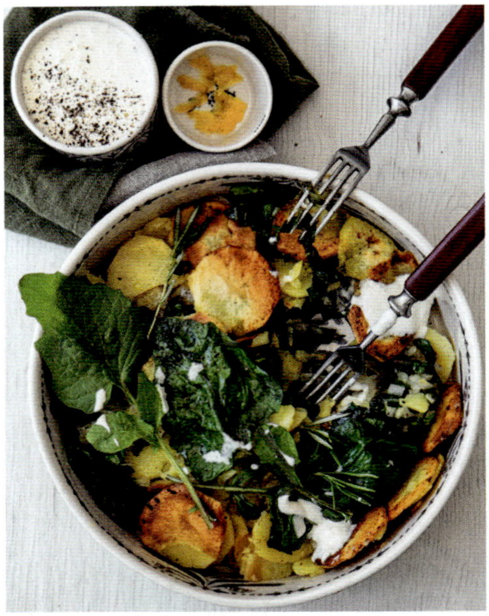

Rainkohl-Kartoffel-Pfanne

Dieses Pfannengericht mit besonderem Aroma wird mit dem leckeren Dip zu einer einfachen und leichten vegetarischen Hauptmahlzeit

Etwa 45 Minuten
Für 4 Portionen

Für die Kartoffelpfanne:
800 g festkochende Kartoffeln | 1 Zwiebel | 1 kleiner Zweig Rosmarin | 4 Handvoll Rainkohlblätter | 2 EL Olivenöl | 1 TL Salz | ½ TL Pfeffer

Für den Dip:
1 Knoblauchzehe | ¼ unbehandelte Zitrone | 150 g Joghurt (3,5 % Fett) | Salz | Pfeffer | 1 Prise Piment d'Espelette

- Die Kartoffeln in der Schale 20 bis 25 Minuten garen, pellen und in dünne Scheiben schneiden.
- Die Zwiebel schälen und fein würfeln. Den Rosmarin waschen und trocken tupfen, Nadeln vom Zweig ablösen und fein hacken. Den Rainkohl waschen, trockenschleudern und grob hacken.
- Öl in einer großen, beschichteten Pfanne erhitzen, Kartoffelscheiben darin anbraten, Zwiebel und Rainkohl dazugeben und kurz mitbraten, mit Salz, Pfeffer und Rosmarin würzen.
- Für den Joghurt-Dip die Knoblauchzehe schälen und fein hacken. Zitrone heiß abwaschen, trocknen und die Schale abreiben.
- Joghurt mit Knoblauch, Zitronenschale, Salz, Pfeffer und Piment d'Espelette würzen und als Dip zu den Rainkohl-Kartoffeln servieren.

Spitzwegerich-Röllchen

Eine leckere, wilde Variante der bekannten Yufka-Röllchen, die mit einem Joghurt-Dip eine tolle Vorspeise oder mit Dip und Salat ein leichtes Hauptgericht ergibt

Etwa 40 Minuten
Für 4 Portionen

1 Gemüsezwiebel | 2 EL Olivenöl | 3 Handvoll Spitzwegerichblätter | 250 g Fetakäse | 50 ml Milch | je 1 Prise Salz, Pfeffer und Chilipulver | 1 Paket Yufkateig-Blätter (250 g), aus der Kühltheke | 1 Eigelb

- Die Gemüsezwiebel schälen, würfeln und 2 Minuten in einer Pfanne mit Öl andünsten. Den Spitzwegerich waschen, trocken schleudern, fein hacken, 2 Minuten mit in die Pfanne geben und unter Rühren mitdünsten.
- Den Fetakäse zerbröseln, mit der Milch verrühren, die Zwiebel-Spitzwegerich-Masse unterrühren und mit Salz, Pfeffer und Chili würzen. Den Backofen auf 200 Grad (Ober-/Unterhitze) vorheizen.
- Die Yufkateig-Blätter auf die Arbeitsplatte legen, je 2 TL Feta-Mischung auf den unteren Blatthälften verteilen, dabei einen 2 cm Rand freilassen. Blätter einrollen, dabei die Seiten über die Füllung schlagen. Die Teigenden mit Wasser anfeuchten und fest einrollen.
- Das Eigelb verquirlen und die Yufka-Röllchen damit bestreichen, auf ein mit Backpapier ausgelegtes Backblech legen und auf mittlerer Schiene bei 200 Grad 15 bis 20 Minuten knusprig backen.

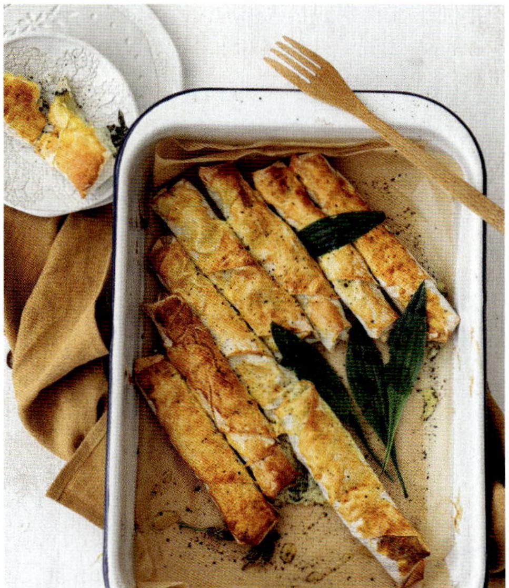

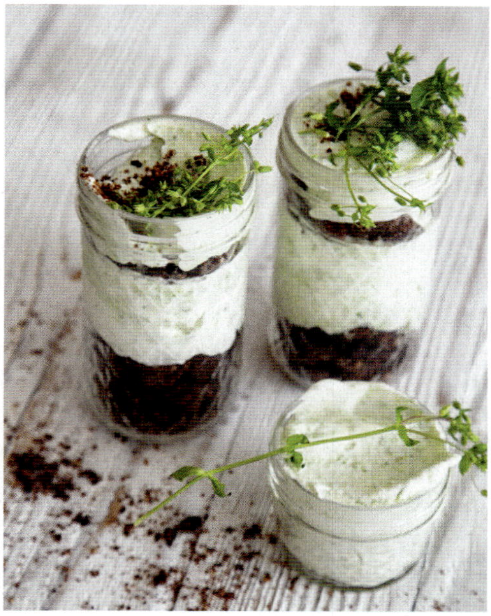

Vogelmieren-Dessert im Glas

Die Vogelmiere ist auch für süße Schleckermäulchen geeignet. Ihre Gäste werden Augen machen, wenn Sie dieses grüne Dessert servieren

Etwa 15 Minuten
Für 6 Portionen

2 Handvoll Vogelmiere | 250 g Mascarpone | 50 g Honig | 250 g Sahne | 1 Päckchen Vanillinzucker | 250 g Magerquark | 1 EL Zitronensaft, frisch gepresst | 1 Paket Schokoladenkekse (150 g)

- Die Vogelmiere verlesen, waschen, trocken schleudern und mit Mascarpone und Honig in einem hohen Gefäß mit einem Stabmixer pürieren.
- Die Sahne mit Vanillinzucker steif schlagen, mit dem Quark und dem Zitronensaft unter die grüne Mascarpone rühren.
- Die Kekse zerbröseln und die Hälfte der Masse auf 6 Gläser verteilen, eine Schicht Creme einfüllen, die restlichen Kekse darüber schichten und mit der übrigen Creme abschließen. Bis zum Servieren kühl stellen.

Mehr als 60 Rezepte mit Pflanzen aus dem Garten: Janine Hissel, Elke Schwarzer, »Das kleine Unkraut-Kochbuch«, Verlag Eugen Ulmer 2021, 14,95 Euro

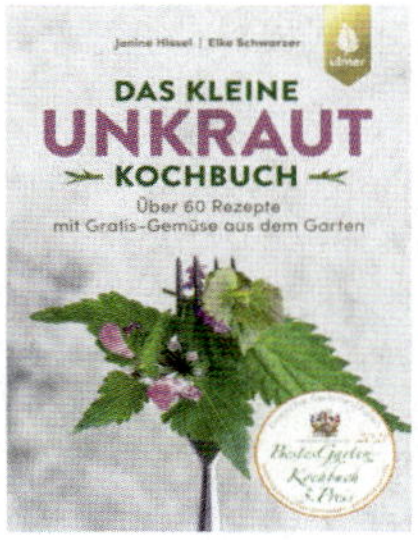

Aus kaltem in die glühende

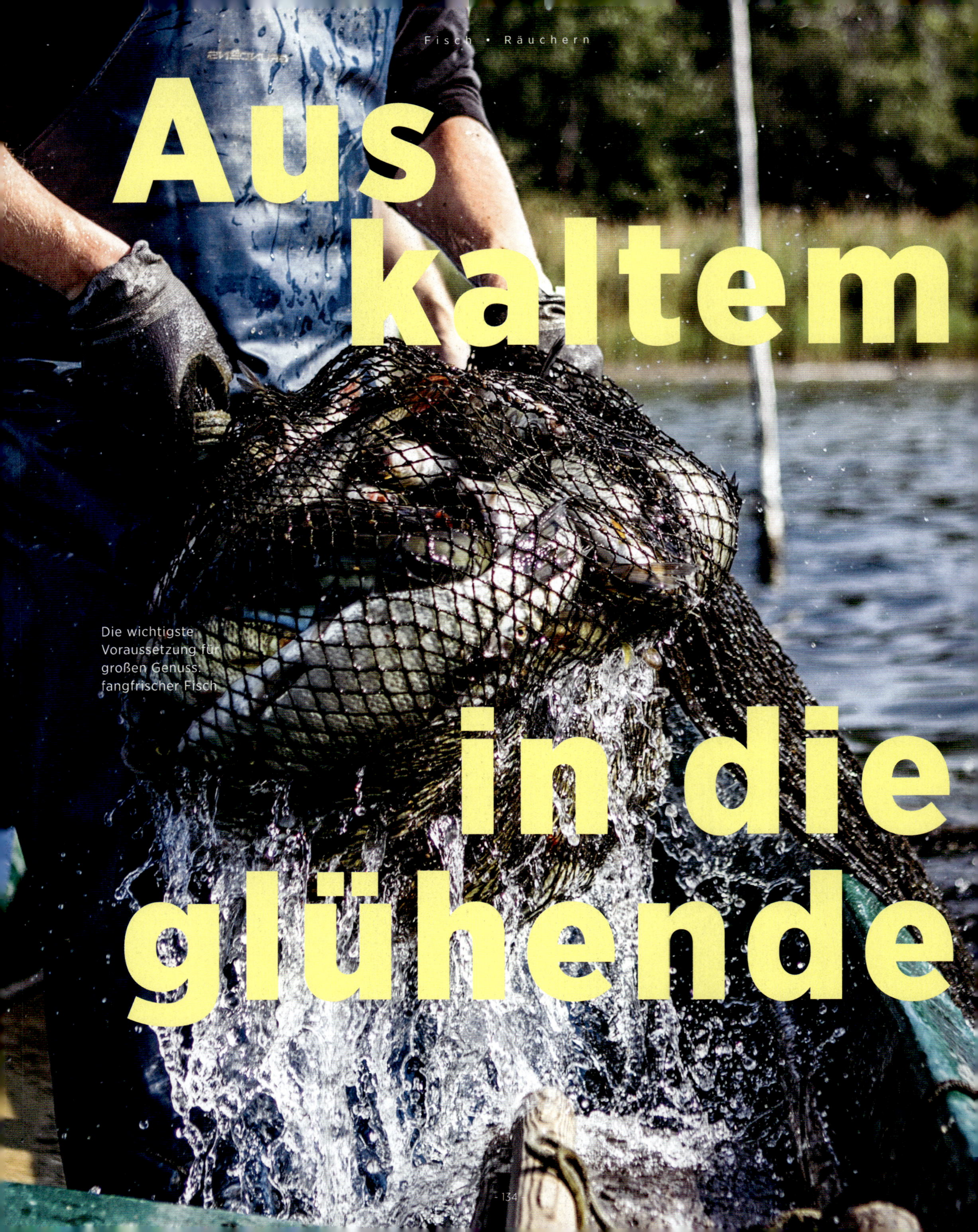

Die wichtigste Voraussetzung für großen Genuss: fangfrischer Fisch

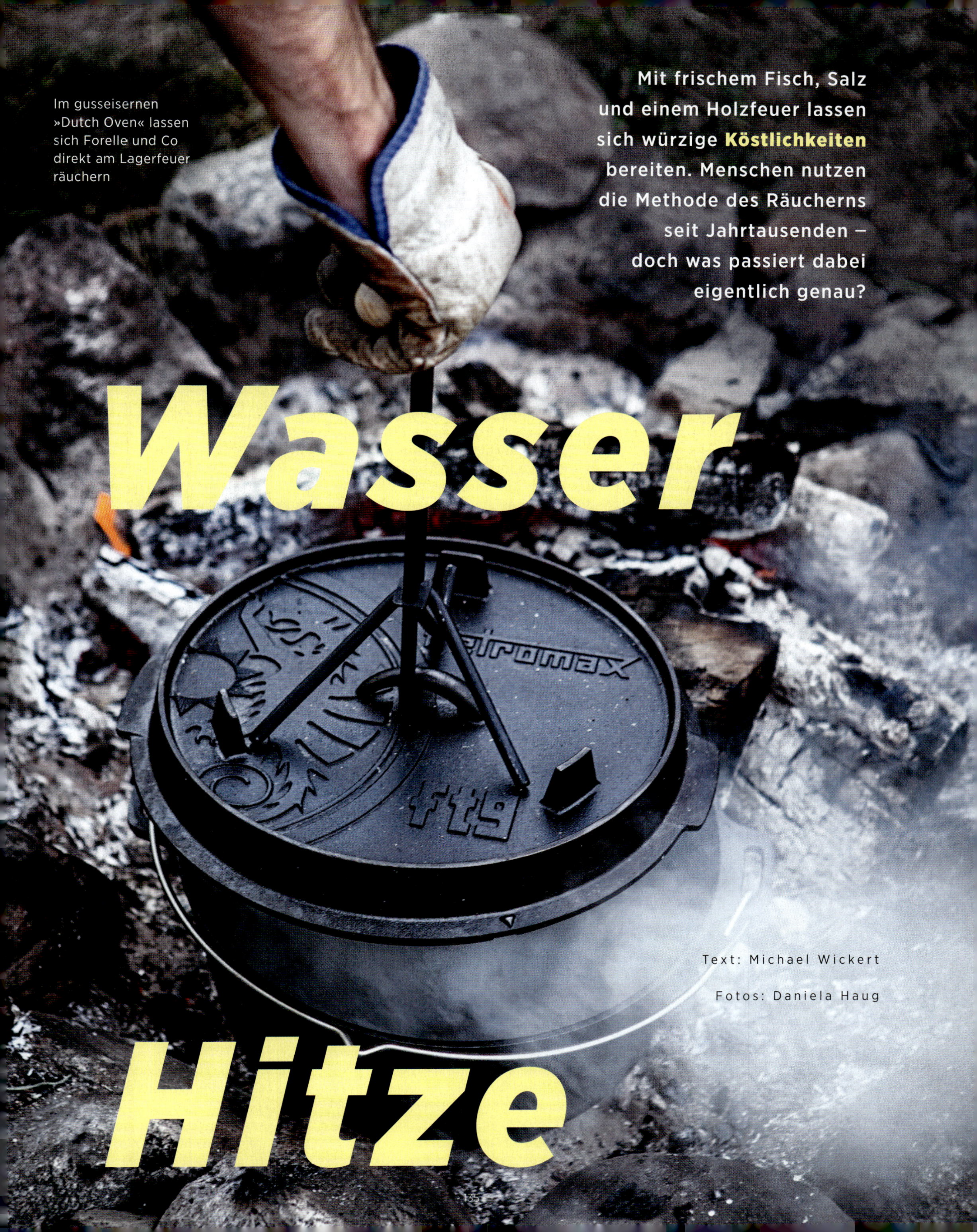

Im gusseisernen »Dutch Oven« lassen sich Forelle und Co direkt am Lagerfeuer räuchern

Mit frischem Fisch, Salz und einem Holzfeuer lassen sich würzige **Köstlichkeiten** bereiten. Menschen nutzen die Methode des Räucherns seit Jahrtausenden – doch was passiert dabei eigentlich genau?

Wasser Hitze

Text: Michael Wickert

Fotos: Daniela Haug

Die Höhlenmenschen, die Sammlerinnen und Jäger verstanden es wohl als erste, sich den Rauch offener Feuer nutzbar zu machen. Auf den Jagdzügen damals wurde manchmal gar nichts erlegt, andere Male jedoch sehr reiche Beute gemacht.

Aber was tun mit großen Fleischbergen von der Treibjagd? Was tun mit einem 200 Kilogramm schweren Stör, der sich im Bastnetz der Fischer verfangen hatte?

Die Menschen entdeckten, dass sich Fisch und Fleisch haltbar machen lassen, auf dem Feuer mit viel Rauch, langsam gegart. Auch für längere Zeit: Dazu hängte man die Beute an die Höhlendecke, dort wo sich der Rauch des stetig brennenden Feuers sammelt. Nach und nach trockneten Fisch und Fleisch durch, zugleich wurden Nagetiere, Fliegen und andere Schädlinge abgehalten.

Ganz ähnlich in späteren Zeiten: Solange Hütten und Häuser keine Schornsteine hatten, wurden auch dort viele Lebensmittel unter dem Dachgiebel oder nahe der Kochstelle aufgehängt.

Mit der Entwicklung effizienterer Jagd- und Fangtechniken und erster Zuchterfolge bei Haustieren im Mittelalter entstanden nach und nach spezielle Rauchkammern, um die Tierprodukte zu konservieren. Diese Kammern findet man noch heute in vielen historischen Bauernhäusern.

Auch die zunehmende Verfügbarkeit von Salz veränderte das Räuchern. Das Mineral intensiviert nicht nur den Geschmack, es entzieht Lebensmitteln auch Flüssigkeit. Und das hat in Kombination mit Rauch einen Konservierungseffekt, der bis in die heutige Zeit genutzt wird.

Doch was genau bedeutet Räuchern? Der Vorgang ist definiert als Methode zur Konservierung und Aromatisierung von zuvor gesalzenen Lebensmitteln. Rauch besteht vor allem aus den Gasen Stickstoff, Kohlendioxid, Schwefeldioxid, Stickstoffoxid sowie Wasserdampf und Festkörperpartikeln wie Flugasche und Ruß. Bei einer unvollständigen Verbrennung können weitere Gase wie Kohlenmonoxid oder Wasserstoff entstehen.

Als Räucherrauch wird der frisch entwickelte Rauch aus Hölzern und Zweigen, Heidekraut und Zapfen bezeichnet, oft auch unter Verwendung von Gewürzen. Während des Kalt- und Heißräucherns trocknet die Oberfläche des Räucherguts an und verhärtet, was das Eindringen von Insekten und Mikroorganismen verhindert. Die durch das Räuchern entstehende Färbung und Aromatisierung wirken zugleich optisch ansprechend und appetitanregend.

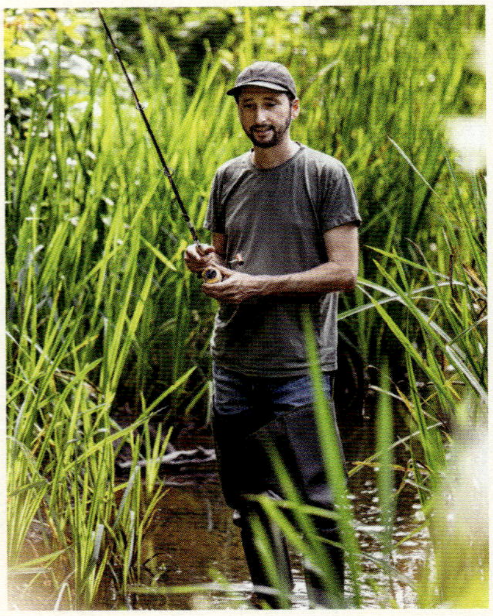

Mit sechs angelte Michael Wickert seine erste Forelle, später studierte er Fischereiwissenschaft und Aquakultur – und entwickelte eine Passion für die Tradition des Räucherns

Eine große Bedeutung hat beim Räuchern die sogenannte Pyrolyse (ein thermochemischer Umwandlungsprozess) des Holzes. Diese führt zur Zersetzung von polymeren Substanzen, aus denen das Holz besteht, wie Zellulose und Lignin. Der Räucherrauch entsteht dann in einer zweiphasigen Reaktion: Zunächst bilden sich thermische Abbauprodukte, die anschließend unter Sauerstoffeinfluss oxidiert werden.

So entstehen je nach Holzart und Temperatur bis zu 300 flüchtige Verbindungen. Darunter vor allem Phenole, die antimikrobiell sowie antioxidativ wirken und somit wichtige Haltbarmacher sind. Zudem verleihen im Rauch enthaltener Teer, Harze und Ruß dem Räuchergut sein Aussehen und den typischen Geschmack.

Neben den erwünschten Inhaltsstoffen kommen aber auch gesundheitlich bedenkliche Verbindungen vor. Die bekanntesten: die polyzyklischen aromatischen Kohlenwasserstoffe. Sie lassen sich am besten durch zertifizierte und sachgemäß gelagerte Späne und einwandfrei abgelagertes Holz verhindern. Schon bei mehr als 15 Prozent Restfeuchte kann sich der Staubgehalt im Rauch verdoppeln, das Räuchergut ungenießbar und ungesund machen.

Unerlässlich ist es, alle Rauchutensilien trocken, luftig und schimmelfrei zu lagern, nur unbehandelte Naturhölzer und -späne zu verwenden und niemals behandelte Hölzer oder chemischen Anzünder zu nutzen.

Dann steht einem ungetrübten Räuchergenuss nichts mehr im Wege. •

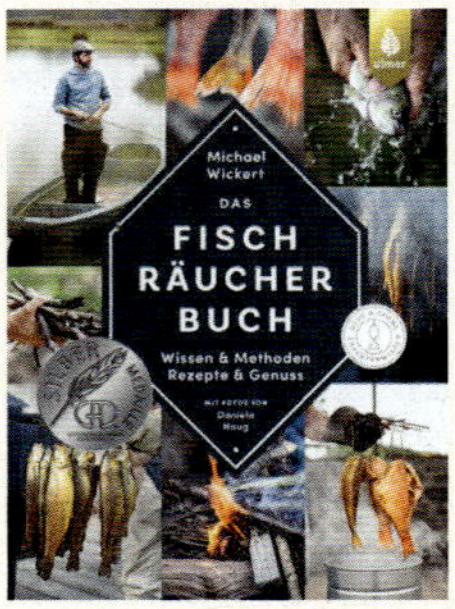

»Das Fischräucherbuch« von Michael Wickert und Daniela Haug beschreibt die vielfältigen Räucher-Methoden, zudem enthält es zahlreiche Rezepte (Verlag Eugen Ulmer, 336 Seiten, 39,95 Euro)

Fisch ausnehmen

Für erste Versuche eignen sich Forellen besonders gut

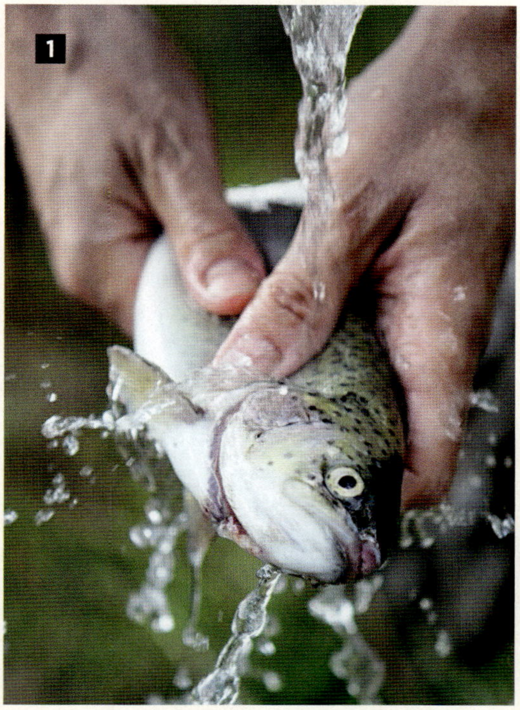

Nach dem Abspülen (**1**) und Trockentupfen (**2**) wird der Fisch vom After bis zum Kopf (**3**) aufgeschnitten und die Bauchhöhle aufgeklappt (**4**). Nun zieht man die Innereien aus dem Bauchraum und schneidet hinten den Darm und vorn die Speiseröhre ab (**5**). Dann den Fisch nochmals abspülen und die Reste aus dem Bauchraum entfernen. Schließlich das schwarze Nierengewebe unter der Wirbelsäule ausschaben und den Bauchraum letztmalig ausspülen

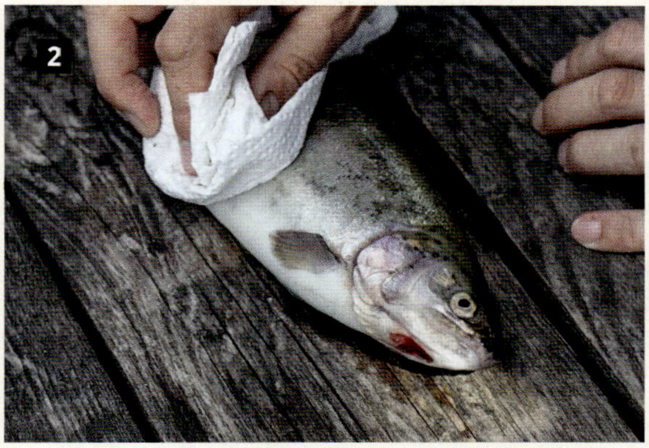

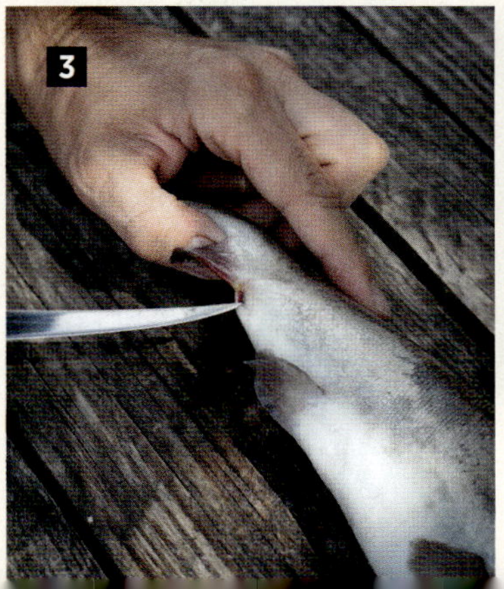

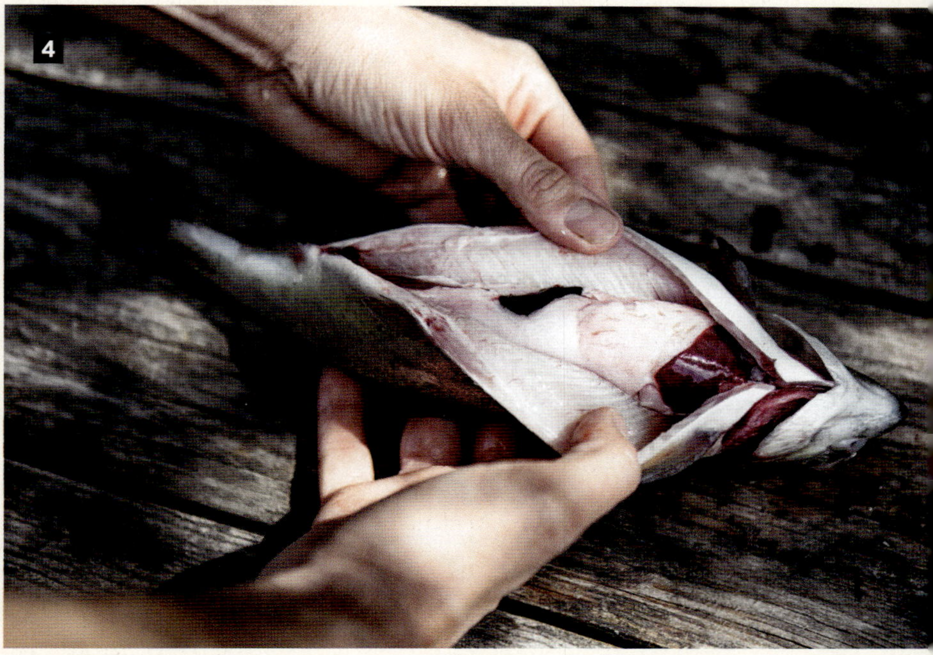

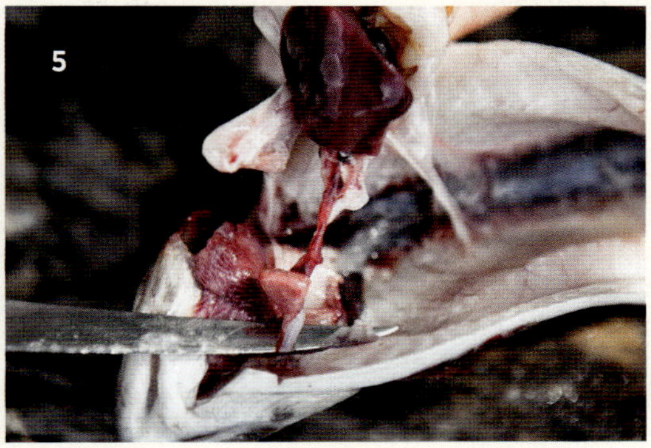

Fisch filetieren

Mit scharfem Messer und rutscharmen Schneidebrett

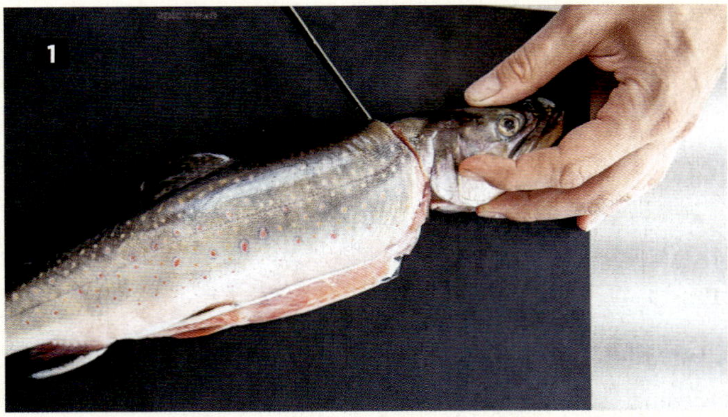

Wenn nur das Filet geräuchert werden soll: Den Fisch hinter dem Kopf einschneiden (**1**), bis die Wirbelsäule erreicht ist. Das Messer auf einen 45-Grad-Winkel drehen und in Richtung Schwanzende schneiden (**2**). Dann im Bauchraum noch vorhandene Gräten lösen. Den tranigen Fettsaum am unteren Bauchrand entfernen (**3**), Fisch wenden und Vorgang wiederholen

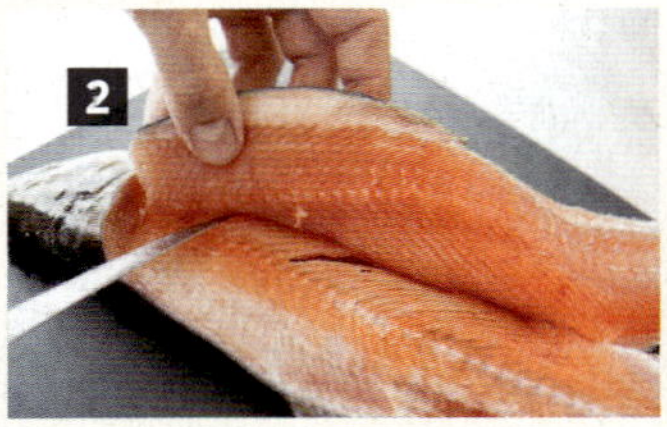

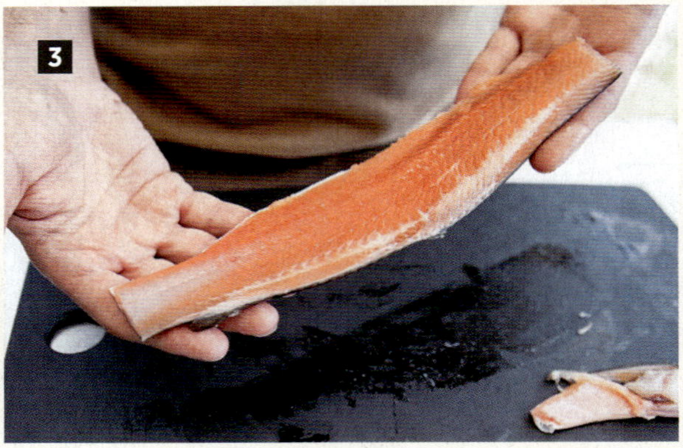

Fisch salzen

Die Vorbereitung zum Heißräuchern

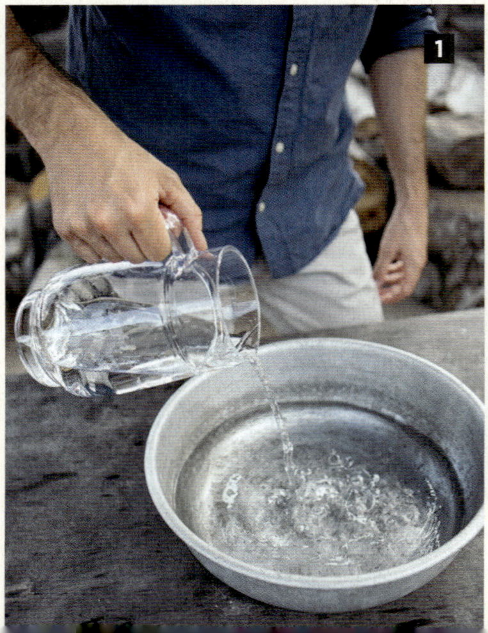

Drei Liter kaltes Wasser in eine Schüssel geben (**1**), darin 160 Gramm Kochsalz auflösen (**2**). Die Fische in die Salzlösung legen (**3**), drei Esslöffel Wacholderbeeren und fünf Esslöffel gehackte Salbeiblätter dazu. Fische beschweren und abdecken; nach einer Nacht im Kühlschrank sind sie bereit zum Räuchern

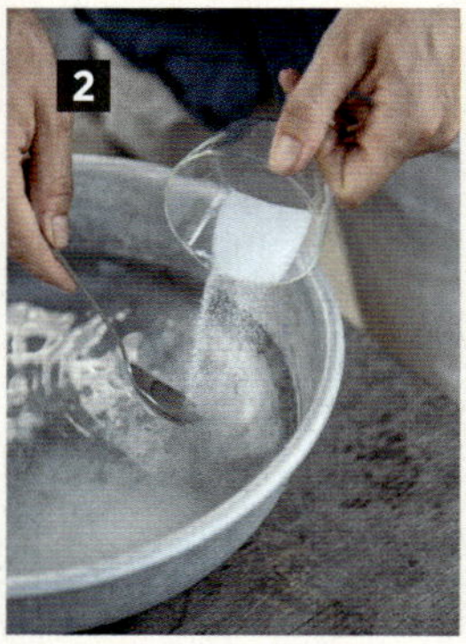

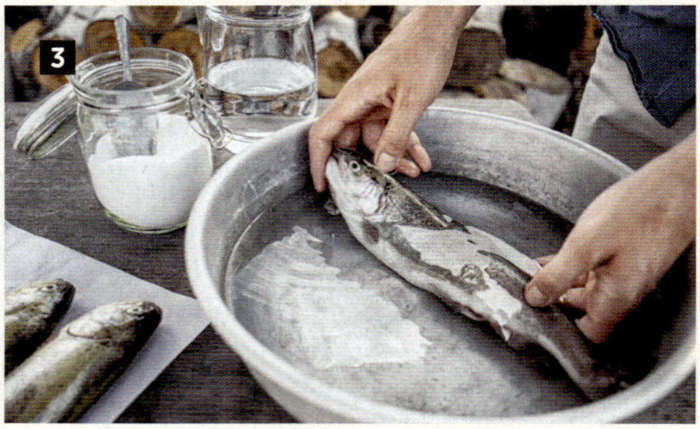

Fisch räuchern

Ein Kugelgrill macht es Anfängern leicht

Traditionelle Räucher-Utensilien: Kleinholz und Heu zum Anzünden, Scheite fürs Feuer, Kräuter und Späne für den Rauch

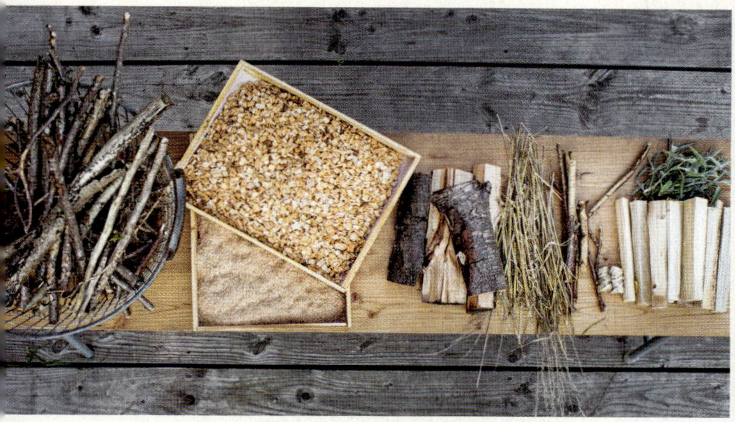

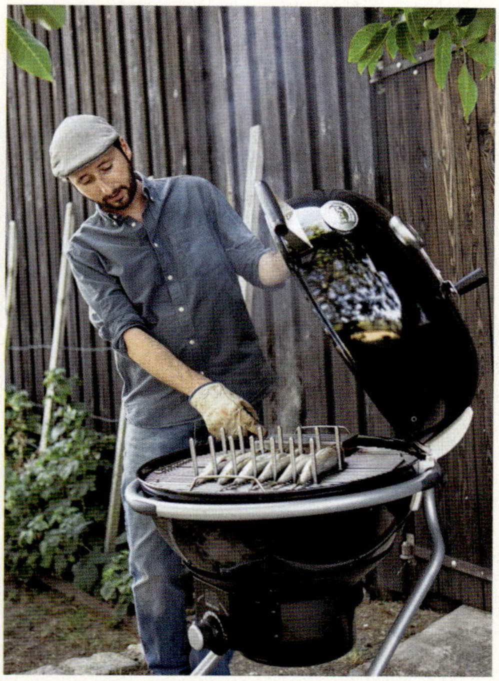

Im Kugelgrill sollten die Fische mittels eines Halters mit dem Bauch noch oben fixiert werden

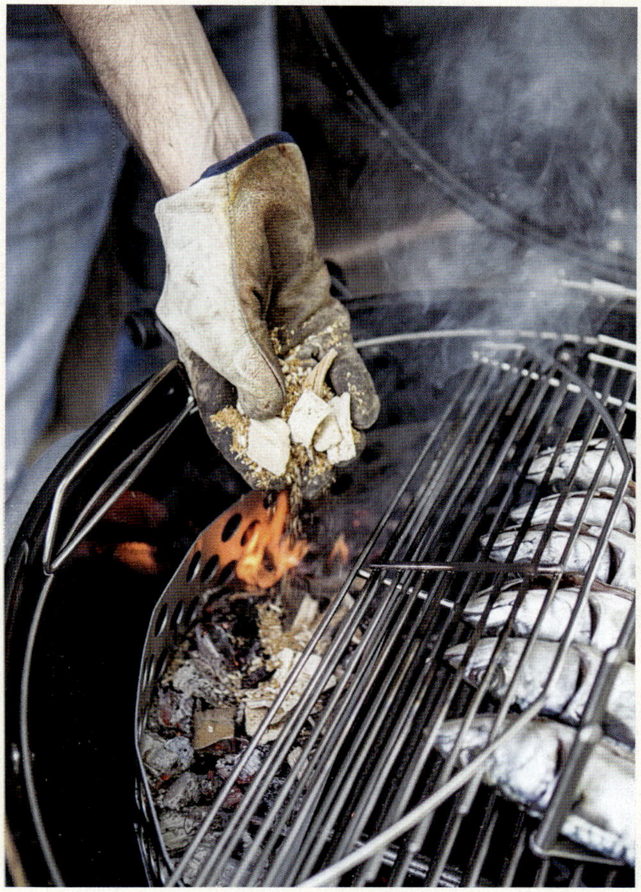

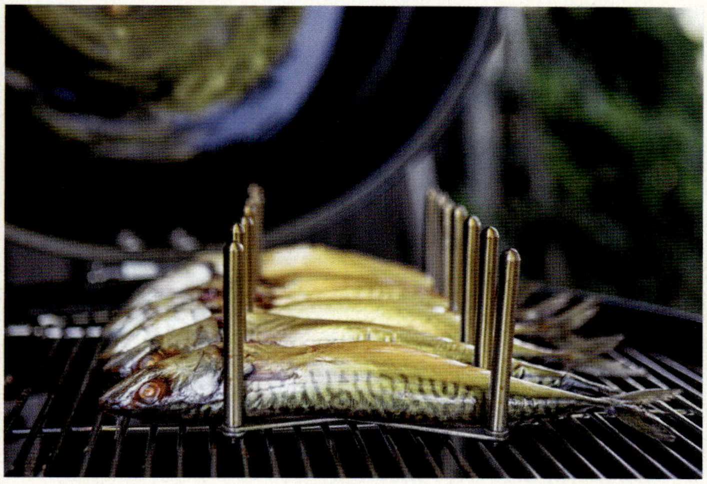

Ein mit Holzkohle bestückter Korb wird seitlich platziert, damit die Fische nicht direkt über der Glut liegen und angegrillt werden

Bei rund 90 Grad Celsius ist das Räuchergut nach 40 bis 60 Minuten verzehrfertig

RESTLOS GLÜCKLICH

Interview: Maria Kirady Fotos: Annabell Sievert

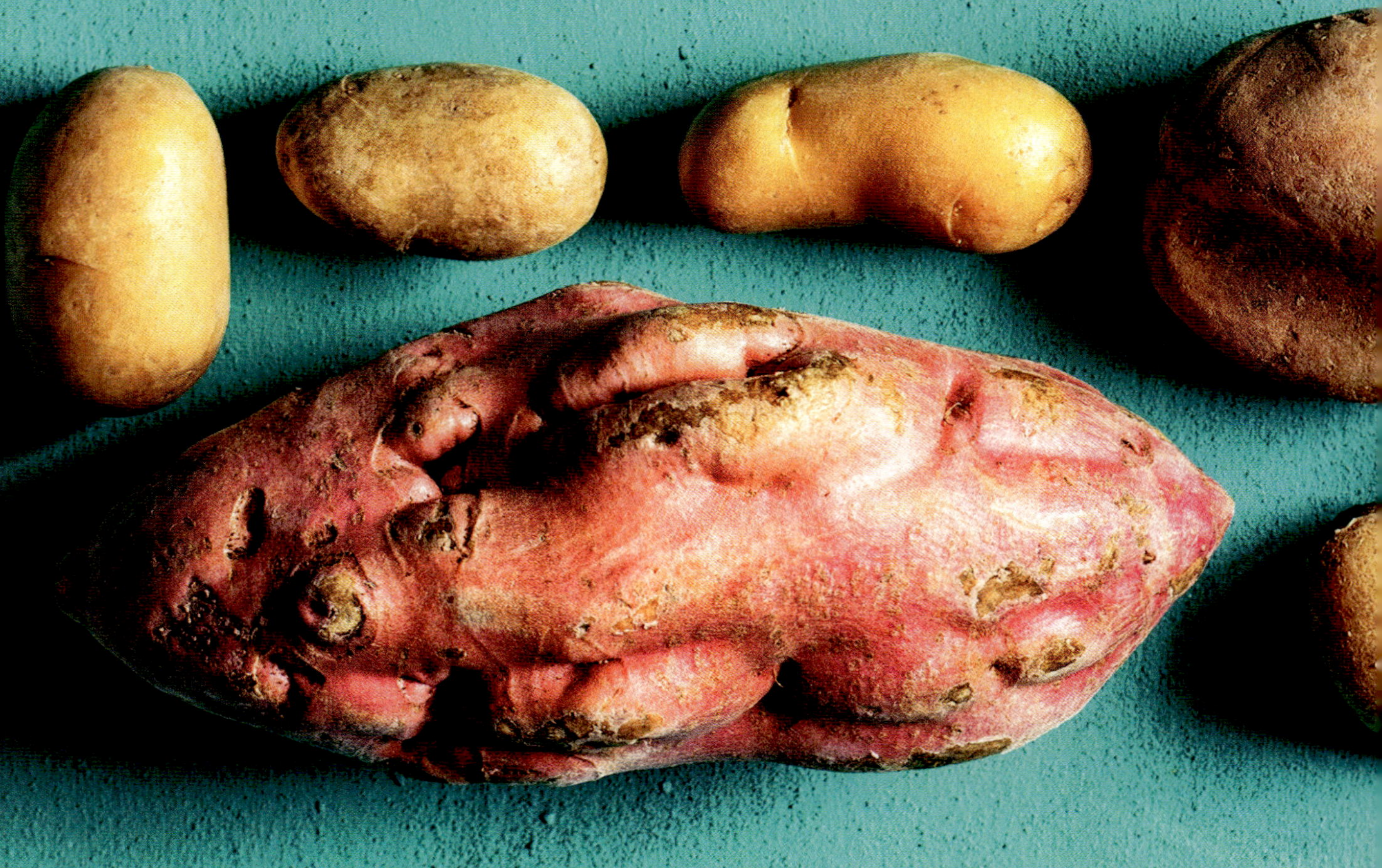

Wer Lebensmittelreste nicht wegwirft, sondern alles vom *Blatt bis zur Wurzel* verwertet, kocht nicht nur kreativer, sondern schont auch Geldbeutel und Umwelt. Die Köchin *Sophia Hoffmann* verrät, wie sich aus Möhrengrün, Brotresten und schlappem Salat etwas Spannendes zaubern lässt, was ein ausgewogenes Gericht ausmacht – und mit welchen Tricks wir das Chaos im Küchenschrank besiegen

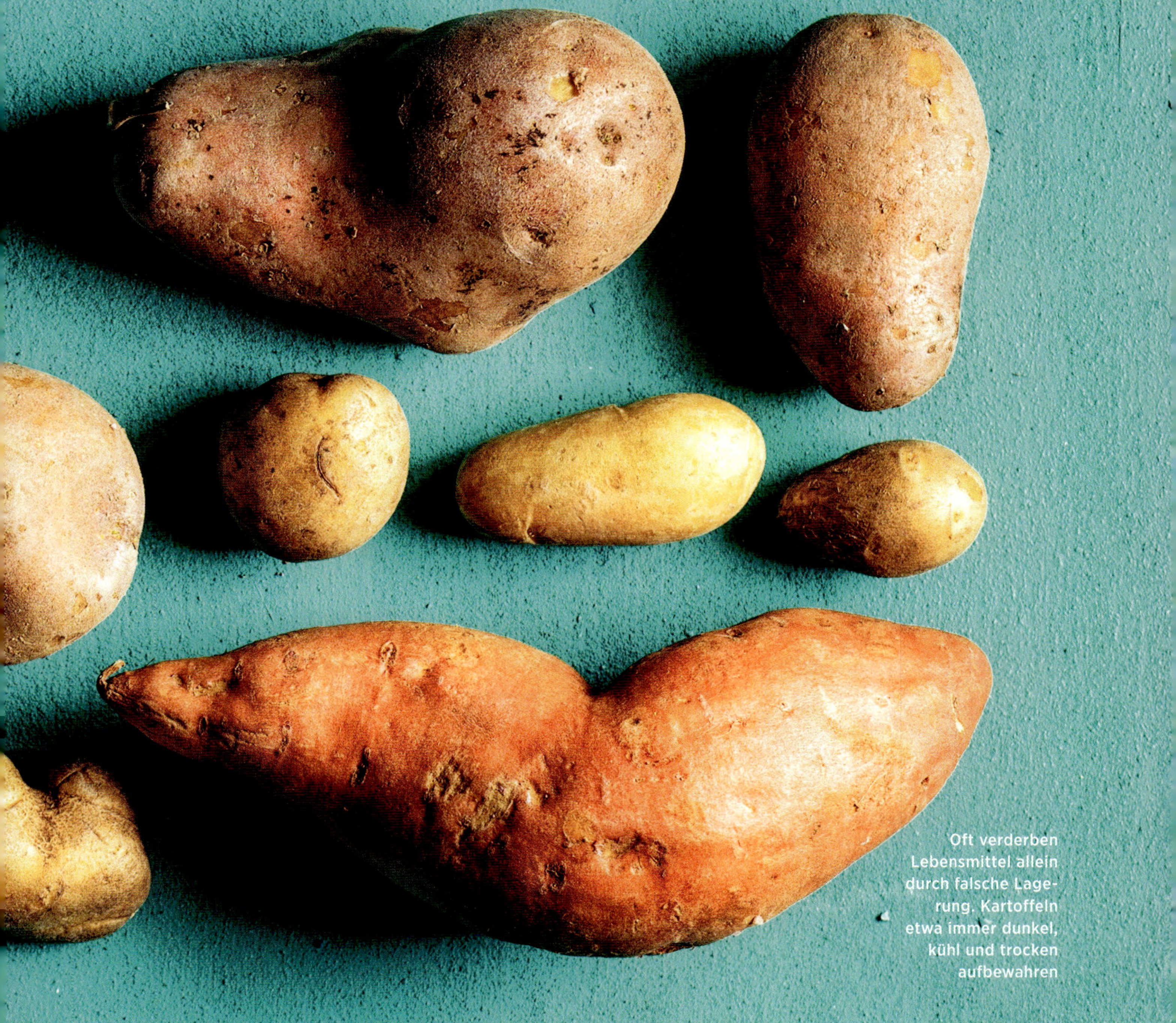

Oft verderben Lebensmittel allein durch falsche Lagerung. Kartoffeln etwa immer dunkel, kühl und trocken aufbewahren

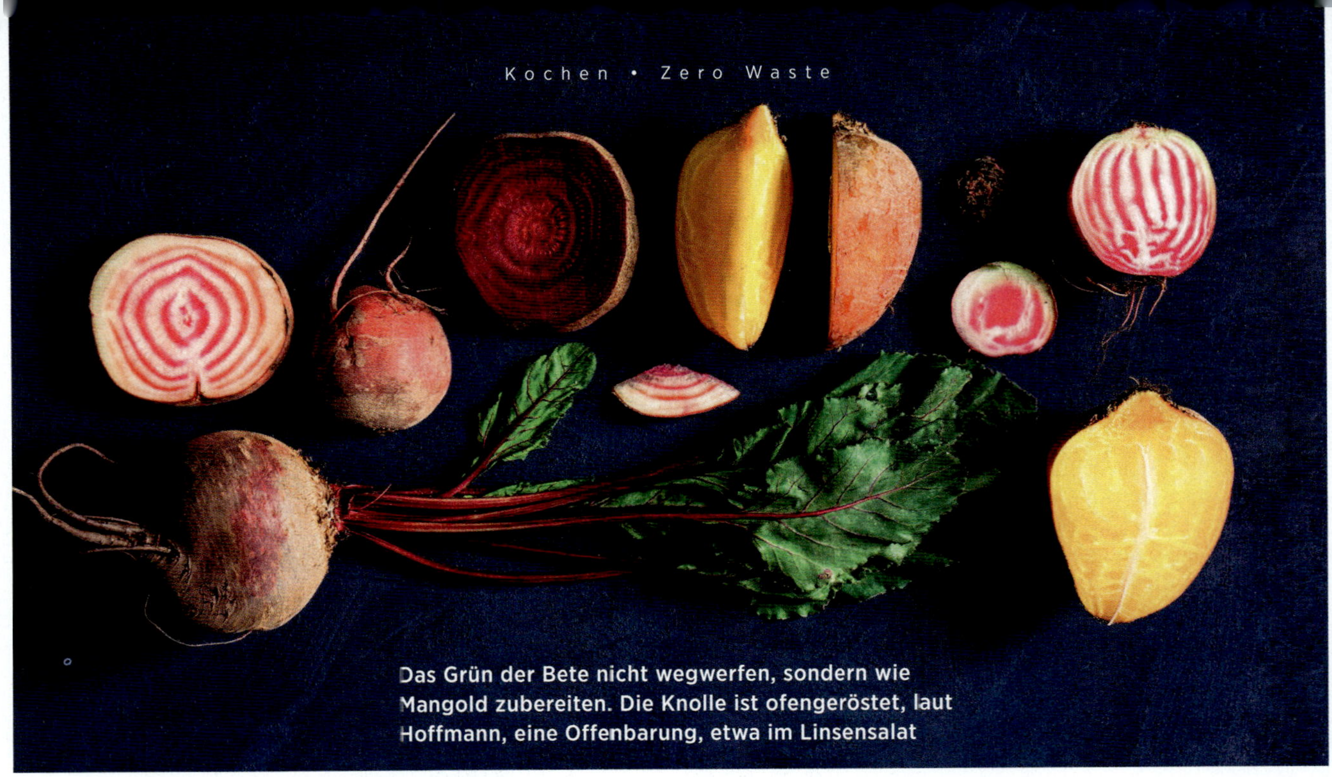

Das Grün der Bete nicht wegwerfen, sondern wie Mangold zubereiten. Die Knolle ist ofengeröstet, laut Hoffmann, eine Offenbarung, etwa im Linsensalat

GEO WISSEN: ***Frau Hoffmann, Sie setzen sich leidenschaftlich für „Zero Waste" in der Küche ein. Was versteht man darunter?***

SOPHIA HOFFMANN: „Zero Waste" ist eine Bewegung, die sich für den verantwortungsvolleren Umgang mit Ressourcen einsetzt. Es lässt sich mit „Null Abfall" oder „Null Verschwendung" übersetzen. Ich finde, Letzteres passt in Bezug auf Lebensmittel besser, weil es fast unmöglich ist, gar keinen Abfall in der Küche zu produzieren. Vergammeltes würde auch ich nicht mehr essen.

Aber alles, was noch genießbar ist, kommt auf den Teller, inklusive Gemüsereste, die andere wegwerfen würden.

Genau, das ist für mich ein Ausdruck von Wertschätzung für die aufwendig erzeugten Lebensmittel und letztlich auch für mich selbst, weil ich bewusst mehr Geld für Hochwertiges ausgebe, das ich bedenkenlos vom Blatt bis zur Wurzel verarbeiten kann. Selbst für matschige Heidelbeeren, schlappen Salat oder Gurkenwasser habe ich noch Verwendung.

Gurkenwasser, ernsthaft?

Ich esse ja auch die Gurke, warum sollte ich den Essig, in den sie eingelegt wurde, wegschütten? Die Flüssigkeit kann ich doch noch für Salatdressings verwenden. Wir sind so an Verschwendung gewöhnt, dass wir oft erst Gelerntes hinterfragen müssen, um Abfall zu vermeiden. Zum Beispiel die Vorstellung, dass man Kopfsalat immer als Rohkost essen müsse. Gerade wenn er schon ein bisschen angewelkt oder etwas wässrig ist, kann ich ihn noch zu einer cremigen Suppe pürieren, wie Spinat in der Pfanne dünsten oder getrocknet zu anderen Gerichten dazugeben.

Sophia Hoffmann, Jg. 1980, ist Köchin und Autorin. In ihren Büchern will sie Menschen Mut machen, selbst Experimente in der Küche zu wagen

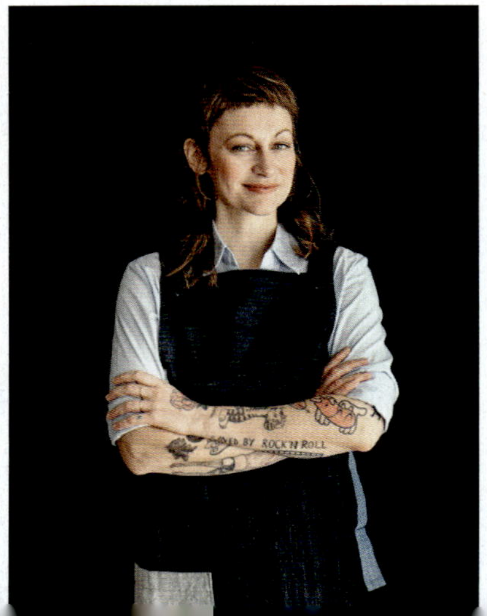

Und was passiert mit den matschigen Heidelbeeren?

Egal ob Heidelbeeren oder anderes Obst, wenn ich feststelle, das wird langsam überreif, gebe ich es sofort in den Mixer und anschließend in ein Glas in den Kühlschrank, so hält es ein paar Tage länger. Bei nächster Gelegenheit kommt das ans Müsli, in einen Smoothie, Kuchen oder Dessert. Notfalls kann ich es sogar einfrieren.

Schrumpelige Tomaten schiebe ich mit etwas Olivenöl und Kräutern beträufelt bei 180 Grad in den Ofen, bis sie schön konzentriert sind. Das ist eine herzhafte Zutat für Soßen und Pasta. Auf diese Weise lässt sich leicht verhindern, dass Obst oder Gemüse „über Nacht" schimmelt.

Häufig beschleunigt falsche Lagerung den Verderb, weil etwa bereits vollreife Bananen direkt neben Äpfel gelegt werden, die das Reifegas Ethylen ausströmen.

Deshalb gilt es, sich zu informieren, wie jedes Lebensmittel optimal gelagert wird und wie lange es haltbar ist. Ich widme genau dieser Frage etwa einen großen Teil in meinem „Zero Waste"-Kochbuch.

Es klingt fast schon zu banal, um es auszusprechen, aber es hilft auch ungemein, sich vor dem Einkaufen zu vergewissern, was noch alles da ist, und lieber öfter kleine Mengen einzukaufen. Ich selbst bekomme jede Woche eine Gemüsekiste mit wechselndem Inhalt, den ich verarbeiten muss. Bei der Gelegenheit reinige ich das Gemüsefach, mache Inventur und lege alles, was zeitnah zu verbrauchen ist, gut sichtbar in eine Schale in den Kühlschrank.

Gefrier- und Trockenvorräte dagegen sind zwar lange haltbar, aber sie werden oft vergessen und irgendwann doch weggeschmissen. Wie behält man den Überblick?

Auch den Gefrierschrank gehe ich immer mal wieder durch und schreibe alles auf eine Liste, die ich an die Kühlschranktür hefte, um zu sehen, was noch da ist und was ich demnächst auftauen sollte.

Trockenvorräte sind – abgesehen von Fetthaltigem, das ranzig werden kann, wie Vollkornmehl, Pflanzenöle, Nüsse oder Samen – meist weit über das Mindesthaltbarkeitsdatum hinaus genießbar. Sie tendieren aber dazu, den Küchenschrank zu verstopfen. Deshalb brauche ich einmal im Jahr einen Monat lang alles auf und kaufe erst danach wieder etwas Neues. Reis und Hülsenfrüchte etwa fülle ich dann gleich in schöne, saubere Altgläser, damit es übersichtlich bleibt.

»Die jährlich entsorgten Getreideprodukte **entsprechen** einer Anbaufläche größer als Mallorca«

Kleiner Tipp für Fortgeschrittene: Bei Nussmus oder Marmelade schwenke ich die leer gekratzten Gläser einmal mit Pflanzenmilch aus, die dadurch angenehm süßlich wird, und gebe sie an mein Müsli. Bei Senf und herzhaften Soßen nutze ich den Rest im Glas, um darin ein Salatdressing zuzubereiten.

Altbackenes Brot war früher eine beliebte Zutat traditioneller Gerichte. Heute landet jede fünfte Backware im Müll.

Das ist unfassbar: 1,7 Millionen Tonnen Getreideprodukte werden allein in Deutschland pro Jahr entsorgt. Das entspricht nach Berechnungen des WWF einer Anbaufläche größer als Mallorca. Ich würde hartes Brot nie wegschmeißen. Entweder mache ich daraus Semmelbrösel, die ich als Panade, Bindemittel oder zum Backen verwende; oder ich koche eines meiner absoluten Lieblingsgerichte: Brotlinge. Eine Art Semmelknödel, die in der Pfanne gebraten werden. Das Rezept finden Sie auf meiner Internetseite.

Ohnehin ist Brotbacken eine großartige Möglichkeit der Resteverwertung: Zum Beispiel alte Gewürzmischungen oder Kräuterreste einfach mit in den Teig geben, ergibt ein einzigartiges Würzbrot. Oder braune Bananen direkt in der Schale einfrieren und später zu Bananenbrot backen. Aus gefrorenen Bananen lässt sich auch wunderbar Eis oder ein Shake machen.

Aber können all diese Maßnahmen wirklich etwas bewirken? Mindestens 50 Prozent der Lebensmittel verkommen schließlich, bevor sie überhaupt in der Küche landen.

Im Kleinen schon, denn mit der Wertschätzung verändert sich auch mein Kaufverhalten. Wenn ich alles restlos verwerten möchte, achte ich automatisch auf Qualität, kaufe eher regional und saisonal ein. Das heißt, ich gehe nicht in den Discounter, wo ich eine Billiggurke aus Spanien bekomme, die in Plastik eingeschweißt ist, damit sie den langen Transport übersteht. Sondern ich gehe auf den

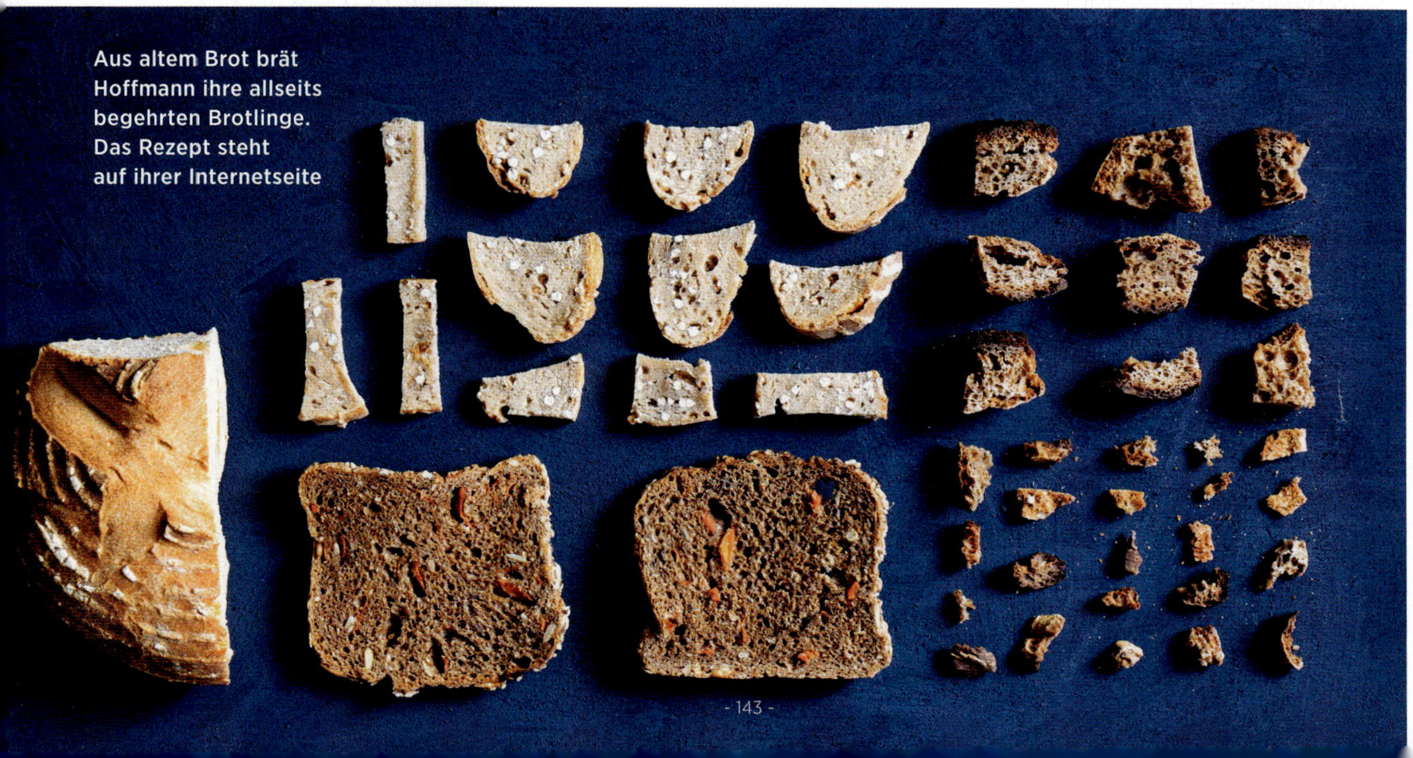

Aus altem Brot brät Hoffmann ihre allseits begehrten Brotlinge. Das Rezept steht auf ihrer Internetseite

Markt zur Biobäuerin, die auch ihre krummen Gurken verkauft, ganz ohne Plastik, weil frisch vom Feld.

Dadurch umgehe ich die großen Lieferketten und Supermärkte, bei denen so viel Verschwendung anfällt, und spare auch noch Verpackungsmüll. Aber durch Nachfrage allein wird sich die globale Lebensmittelerzeugung nicht grundlegend ändern, da muss die Politik handeln.

Beim Blättern durch Ihre jüngsten Kochbücher fällt auf, dass auf vielen Seiten keine Rezepte stehen, sondern einfach Ideen, was man aus bestimmten Lebensmitteln alles machen könnte. Warum?

An Rezepten herrscht ja kein Mangel, das Internet ist voll davon. Aber viele Menschen denken, dass sie Rezepte religiös befolgen müssten, damit es schmeckt. Sie glauben gar nicht, wie oft mir schon geschrieben wurde, eines meiner Gerichte hätte „ein bisschen wenig Salz", oder „ruhig etwas schärfer sein dürfen". Offenbar trauen sich manche nicht einmal zu, selbst abzuschmecken. Das ist mir völlig fremd.

Mein Vater hat immer wild in der Küche experimentiert, und ich durfte mitmachen. Mir war lange nicht bewusst, was für ein Privileg es ist, diesen unbekümmerten, kreativen Umgang mit Lebensmitteln bereits in der Kindheit gelernt zu haben, das ist mir

»Mein Geheimtipp ist Pulver aus **getrockneten** Scheiben alter Gurken – Umami pur!«

erst im Austausch mit meinen Leserinnen und Lesern klar geworden. Aus diesem Grund versuche ich in meinen Kochbüchern genau diese intuitive Herangehensweise zu vermitteln. In „Die kleine Hoffmann" etwa gebe ich Anregungen, sich von strengen Rezeptvorgaben zu lösen und selbst etwas zu erschaffen.

Nach Rezepten zu kochen produziert ja auch Abfall. Oft benötige ich nur eine Orangenscheibe oder eine Prise eines seltenen Gewürzes. Es bleibt immer ein Rest.

Eben. Rezepte sind toll, um auf neue Ideen zu kommen. Aber es muss ja auch zu meinem Alltag passen. Ich würde die Herangehensweise deshalb umdrehen: Erst mal schauen, was habe ich da oder worauf habe ich Lust; und mir dann Zubereitungsarten suchen, die dazu passen könnten.

Und wenn ein Rezept zum Beispiel Essig verlangt, ich aber noch eine halbe Zitrone habe, dann nehme ich eben Zitrussaft und reibe die Schale auch noch mit rein. Oder ich gebe Tomaten dazu, die ebenfalls einen Säureanteil haben, und stelle fest: Das schmeckt sogar viel besser!

Warum fällt Resteverwertung und intuitives Kochen vielen Menschen so schwer?

Das liegt vor allem daran, dass sie es nicht von klein auf mitbekommen haben. Aber ich bin überzeugt, dass man das in jedem Alter lernen kann. Der erste Schritt ist, sich die grundlegenden Zubereitungstechniken anzueignen, um aus diesem Repertoire heraus frei kombinieren zu können.

Ich muss zum Beispiel wissen, wie ich Gemüse richtig anbrate: Erst in die Pfanne geben, wenn das Öl kleine Blasen am Kochlöffel schlägt und nicht zu sparsam mit dem Fett sein. Oder wie Dünsten, Sieden, Schmoren, Blanchieren, Grillen, Frittieren, Massieren geht. Dazu gibt es anschauliche Erklärvideos, etwa auf Youtube.

Moment mal, Gemüse massieren?

Ja, so wird etwa zäher Grünkohl für den Rohverzehr geschmeidig und bekömmlich. Klein schneiden, mit etwas Salz in eine Schüssel geben und gut durchkneten, um die Zellstruk-

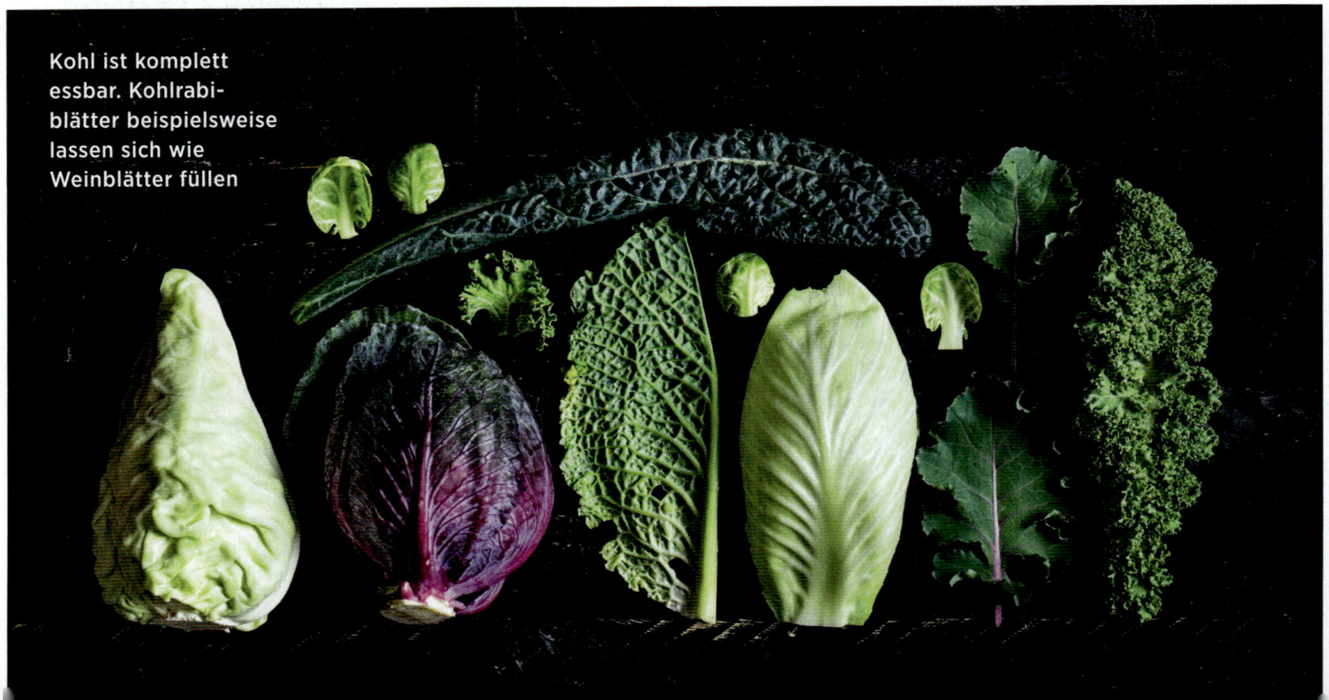

Kohl ist komplett essbar. Kohlrabiblätter beispielsweise lassen sich wie Weinblätter füllen turen aufzubrechen. Was nicht sofort gegessen wird, lässt sich anschließend in Gläser gefüllt fermentieren, zum Beispiel als Sauerkraut oder Kimchi.

Was kann ich mit kleineren Resten anfangen wie den Blättchen vom Sellerie?

Das habe ich mich vor einiger Zeit auch gefragt. Und einfach mal reingebissen. War ganz schön zäh und hat ziemlich intensiv nach Sellerie geschmeckt. Würde ich also nicht unbedingt pur essen. Aber fein geschnitten könnte das gut als Würze in einen Salat oder eine Suppe passen. Ich kann es aber auch trocknen und für später aufheben. So gehe ich eigentlich bei jedem Obst oder Gemüse vor.

Allerdings sollte man sich vorher vergewissern, dass die Pflanzenteile ungespritzt und tatsächlich roh essbar sind. Bitte keine Tomatenstiele, ungekochten Bohnen oder Kartoffeltriebe probieren.

Oft wird empfohlen, Gemüsereste einzufrieren und später eine Brühe daraus einzukochen.

Klar, ist mir persönlich aber zu unpraktisch. Ich mache aus den Resten lieber eine Gemüsepaste. Dazu wird das Gemüse einfach im Mixer zerkleinert und mit Sellerie, etwas Öl und reichlich Salz vermengt. Das ist besser als jedes gekaufte Brühepulver und hält im Kühlschrank monatelang.

Aber es gibt noch so viele andere Möglichkeiten. Aus Möhren- oder Radieschengrün lässt sich zum Beispiel ein schnelles Pesto machen. Kohlrabiblätter kann ich dünsten, wie Weinblätter füllen oder sie als umweltfreundliche Grillschalen verwenden. Der Stiel vom Brokkoli, den viele wegwerfen, lässt sich pürieren und als Soße auf die Röschen geben.

Und die Blätter vom Brokkoli oder Blumenkohl?

Bestreiche ich mit einer Marinade aus Sojasoße, Öl und Agavensirup und backe daraus im Ofen Chips. Köstlich! Gerade Kinder lieben das, weil in der Mitte der härtere Blattstiel übrig bleibt, den man abknabbern kann wie einen Hähnchenschenkel.

Trotzdem finden viele Menschen, vielleicht auch durch schlechte Erfahrungen, Gemüse fad. Wie lässt sich das attraktiver machen?

Dass Gemüse fad sein soll, kann ich nicht nachvollziehen. Wenn ich eine reife Sommertomate frisch vom Feld aufschneide, da strömt mir doch das Aroma nur so entgegen! Ich denke, das ist vor allem eine Frage der Qualität. Aber selbst schon etwas schlappes oder wenig aromatisches Gemüse kann ich noch aufpeppen. Möhren, Gurken und Salat etwa werden oft wieder knackig, wenn ich sie für zwei Stunden in kaltes Wasser lege. Und natürlich sollte man richtig abschmecken und würzen.

Was ja viele offenbar überfordert. Worauf kommt es da an?

Damit ein Gericht ausgewogen ist, müssen alle fünf Geschmacksrichtungen vertreten sein: süß, sauer, salzig, bitter und umami, also herzhaft. Fett braucht es meist auch. Das ist gar nicht so kompliziert umzusetzen, weil die meisten Lebensmittel ohnehin mehrere Geschmacksrichtungen abdecken. Ein Apfel zum Beispiel ist zugleich süß und sauer. Gerade Säure wird am häufigsten vernachlässigt. Ich habe schon oft erlebt, dass eine fade Suppe mit einem Schuss Essig auf einmal intensiv schmeckte. Mit Kräutern, Schärfe, Knoblauch, Schwefel- oder Zitrusaromen lassen sich dann noch zusätzliche Akzente setzen.

Salz essen wir meist viel zu viel. Wie lässt sich das einsparen?

Da gibt es ein paar Tricks: Immer bei der geplanten Esstemperatur probieren, weil sich der Geschmack durch Kälte oder Hitze verändert. Außerdem erst ganz am Ende abschmecken, nachdem Gewürze und Kräuter hinzugefügt wurden. Wenn das Aroma bereits intensiv ist, braucht es kaum noch Salz.

Und statt purem Salz lohnt es sich oft, Zutaten zu verwenden, die gleichzeitig salzig und umami sind, zum Beispiel Sojasoße, Misopaste, eingelegte Kapern oder Oliven.

Auch Rösten erhöht den Umami-Geschmack. Unterm Strich komme ich dadurch mit weniger Salz aus, und Gemüse wird ähnlich herzhaft wie Fleisch. Ein Tipp: selbst gemachtes Pulver aus getrockneten schrumpeligen Gurkenscheiben – Umami pur!

Sie geben häufig Kochkurse. Was ist Ihr wichtigster Rat?

Keine Angst vorm Scheitern! Das gehört zum kreativen Lernprozess dazu. Und mal ehrlich, dass ein Gericht derart misslingt, dass es ungenießbar wird, passiert doch selten. Deshalb werbe ich dafür, unbedingt auszuprobieren. Warum ein Gemüse nicht mal auf fünf verschiedene Arten zubereiten? Oder ein Standardgericht jedes Mal leicht variieren?

Auch die Einschränkung, nur mit dem zu arbeiten, was die Jahreszeit hergibt, macht kreativ.

Das ist für mich als Köchin besonders reizvoll. Ich freue mich jedes Mal, wenn es wieder frischen Spargel, Bärlauch, Tomaten, Brombeeren, Nüsse, Kürbis gibt. Überhaupt ist für mich das Schönste, wenn ich den Kühlschrank öffne und sehe, was da ist: Dann sprudeln die Ideen, schwelge ich in den Möglichkeiten und entdecke immer wieder Neues. Genau das braucht es in der Küche – und im Leben sowieso. •

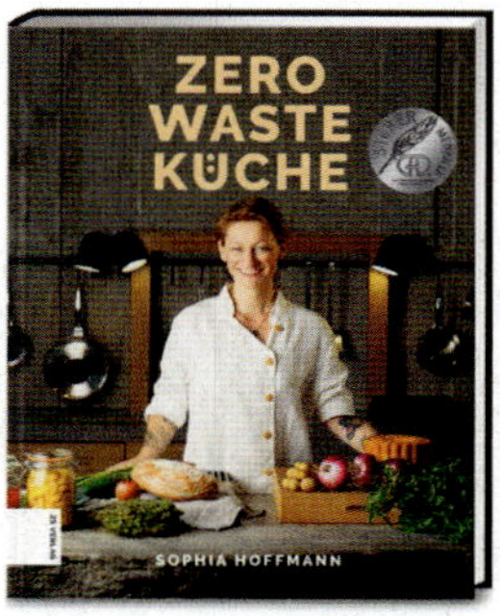

DIE BILDER ZUM INTERVIEW stammen aus Sophia Hoffmanns Buch »Zero Waste Küche«, ZS-Verlag. Es informiert umfassend über die richtige Lagerung von Lebensmitteln und Resteverwertung. Hoffmann selbst arbeitet bis zur Eröffnung ihres eigenen Restaurants in Berlin in einem Café, in dem etwa aufgeschäumte Milchreste nicht entsorgt, sondern zu Ricotta verarbeitet werden.

GEO WISSEN **ERNÄHRUNG** **Nr. 12** erscheint am 13. April 2022

GEO WISSEN EXTRA

11 PERSÖNLICHKEITS-TESTS

Wohl jeder interessiert sich für das eigene Ich – doch wie gut kennen wir uns selbst? Wie realistisch ist der Blick auf unsere Persönlichkeit? Sind wir nicht oft blind für unsere Schwächen, mitunter sogar für unsere Stärken? Diese Extra-Ausgabe von GEO WISSEN soll dabei helfen, mehr über sich selbst zu erfahren. Dazu haben wir elf wissenschaftlich fundierte Selbsttests zusammengestellt, aus den Bereichen Gesundheit und Psyche, Familie und Partnerschaft sowie Persönlichkeit und Lebenssinn. Unter anderem können Sie erfahren, wie stabil Ihre Beziehung ist, wie hoch Ihre Lebensqualität und wie Sie mit Tod und Trauer umgehen.

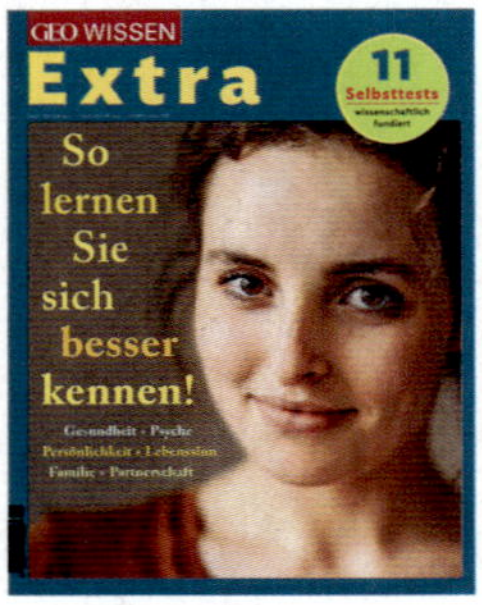

GEO WISSEN Extra hat 148 Seiten und kostet 12 Euro. Themen der Tests: • Selbsterkenntnis – wie gut können Sie sich einschätzen? • Burnout und Depression – wie steht es um Ihr Wohlbefinden? • Konfliktverhalten – wie gut können Sie streiten?

GEO WISSEN GESUNDHEIT

FÜR GESUNDE FRAUENPOWER

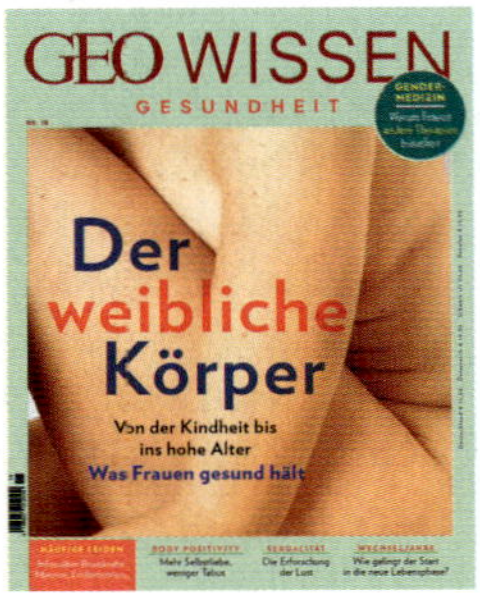

GEO WISSEN GESUNDHEIT, 148 Seiten, 12,50 Euro (mit DVD »Beckenbodentraining« 19,50 Euro). Weitere Themen im Heft: Gendermedizin • Schönheitsideale • Geschlechtsidentität • Verhütung • Die weibliche Lust

Der weibliche Körper hat es nicht leicht. Er wird von der Forschung vernachlässigt, von der Gesellschaft bewertet und von vielen Besitzerinnen kritisch beäugt. Er durchlebt Menstruationszyklen und Schwangerschaften, Wechseljahre und Krankheiten. Das aktuelle GEO WISSEN GESUNDHEIT huldigt seiner Schönheit und seinen Eigenheiten. Es liefert Antworten auf wichtige Fragen in allen Lebensphasen, von der Kindheit bis ins hohe Alter. Das umfangreiche Dossier gibt Orientierung zur Vorsorge, Diagnose und Behandlung der häufigsten Frauenleiden. Zudem sprechen Expertinnen über Tabus und ein neues weibliches Selbstverständnis.

GEO PERSPEKTIVE

FOTOGRAFIE IM FOKUS

Sie fahren weiter raus, gehen näher ran, sehen genauer hin, bleiben länger dran: GEO PERSPEKTIVE stellt Fotografinnen und Fotografen vor, die mehr machen als ihren Job – und uns so die Welt in einem neuen Licht zeigen. Die Konfliktfotografin, die sich heiter vom Leben treiben ließ, bis sie sich in eine Revolution verliebte. Der Mathelehrer, der jahrelang seinen Urlaub opferte, um wilden Tieren nachzusteigen, und heute einer der besten Naturfotografen der Welt ist. Der Brite, der in Afghanistan auf einen Sprengsatz trat, zwei Füße, eine Hand und fast das Leben verlor – und in einem Langzeitprojekt die Folgen von Kriegen dokumentiert. Historische Essays zur Geschichte der Fotografie ergänzen diese Porträts.

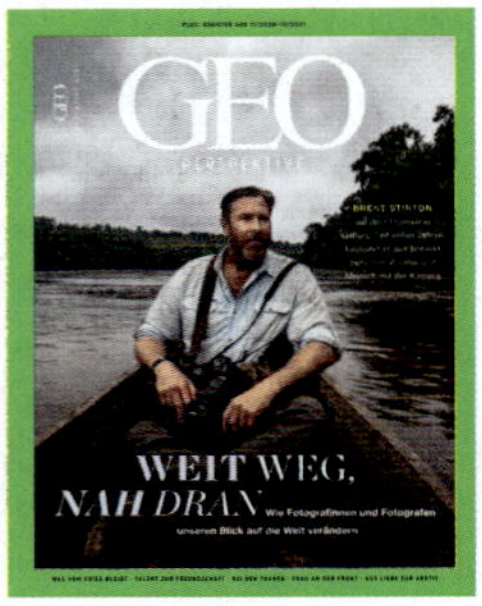

GEO PERSPEKTIVE hat 148 Seiten und kostet 12 Euro. Weitere Themen: Naturfotografie – Belichten und Bewahren • Frauen an der Front • Bei den Tuareg • Aus Liebe zur Arktis